超声掌中宝

心血管系统

（第二版）

杨　娅　房　芳　李嵘娟　谢谨捷　主编

U0348850

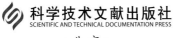

科学技术文献出版社

SCIENTIFIC AND TECHNICAL DOCUMENTATION PRESS

·北京·

图书在版编目（CIP）数据

心血管系统 / 杨娅等主编. —2版. —北京：科学技术文献出版社，2017.8（2022.7重印）

（超声掌中宝）

ISBN 978-7-5189-2774-6

Ⅰ.①心… Ⅱ.①杨… Ⅲ.①心脏血管疾病—超声波诊断 Ⅳ.① R540.4

中国版本图书馆 CIP 数据核字（2017）第 128521 号

心血管系统（第二版）

策划编辑：薛士滨 责任编辑：张 蓉 张 波 责任校对：文 浩 责任出版：张志平

出 版 者	科学技术文献出版社	
地 址	北京市复兴路15号 邮编 100038	
编 务 部	（010）58882938，58882087（传真）	
发 行 部	（010）58882868，58882870（传真）	
邮 购 部	（010）58882873	
官 方 网 址	www.stdp.com.cn	
发 行 者	科学技术文献出版社发行 全国各地新华书店经销	
印 刷 者	北京时尚印佳彩色印刷有限公司	
版 次	2017 年 8 月第 2 版 2022 年 7 月第 9 次印刷	
开 本	889×1194 1/32	
字 数	409千	
印 张	13.75	
书 号	ISBN 978-7-5189-2774-6	
定 价	128.00元	

主编简介

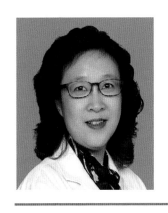

杨　娅

国家二级教授，主任医师，
博士，博士生导师

学习工作经历：1986 年毕业于同济医科大学（就读时为武汉医学院，现为华中科技大学同济医学院）。同年在同济医科大学附属协和医院超声科工作 15 年。1999 年至 2001 年在德国 ESSEN 大学心内科工作并获得医学博士学位。2003 年北京市人才引进调入首都医科大学附属北京安贞医院。现为首都医科大学附属北京安贞医院超声心动图一部科主任，首都医科大学超声科学系副主任。

荣誉称号：入选为北京市新世纪百千万人才工程市级人

选、北京市"十百千"卫生人才和北京市卫生系统高层次卫生技术人才。

学术兼职：担任中国心血管医师协会超声心动图工作委员常委、北京医师协会超声医学专科医师分会常务理事、中华医学会超声分会中青年委员、北京超声医学学会常务理事、北京医师协会超声专业专家委员会委员兼心脏组副组长、北京市朝阳区医学会第九届超声学科委员会主任委员等职务。

专业特长：长期从事心血管疾病的超声心动图诊断，尤其对冠状动脉病变、心肌病、瓣膜病及复杂先天性心脏病和胎儿心脏畸形等有深入的研究。主要研究方向为冠心病、糖尿病、冠脉血流显像和胎儿心脏畸形超声影像研究。

承担课题：主持国家自然科学基金3项、指导3项；主持北京市自然科学基金2项；主持首都医学发展科研基金等科研项目10余项。

科研成果：参与研究的课题获得国家科学技术进步三等奖、卫生部科学技术进步二等奖、教育部科学技术进步一等奖和教育部提名国家科学技术进步二等奖等多项成果奖。

论文和专著：以第一作者和通信作者发表论文100余篇，其中SCI收录论文30余篇，主要发表在J Am Coll Cardiol，European Heart Journal，Eur J Echocardiongraphy，Echocardiography, Ultrasound Med Biol等杂志；主编《超声掌中宝·心血管系统》《超声心动图临床疑难病例解析》《超声心动图指南》等专著，主译《临床超声心动图指南》和《实用血管超声检查技术》两部；组建《超声掌中宝·心动版》APP、网站和微信平台。

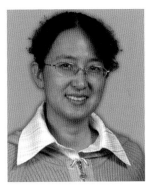

房 芳

教授，主任医师，博士，
博士生导师

学习工作经历：先后于北京安贞医院心内科，北京安贞医院超声诊断科，Children's Hospital at Westmead of Sydney University，香港中文大学威尔斯亲王医院心内科工作，目前在北京市心肺血管疾病研究所工作。

专业特长：长期从事心血管疾病的临床及超声心动图工作，尤其对冠状动脉病变、心肌病、瓣膜病及复杂先天性心脏病和胎儿心脏畸形等有深入的研究。

科学研究：主要研究方向为心力衰竭、睡眠呼吸暂停、冠心病、糖尿病和胎儿心脏畸形临床及超声影像研究。先后发表76篇 SCI 文章，2003年获得市委组织奖学金，参与工作获得北京市科学技术进步三等奖及教育部科学技术进步一等奖，获得2011年、2013年 APCASH 最佳论文奖。

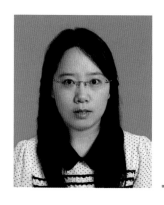

李嵘娟

副主任医师，博士

学习工作经历： 2011 年毕业于首都医科大学影像医学与核医学专业，获得博士学位，同年在首都医科大学附属北京安贞医院超声科工作，至今 6 年。

学术兼职： 首都医科大学超声医学系青年委员。

专业特长： 长期从事心血管疾病的超声心动图诊断，包括成年人及胎儿超声心动图，对冠心病、心肌病、瓣膜病及先天性心脏病等有较深入的研究。主要研究方向为糖尿病及动脉粥样硬化相关疾病的功能影像学研究。

承担课题： 主持国家自然科学基金 1 项及首都医科大学基础临床合作基金 1 项、联合申报国家自然基金 1 项。

论文和专著： 以第一作者发表论文 16 篇，其中 SCI 收录论文 8 篇。

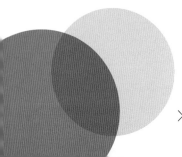

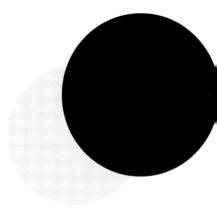

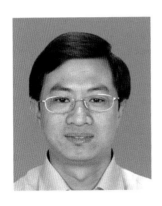

谢谨捷

副主任医师，硕士

学习工作经历：2000 年毕业于南昌大学医学院（原江西医学院），同年毕业分配至江西省赣南医学院第一附属医院超声科工作 6 年。2006 年考入首都医科大学攻读硕士研究生。2009 年作为人才引进至北京市第一中西医结合医院（原朝阳区第二医院）超声科，担任科主任。2016 年调入首都医科大学附属北京安贞医院超声心动图一部。

荣誉称号：获 2010 年朝阳区区委区政府"优秀青年人才"奖励，2014 年获朝阳区卫生局"优秀共产党员"称号。

学术兼职：担任中国超声医学工程学会北京市超声专家委员会委员、北京医学会心血管分会影像学组委员、北京市朝阳区医学会第九届超声学科委员会委员、北京市药理学会心脑血管药理专业委员会青年委员等职务。

专业特长：长期从事心血管疾病的超声心动图诊断，主要研究方向为缺血性心肌病、结构性心脏病超声影像研究。

承担课题：主持并参与省市级课题多项。

科研成果：参与研究的课题获得地市级科学技术进步二等奖及三等奖多项。

论文和专著：以第一作者和通信作者发表论文 15 篇，其中核心期刊 9 篇，参编出版专著及译著 9 部。

编 委 会

主　编　杨　娅　房　芳　李嵘娟　谢谨捷

副主编　张　涵　李宜嘉　王月丽

编著者（以姓氏拼音为序）

房　芳　韩吉晶　亢爱春　科雨彤　李　菁

李　玲　李静雅　李嵘娟　李晓明　李宜嘉

刘　琳　刘　勇　刘国文　刘俊香　栾姝蓉

罗向红　马　宁△　马　宁*　牛宝荣　裴金凤

蒲利红　秦　淮　任红艳　宋　砾　苏瑞娟

孙　妍　孙琪玮　王　琴　王　征　王佳洁

王艳红　王月丽　魏光霞　吴　山　谢谨捷

薛静莉　杨　娇　杨　静　杨　娅　张　波

张　纯　张　涵　张　琪　张　伟　张若冰

章新新　赵　旭　赵小琪　郑　洁

注：△：北京儿童医院；*：北京安贞医院

内容简介

本书为《超声掌中宝》系列丛书中之一，重点讲述了心脏及大血管系统的相关疾病。全书共 10 章，约 41 万字、400 幅静态图、130 幅动态图。主要内容包括正常超声心动图和心功能分析、冠心病、高血压、心肌病、心脏瓣膜病变、感染性心内膜炎、人工瓣膜机能异常、主动脉病变、肺动脉高压和肺栓塞、心脏占位性病变、心包疾病和先天性心脏病等。其中先天性心脏病共 20 节，较为全面地介绍了常见和复杂疑难的先天性畸形。每个章节系统而简明扼要地介绍了心脏大血管疾病的病理解剖、血流动力学改变、临床和超声心动图表现（包括二维和 M 型超声心动图、多普勒和声学造影表现）、诊断要点和鉴别诊断，并说明检查过程中的注意事项。选取特征性的图片，并在图中对解剖结构和病变表现及测量进行了标注，能直观地反映超声心动图表现和定量分析方法。本书的特点是重点突出、条理清晰、简明扼要、指导性强；是临床医师、超声影像专科医师和实习生对超声心动图和临床相关知识进行全面了解、重点掌握和快速查阅的简明实用、携带方便的工具书。

出版说明

创新之处：

科学技术文献出版社结合最新的二维码和微视频技术，让图书变身为可视化读物。通过扫描书中的二维码，就可以立刻播放其中的心脏超声正常与异常的动态图，从而摆脱纸质图书的局限。读者如同亲身操作一般的视觉感受，有助于更好地理解心脏超声诊断与鉴别诊断的相关知识。

注意事项：

本书共包含约 130 幅动态图，均以二维码的形式印制在对应的章节。读者观看动态图时，建议在 WiFi 环境下扫码打开，安卓系统手机用微信扫一扫观看，也可以下载最新的 UC 浏览器扫码观看。

前　言

超声心动图在心血管疾病的诊断和治疗中发挥着十分重要的作用。通过超声能够观察心血管的结构、血流和功能等，被称为临床医师的"眼睛"，就像一首歌所唱的那样——"你是我的眼"。如何使这双眼睛及时正确地发现心血管疾病的异常表现，为临床医师提供可靠的信息，超声心动图医师需要经过规范的技术培训和经验积累。

为促进超声心动图的学习，有许多类型的超声心动图专著出版。我们也先后主编出版了《超声掌中宝·心血管系统》《超声心动图临床疑难病例解析》《超声心动图指南》等专著，并主译《临床超声心动图指南》和《实用血管超声检查技术》两部。这些书籍为超声心动图技术的应用发挥了重要的作用，并受到广大读者的好评。

心脏是不断跳动的器官，是人体血压循环的"泵"。随着心脏的跳动，心肌不断地收缩和舒张，心腔内的血液规律地流动，周而复始。现有图书中的文字和图像均不能直观反映这个周而复始、不断运动器官的结构、功能和血流动力学的变化，不能显示动态的心脏。因此，我们在《超声掌中宝·心血管系统》的基础上，将动态的心脏超声图像添加到该书中。读者可以通过手机扫描二维码观看书中的动态图像。

全书共 10 章，约 45 万字、400 幅静态图、130 幅动态图。本书主要包括超声心动图的基本技术和心功能评估、后天获得性心脏病和先天性心脏病。全面讲解了疾病的特征和超声心动图表现。在第一版的基础上，增加了知识要点和新技术的应用。近几年来胎儿超声心动图日益受到重视，我们将出版专著讲解正常胎儿超声心动图的特点和胎儿先天性心脏病分析诊断要点。

本书是我们多年心血的结晶。大家在繁重的临床工作之余编写本书，付出了辛勤的劳动。在此我们谨向所有为本书付出心血做出贡献的专家表示深深的谢意！希望我们的付出能使大家获益！同时书中难免存在不足和错误，恳请业内同道予以指正！

目 录

第1章
超声心动图技术和心功能评估

第1节　超声心动图检查技术

　　超声心动图是利用超声的特殊物理特性检查心血管系统结构和功能的一种无创性检查方法。常规超声心动图检查包括 M 型、二维和多普勒超声心动图。另外，声学造影、负荷超声心动图、经食管超声心动图、胎儿超声心动图以及组织多普勒、实时三维等超声心动图新技术在临床实际工作中的应用也越来越广泛。

1. M 型超声心动图

　　M 型超声心动图是在二维超声心动图的引导下显示局部组织的细微结构和运动状态，观察取样线上的界面分布、回声强弱和活动情况。目前它是测量心脏各腔室的大小和心功能的检测方法。根据 M 型取样线的位置不同，我们可以分别从心底部、二尖瓣瓣叶和左室腱索三个水平对心脏结构进行测量和观察（图 1-1-1）。

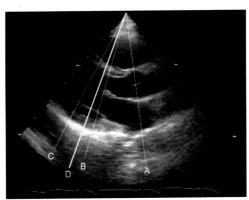

图 1-1-1　左心长轴切面 M 型取样线的位置
A. 心底波群；B. 二尖瓣波群；C. 心室波群；D. 心室波群（新指南）

（1）心底波群（图1-1-2）

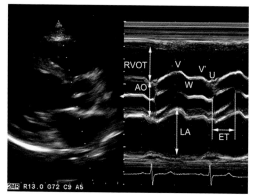

图1-1-2　心底波群

RVOT：右室流出道；AO：主动脉；LA：左心房

- 胸骨旁左室长轴切面M型取样线置于主动脉瓣水平，与主动脉及左心房后壁垂直。
- 从前到后为右室流出道、主动脉前壁、主动脉瓣、主动脉后壁、左房等结构。
- 右室流出道紧贴胸壁下，其前后径应在舒张末期（心电图QRS波起点，国内学者定为R波顶点）测量。
- 主动脉根部M型曲线为两条平行的强回声，分别代表主动脉的前、后壁，主动脉根部内径为在舒张末期测量主动脉前壁回声前缘至后壁回声前缘的距离。
  - 在心动周期中主动脉根部曲线呈规律性变化，心脏收缩时，主动脉曲线上升形成主波（V峰）；心脏舒张时主动脉曲线逐渐下降形成W点，P波前曲线又稍向上活动形成重搏波（V'峰）。U波为曲线最低点，在心电图R波之后。
  - 正常人主波幅度应当＞10mm，重搏波清晰可见。
  - 主动脉硬化则运动曲线幅度降低，重搏波消失。
- 主动脉瓣的M型曲线在舒张期表现为一条与主动脉壁平行的瓣叶关闭线，收缩期主动脉瓣开放，呈六边形盒样曲线。
  - 正常人瓣叶六边形盒样曲线回声纤细，前、后方细线分别代表主动脉右冠瓣和无冠瓣，盒的宽度相当于左室射血时间（ejection time，ET）；盒的高度代表瓣叶的开放幅度，正常值＞15mm。

- 测量心电图 QRS 波起点至主动脉瓣开放点之间的时间间期为左心室射血前期（pre-ejection period，PEP）。
- 左心房内径随心动周期而改变，在收缩末期（心电图 T 波结束）达最大，在舒张末期心房收缩达最小。
  - 左房前后径应在收缩末期测量主动脉后壁（左房前壁）回声前缘至左房后壁回声前缘的距离。
  - 实际操作时还要注意取样线尽量与左房壁垂直，以保证测量的精确性。

（2）**二尖瓣波群**（图 1-1-3）

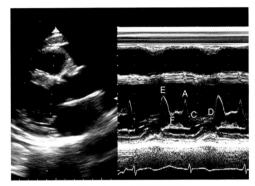

图 1-1-3　二尖瓣波群

- 胸骨旁左室长轴切面 M 型取样线置于二尖瓣瓣尖水平。
- 从前到后为右室前壁、右心室、室间隔、二尖瓣前后叶和左室后壁等结构。
- 正常人二尖瓣前叶舒张期开放，在 M 型曲线上表现为向前运动，形成 E、A 两峰，收缩期瓣叶关闭，形成缓慢向前的 CD 段。
  - A 峰代表舒张晚期左房收缩，二尖瓣前叶向前运动。
  - C 点代表收缩期二尖瓣关闭点，D 点标志二尖瓣即将开放，CD 段为关闭的二尖瓣前叶随左室后壁收缩运动一起向前运动。
  - E 峰代表快速充盈期，此时二尖瓣前叶距室间隔最近，E 点距室间隔的距离称为 EPSS，EPSS 增宽代表左心室扩张和左心室收缩功能减低。
  - 曲线达 E 峰后，随后迅速下降至 F 点，下降速度称为射血分数斜率，正常值 80 ～ 120cm/s。射血分数斜率减低代表左室舒张末压增高，左房排空减慢。

■ 二尖瓣后叶活动曲线与前叶相反，互为镜像，舒张期向下两峰分别为 E'、A' 峰。由于二尖瓣后叶较短，曲线运动幅度较前叶为低。

（3）心室波群（图 1-1-4）

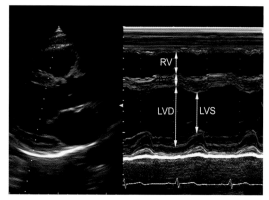

图 1-1-4　心室波群

RV：右室；LVD：左室舒张末内径；LVS：左室收缩末内径

■ 胸骨旁左室长轴切面 M 型取样线置于腱索水平并与室间隔及左心室后壁垂直。

■ 从前到后为右室前壁、右室、室间隔、左室腔和左室后壁等结构。

■ 右室前壁厚度正常范围是 2～5mm，右室前壁运动曲线与室间隔右室面活动曲线方向一致，运动幅度较低。

■ 舒张末期右室心内膜面与室间隔右室面垂直距离即右室前后径。

■ 收缩期室间隔活动曲线向左室腔内运动，心肌明显增厚；舒张期室间隔向左室腔外扩展，心肌明显变薄。

■ 左室后壁曲线与室间隔活动曲线呈反向运动。

■ 左心室腔为室间隔与左室后壁之间的心腔，分别于收缩期末和舒张期末测量室间隔左室心内膜与左室后壁心内膜间距离，即为左室舒末和收末内径。

■ 心包分为心包脏层与壁层，部分正常人右室前壁前方和左室后壁后方可见 1～3mm 低或无回声区，于收缩期出现，舒张期消失。

（4）肺动脉瓣曲线（图 1-1-5）

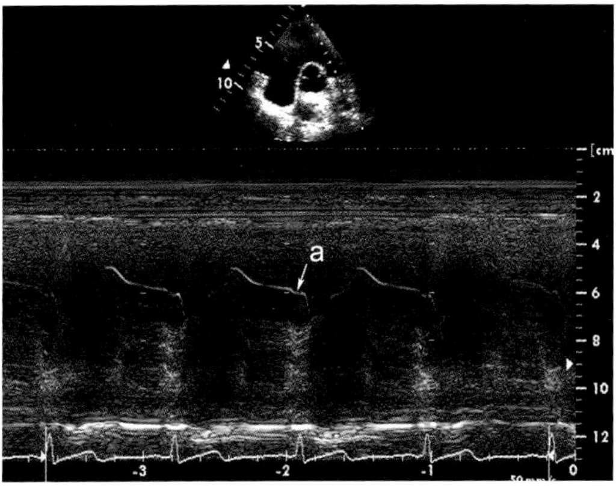

图 1-1-5　肺动脉瓣曲线

- 胸骨旁心底短轴切面 M 型取样线经过肺动脉瓣获得瓣膜活动曲线。
- a 波位于心电图 P 波之后，其大小和深度与呼吸和肺动脉压力有关，呼气时和肺动脉瓣狭窄时 a 波加深，肺动脉高压时其变浅甚至消失。

在传统 M 型超声心动图的基础上，近年来又发展了一些新技术，比如彩色 M 型和解剖 M 型（全方位 M 型），组织多普勒曲线 M 型等，为临床提供了更为丰富的图像信息以及更为广阔的诊断思路。

- M 型彩色血流传播速度即在普通 M 型基础上加上彩色多普勒血流信号，用于显示心腔和血管内的血流变化。
- 二尖瓣血流传播速度：将取样线经过二尖瓣血流，并且尼奎斯极限设置在 50 ～ 60cm/s，测量充盈早期自流速混叠开始时的斜率（自二尖瓣口至左心室内 4cm 处），传播速度与左心室的收缩和舒张功能呈一定比例，正常值 > 40cm/s。
- 解剖 M 型超声心动图能够观察常规 M 型无法探及的左心室壁和瓣膜的运动，提高了 M 型的应用前景（图 1-1-6）。

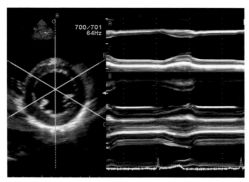

图 1-1-6　多通道解剖 M 型超声心动图观察左室

2. 二维超声心动图

　　二维超声心动图实时显示心脏和大血管的断面图像，常用的检查窗口为胸骨旁、心尖部、剑下及胸骨上窝。下面主要介绍常用的标准切面，在实际工作中，不应局限于这些标准切面，应注意发挥超声心动图实时动态的特性，切勿忽略对一些非标准切面和过渡切面的观察。

（1）左心长轴切面（图 1-1-7）

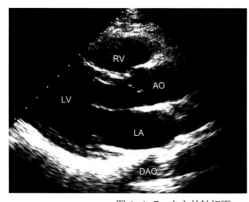

图 1-1-7　左心长轴切面
LV：左室；DAO：降主动脉

■ 探头通常置于胸骨左缘第二至第四肋间隙，声束与右肩左肋连线平行。

- 图像近场正中为胸壁，随后是右室前壁和右心室，应在舒张期测量右室前壁厚度和右室前后径。
- 图像右侧由前至后为右室流出道、主动脉和左房，正常三者内径比 1:1:1。
- 主动脉根部腔内可见右冠瓣和无冠瓣分别附着于前后瓣环，主动脉根部瓣环上方动脉壁稍向外膨出，为主动脉窦，窦部以远为升主动脉，窦与升主动脉交界处称为主动脉嵴。
- 此切面可在收缩期测量主动脉根部不同节段（瓣环、窦部、嵴部、升段）内径大小，显示主动脉瓣病变（钙化、赘生物、脱垂），瓣上、瓣下狭窄，主动脉扩张、内膜斑块、夹层等。
- 主动脉根部后方为左房，左房前后径在收缩期测量，可观察房内肿瘤或血栓。
- 左心室位于右心室后方，两者间为室间隔，正常情况下室间隔参与左室运动，与左室后壁呈反向运动。
- 二维超声可在腱索水平观测左室舒末和收末内径，室间隔和左室后壁厚度和运动幅度。
- 正常主动脉根部前壁与室间隔相延续，后壁与二尖瓣前叶呈纤维连续。
- 二尖瓣前后叶舒张期开放，收缩期关闭。该切面可以用来评价二尖瓣瓣叶形态、活动及瓣下装置（腱索、乳头肌）情况。二尖瓣前后瓣环径在舒张早期（二尖瓣瓣叶开放达最大位置时）测量前叶至后叶瓣根处的距离（心房侧），正常范围是 20 ～ 38mm。
- 左房后壁之后心包外可见一圆形无回声结构，此为降主动脉横断面。于房室沟切迹处亦可见一圆形无回声结构，此为冠状静脉窦。
- 冠状静脉窦扩张时易与降主动脉管腔相混淆。鉴别点在于降主动脉位于心脏外，其运动与心脏无关；而冠状静脉窦随房室环一起运动。另外，要注意观察是否有永存左上腔静脉、肺静脉畸形引流入冠状静脉窦。
- 该切面还可测量心包积液及评价心包内肿瘤。

（2）心底短轴切面（图1-1-8，图1-1-9）

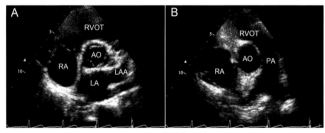

图1-1-8　心底短轴切面

A. 心底短轴切面显示左心耳；B. 心底短轴切面显示左、右肺动脉。RA：右房；
LAA：左心耳；PA：肺动脉

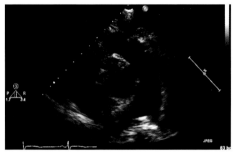

图1-1-9　心底短轴切面

- 探头置于胸骨左缘第三、四肋间隙，在胸骨旁左室长轴切面基础上顺时针旋转90°。
- 主动脉呈圆形位于图像中央，自12点位顺时针转依次可见右室流出道、肺动脉瓣、主肺动脉及分支、左房、房间隔、右房、三尖瓣和右室流入道等结构环绕其周围。
- 此切面是观察主动脉瓣的重要切面，正常主动脉三瓣叶回声纤细，舒张期关闭呈"Y"字形，收缩期开放呈"▽"形。略改变扫查方向还可观察主动脉窦大小、主动脉夹层有无、左右冠脉起源及开口内径。
- 可测量右室前壁厚度，观测右室流出道和肺动脉的形态、腔内结构及内径。
- 探头稍向上翘，可显示主-肺动脉及左右肺动脉分支和深部的降主动脉横断面，是观察动脉导管未闭的重要切面。
- 还可观察左房、右房内肿瘤或血栓，测量左心房前后径。虽然此切面可观察房间隔形态，但与剑下四心腔切面、双房切面结合显示效果更佳。

■ 此外，在先天性心脏病，该切面是室间隔缺损分型，观察主-肺动脉间隔缺损、大动脉关系和永存动脉干的重要切面。

（3）右室流入道长轴切面（图1-1-10）

■ 探头置于胸骨左缘第三、四肋间隙，将声束指向剑突和三尖瓣方向，然后沿左室长轴顺时针旋转探头15°～30°。

■ 该切面主要显示右房、三尖瓣、右室流入道和右室。

■ 重点观察三尖瓣前叶和后叶，可评价三尖瓣的结构和功能，特别是三尖瓣狭窄、脱垂、赘生物和Ebstein畸形。

■ 右心室形状不规则，此切面测量右室内径往往不如心尖四心腔切面准确，但能够观察右房、右室血栓和肿瘤。

■ 还可探及下腔静脉入口及下腔静脉瓣结构。

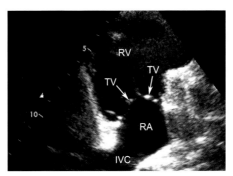

图1-1-10 右室流入道长轴切面

IVC：下腔静脉；TV：三尖瓣

（4）二尖瓣水平左室短轴切面（图1-1-11）

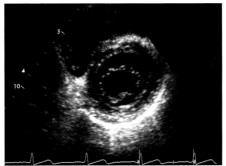

图1-1-11 二尖瓣水平左室短轴切面

- 探头置于胸骨旁第三至第五肋间隙，由胸骨旁主动脉短轴切面稍向心尖偏斜。
- 切面图像从前向后依次是右室前壁、右室腔、室间隔、左室和二尖瓣。
- 左室横断面呈圆形结构回声位于左后，右室呈月牙形位于左室右前方。
- 该切面可清晰显示二尖瓣前、后叶舒张期瓣口开放呈鱼嘴状，收缩期合拢成一条线，是测量二尖瓣口面积的最佳切面，也是观察二尖瓣叶病变（脱垂、腱索断裂、赘生物）及分区（前／后叶由左前至右后依次为A1/P1、A2/P2、A3/P3区）的重要切面。
- 另外，能观测肌部室间隔完整性，心室壁基底段的厚度及运动幅度，节段性室壁运动异常和心脏功能。

（5）**乳头肌水平左室短轴切面**（图1-1-12）

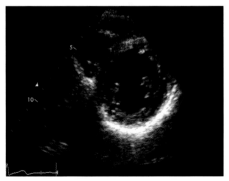

图1-1-12　乳头肌水平左室短轴切面

- 探头置于胸骨左缘第三、四肋间隙，扫查方向与二尖瓣水平短轴切面相似，探头略偏向心尖或下移一个肋间。
- 同样可显示右心室、室间隔、左心室，左心室内可见前后两组乳头肌的圆形断面回声，后内侧乳头肌位于右后侧，前外侧乳头肌位于左前侧。
- 该切面可测量心室壁中间段的厚度及运动幅度，常用于估测左室腔大小和乳头肌功能。

（6）**心尖水平左室短轴切面**
- 扫查方向与二尖瓣及乳头肌短轴切面大致相同，探头位置通常低于乳头肌短轴切面一个肋间隙。
- 该切面仅显示左室心尖部心腔和周围心肌，可测量心尖段的厚度及运动幅度，对判断心尖肥厚型心肌病、左室心肌致密化不全、左室心尖部血栓及室壁瘤有很大帮助。

（7）心尖四心腔切面（图1-1-13）

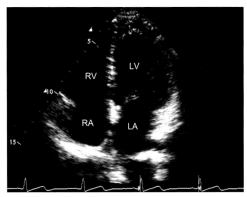

图1-1-13 心尖四心腔切面

- 探头置于心尖，扫查方向指向右肩胛部，扫查平面中线经过心脏十字结构。
- 此切面显示心脏的四个心腔、房间隔、室间隔、两组房室瓣及肺静脉。
- 心室收缩时关闭的两组房室瓣与心腔内的房间隔及室间隔形成十字交叉，将切面分成四部分，两个心室在图像的上方，两个心房在下方。
- 图像右上方为左心室，呈椭圆形，内膜较光滑，部分正常人可见假腱索横于心腔；左上方为右心室，呈三角形，内壁回声较粗糙，靠近心尖部可见调节束回声。
- 三尖瓣隔叶附着点较二尖瓣前叶附着点略靠近心尖，两者正常相距5～10mm。
- 适当调整探头变换切面，左心房顶部和侧壁可见左、右肺静脉入口。
- 心尖四心腔切面是重要的标准切面之一，其主要临床应用如下：
  - 观测心房（收缩期）及心室（舒张期）内径和容积，室间隔和左、右心室外侧壁的厚度（舒张期）及运动情况。

- 判定心房-心室连接关系是否正常，观察室间隔及房间隔的连续情况。
- 测量三尖瓣隔叶与二尖瓣前叶附着点间的距离，观察房室瓣器有无异常。
- 确定各房室腔内肿物及血栓位置、大小及运动情况。
- 观察肺静脉形态、走行、数目有无异常。
- 评价左室室壁运动、左室心功能，判断有无左室室壁瘤形成。

（8）心尖五心腔切面（图1-1-14）

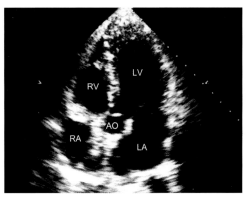

图 1-1-14　心尖五心腔切面

- 在心尖四心腔切面基础上将探头轻度向前上方偏斜，即可见十字交叉结构被左室流出道和主动脉根部管腔所代替。
- 主动脉根部管腔位于左、右心房之间，近侧腔内有主动脉瓣回声。
- 该切面主要用于评价主动脉瓣结构及功能、室间隔的连续性和左室流出道病变（如主动脉瓣下肌性、膜性狭窄）。

（9）心尖左室两心腔切面（图1-1-15）

- 探头置于心尖部，在心尖四心腔切面基础上逆时针旋转探头约60°直至右侧心腔完全从图像中消失。
- 切面图像显示左室、二尖瓣和左房，左室前壁、二尖瓣前叶位于图像右侧，左室下壁、二尖瓣后叶位于左侧。
- 该切面主要用于计算左心功能，探测室壁厚度及运动幅度，观察有无节段性运动异常及室壁瘤形成。

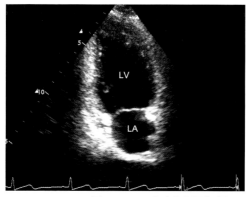

图 1-1-15　心尖左室两心腔切面

（10）**心尖左室长轴切面（心尖三心腔切面）**（图 1-1-16）

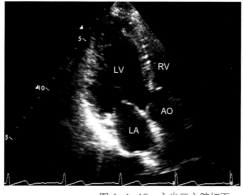

图 1-1-16　心尖三心腔切面

- 探头置于心尖部，在心尖左室两心腔切面基础上继续逆时针旋转探头约 60° 直至主动脉根部长轴出现。
- 此切面可显示心尖、左室流入和流出道、二尖瓣及主动脉瓣，是观察左室流出道、主动脉瓣的很好切面。
- 由于主动脉管腔与扫查声束方向平行，因此也是多普勒测量心排出量和主动脉跨瓣压的一个最佳取样位置。

（11）**剑下四心腔切面**（图 1-1-17）

- 探头置于剑突下，扫查平面方向由剑突下指向左上。
- 此切面图像可显示心脏四个心腔及两组房室瓣，同样可见由房间隔、室间隔、二尖瓣及三尖瓣所形成的十字交叉结构，但呈"X"形。

■ 该切面可观察左室壁及右室游离壁的厚度及运动幅度，观察室间隔及房间隔的连续性，观测二尖瓣与三尖瓣的开闭情况。

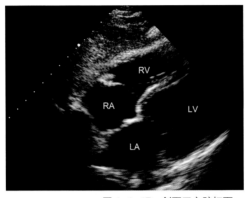

图1-1-17　剑下四心腔切面

（12）剑下双房及上、下腔静脉长轴切面（图1-1-18）

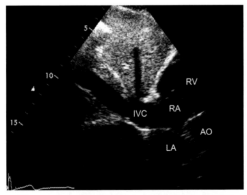

图1-1-18　剑下双房及上、下腔静脉长轴切面

■ 探头置于剑下右肋缘，示标朝右，探头稍向左下倾斜。
■ 此切面可显示肝脏、右心房、房间隔、左心房及上、下腔静脉近心段。
■ 根据下腔静脉和心房的连续性可基本判断左、右心房解剖关系是否正常。
■ 由于探测声束与房间隔接近垂直，避免了假性回声失落，因此，该切面是观察房间隔缺损的最佳切面，并且可显示缺损与腔静脉的关系。

（13）剑下右室流出道长轴切面（剑下主动脉短轴切面）

- 探头置于剑下，示标朝上，探头稍向左前上左肩方向倾斜。
- 此切面可显示右室流出道、肺动脉瓣、肺动脉主干及分支、左心室短轴。
- 该切面是观察干下型室间隔缺损、肺动脉瓣的最佳切面。

（14）胸骨上窝主动脉弓长轴切面

- 探头置于胸骨上窝，扫查平面方向指向后下，示标指向左耳垂方向。
- 右肺动脉呈圆形结构位于图像正中央，升主动脉在右肺动脉左侧上升至切面上方延续为主动脉弓，在右侧下降为降主动脉，在主动脉弓上方发出三支头臂动脉：右无名动脉、左颈总动脉和左锁骨下动脉。
- 该切面是观测主动脉各段的宽度、走行和方向、有无夹层的理想切面。可评价上腔静脉有无异常、主动脉缩窄、动脉导管未闭及主动脉弓离断（图 1-1-19）。

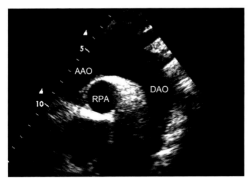

图 1-1-19　胸骨上窝主动脉弓长轴切面
AAO：升主动脉；RPA：右肺动脉

（15）胸骨上窝主动脉弓短轴切面

- 探头置于胸骨上窝，由主动脉弓长轴切面顺时针旋转90°即可。
- 切面图像顶部圆形无回声结构为主动脉弓短轴，其后水平走行的管腔状结构是右肺动脉，再后方是左房。

- 探头声束再略向前胸壁倾斜，可观察到四支肺静脉进入左房，称为"螃蟹征"（图 1-1-20）。

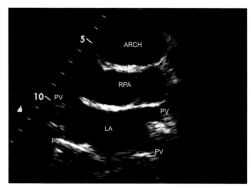

图 1-1-20　胸骨上窝主动脉弓短轴切面

PV：肺动脉瓣；ARCH：主动脉弓

3. 多普勒超声心动图

多普勒超声心动图是利用多普勒效应原理，来探测心血管系统内血流的方向、速度、性质、途径和时间等血流动力学信息。多普勒超声心动图分为彩色多普勒血流显像技术（CDFI）和频谱多普勒技术两大类，后者又包括脉冲多普勒（PW）和连续多普勒（CW）。

（1）多普勒超声基本原理

- 多普勒原理由奥地利物理学家 Doppler 于 1842 年首次提出。
- 声学多普勒效应指声源与接收器相互接近时声频增加，而两者相互远离时声频减小。
- 当声速、发射频率和声束血流夹角相对不变时，超声频移与血流速度成正比。
- 实际工作中，声束与血流之间可能存在一定角度，影响计算结果，为了减少误差，应尽量使声束与血流平行，并可使用仪器的角度校正功能。

（2）多普勒超声检查方法

- 一般在二维切面超声心动图的基础上进行彩色多普勒血流显像和频谱多普勒测量。

- 彩色多普勒血流显像通常以红色代表朝向探头方向的血流，蓝色代表背离探头方向的血流，色彩越鲜亮代表血流速度越快。临床上主要用于观察正常心腔内血流，检出各种异常血流的起源、走行方向和性质。
- 脉冲多普勒定位准确，但最大探测速度较小。临床上主要用于探测静脉、房室瓣和半月瓣口血流频谱。
- 连续多普勒能测定高速血流，但采集声束方向上的所有频移信号，无法准确定位。临床上用于测定心内瓣膜狭窄或反流，以及心内分流的速度和压差。

（3）正常多普勒超声心动图

1）腔静脉

- 下腔静脉检查多采用剑下四腔切面、剑下双房上下腔静脉切面，上腔静脉探查多采用胸骨上窝主动脉弓短轴切面、剑下四腔切面及心尖四腔切面。
- 胸骨上窝主动脉弓短轴切面上腔静脉内血流方向背离探头，显示为蓝色血流束；剑下四腔切面上腔静脉内血流朝向探头，故显示为红色血流束进入右房。
- 剑下四腔及右肋缘下纵行扫查下腔静脉内血流均背离探头，故彩色多普勒显示蓝色血流束注入右房。
- 下腔静脉为典型三相静脉血流频谱，由负向的 S 峰、D 峰及一较小的正向波 a 峰组成。其测值受呼吸影响较大，吸气时血流速度加快，呼气时则减低（图 1-1-21）。

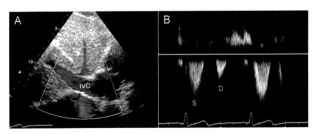

图 1-1-21　下腔静脉血流

A. 下腔静脉和肝静脉彩色多普勒血流；B. 下腔静脉多普勒频谱

2）右心房、三尖瓣和右心室流入道

- 一般取四心腔切面、胸骨旁右室流入道长轴切面和胸骨旁主动脉短轴切面。
- 舒张期均可见红色血流束自右房经三尖瓣口进入右室。

■ 三尖瓣口血流频谱与二尖瓣相似，为舒张期 E、A 正向双峰窄带血流频谱，幅度较二尖瓣低。吸气时三尖瓣口血流速度加快，呼气时则减低（图 1-1-22）。

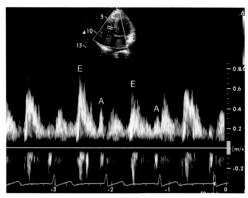

图 1-1-22　三尖瓣口血流

3）右室流出道

■ 选取胸骨旁右室流出道长轴切面和剑下大动脉短轴切面进行观察。

■ 在胸骨旁右室流出道长轴切面，收缩期肺动脉瓣开放，彩色多普勒显示蓝色血流束自右室流出道经肺动脉瓣口进入肺动脉。

■ 探查右室流出道血流频谱应将取样容积置于肺动脉瓣的右室流出道侧，频谱呈负向三角形窄带频谱，幅度较低，上升支和下降支均较圆钝。

4）肺动脉瓣和肺动脉主干

■ 胸骨旁右室流出道长轴及剑下主动脉短轴切面可显示肺动脉瓣，一般仅能显示前瓣及左瓣，而右瓣则不能显示。

■ 在胸骨旁右室流出道长轴切面，收缩期肺动脉瓣开放，彩色多普勒显示蓝色血流束自右室流出道经肺动脉瓣口直抵分叉处，舒张期肺动脉瓣关闭，肺动脉腔内无血流信号。

■ 取样容积置于肺动脉瓣开放瓣尖水平，收缩期肺动脉血流频谱呈负向三角形窄带波形。肺动脉收缩期血流速度正常值 60～90cm/s（图 1-1-23）。

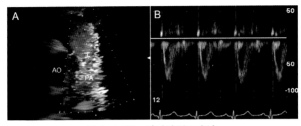

图 1-1-23　肺动脉瓣口血流

A. 肺动脉彩色多普勒血流；B. 肺动脉多普勒频谱

5）肺静脉和左心房

■ 观察左房通常采用胸骨旁左室长轴切面，主动脉短轴切面和心尖心四腔切面。经胸单一切面完整显示四条肺静脉有一定困难，需多切面结合观察。

■ 在心尖四心腔切面，舒张期二尖瓣开放，彩色多普勒显示红色血流束自左房经二尖瓣进入左室，收缩期二尖瓣关闭，左房腔内仅于上壁肺静脉入口处见少许暗红色血流信号显示。

■ 经胸检查心尖四腔切面右上肺静脉血流方向与扫查声束平行，其他肺静脉分支与声束夹角过大，故常采用右上肺静脉测量其血流速度。

■ 正常人肺静脉血流频谱为三相波，收缩峰（S）和舒张峰（D）分为正向波，心电图 P 波之后可见一小的负向波（Ar），负向波由心房收缩导致肺静脉血流短暂倒流所致，正常人 D 峰与 S 峰大致相等，速度一般在 40 ～ 80cm/s。< 40 岁的正常人，> 40 岁者 S 峰略高于 D 峰（图 1-1-24）。

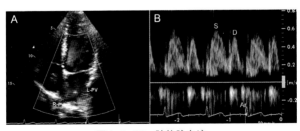

图 1-1-24　肺静脉血流

A. 肺静脉彩色多普勒血流；B. 肺静脉多普勒频谱

6）左心室流入道和二尖瓣

- 通常采用左室长轴切面，左室短轴切面和心尖四心腔、两心腔切面进行检查。
- 在心尖四心腔切面上，彩色多普勒显示舒张期一宽阔明亮的红色血流束自二尖瓣口进入左室，近瓣尖处颜色最鲜亮。
- 探查二尖瓣血流频谱一般选取心尖四腔切面和心尖左室长轴切面。取样容积置于二尖瓣瓣尖左室侧。
- 舒张期二尖瓣血流频谱呈正向双峰波形，第一峰（E峰）较高，是心室舒张早期快速充盈所致；第二峰（A峰）较低，是心房收缩心室缓慢充盈所致（图1-1-25）。

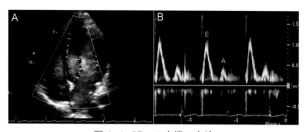

图1-1-25　二尖瓣口血流
A.二尖瓣口彩色多普勒血流；B.二尖瓣口多普勒频谱

7）左室流出道

- 心尖五腔切面及心尖左室长轴切面是观察左室流出道血流的较好切面。收缩期主动脉瓣开放，彩色多普勒示蓝色血流束自左室流出道经主动脉瓣口，一直延续到升主动脉腔内。
- 取样容积置于主动脉瓣下左室流出道内可探及收缩期负向血流频谱，呈楔形，与主动脉瓣口血流频谱类似，但上升支速度及速度峰值可能略低。

8）主动脉瓣和主动脉

- 观察主动脉瓣通常采用胸骨旁左室长轴切面和主动脉短轴切面、心尖五腔切面和心尖左室长轴切面。
- 心尖左室长轴及心尖五腔切面显示收缩期主动脉瓣开放，左室射血入主动脉，血流方向背离探头，蓝色血流信号充满左室流出道与主动脉，舒张期升主动脉内一般无血流信号。
- 测量主动脉瓣口血流频谱一般选取心尖五心腔切面，取样容积位于主动脉瓣开放的瓣尖水平，取样线与血流方向平行。主动脉瓣口及升主动脉血流频谱均呈收缩期单峰窄带波形。

■ 探查升主动脉通常选取左室长轴切面，观察升主动脉、主动脉弓及降主动脉选取胸骨上窝主动脉弓长轴切面。

■ 胸骨上窝主动脉弓长轴切面，升主动脉腔内充满红色血流信号，降主动脉腔内为蓝色血流信号，主动脉弓则由于血流方向与声束垂直而无血流信号。

■ 主动脉腔内血流频谱与主动脉瓣口血流频谱相似。胸骨上窝探查时升主动脉为正向血流频谱，降主动脉为负向血流频谱（图 1-1-26）。

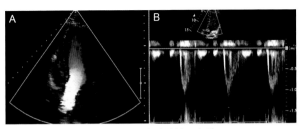

图 1-1-26　主动脉瓣口血流

A. 主动脉瓣口彩色多普勒血流；B. 主动脉瓣口多普勒频谱

9）组织多普勒成像技术

组织多普勒成像技术（TDI）使用"低通滤波器"滤除了血流产生的高频信号，只允许心脏组织结构运动产生的低频信号通过，从而实现心肌的运动信号的显示，为临床评价心脏局部和整体功能提供了一种新的安全、简便、无创的检测手段。

■ TDI 有三种显示模式，分别为速度图、加速度图和能量图，常用的为速度图（图 1-1-27）。

■ 组织多普勒成像技术按成像方式不同，可分为以下几种模式：

● 定量组织速度成像（Q-TVI）可定量分析局部心肌各个时相的运动速度；

● 组织追踪成像（TTI）可评价心肌长轴方向上的位移；

● 组织同步显像（TSI）用达峰值流速时间来进行彩色编码，在二维图像上即可直观反映心肌运动延迟的情况；

● 应变（strain）和应变率成像（SRI），心肌应变是指心脏在外力作用下心肌长度的变化，应变率是指形变发生的速度,是单位时间内的应变。SR 相对不受心脏摆动和牵拉的影响,能较好地反映心肌局部功能的变化。

- 近年来,随超声技术不断发展,TDI 临床应用越来越广泛:
  - 评价心肌整体和局部功能,包括收缩和舒张功能。
  - 在冠心病中,可早期敏感地检出心肌缺血和(或)梗死节段,并进行定量分析,与负荷超声心动图相结合有助于存活心肌的检出。
  - 可用于心律失常的评价,包括观测心室心肌电兴奋与机械收缩的关系,检测室性心律失常异位起搏点和预激综合征旁道等。
  - 用于心力衰竭患者心脏再同步化治疗(CRT)的术前病例选择、术中监测和术后疗效评价以及程序调控。
  - 评价各种心肌病的局部心肌病变所导致的功能异常。
  - 还可应用于心脏移植排异反应的早期征象——舒张功能减低。

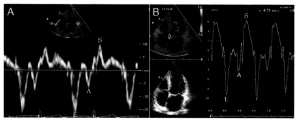

图 1-1-27　组织多普勒成像
A. 二尖瓣环组织多普勒频谱;B. 二尖瓣环组织多普勒曲线

4. 声学造影

在常规超声心动图的基础上,使含微气泡的液体通过各种途径进入心血管系统,产生造影效果,进一步达到诊断目的的方法称为对比超声心动图或造影超声心动图,简称声学造影。根据声学造影研究部位不同,可分为右心声学造影、左心声学造影和心肌声学造影。

(1)右心声学造影

- 经心导管或周围静脉注入右心声学造影剂,达到右心腔显影的目的。
- 常用的造影剂为二氧化碳微气泡,可由碳酸氢钠和稀盐酸、碳酸氢钠和维生素 C（维生素 B_6）混合后产生，也可采用过氧化氢。

■ 造影剂经周围静脉注射后，正常为腔静脉→右心房→右心室→肺动脉顺序显影，因造影剂气泡不能通过肺毛细血管，左心系统未见显影剂气泡回声。

■ 右心声学造影的主要临床应用：先天性心脏病（卵圆孔未闭、房间隔缺损、室间隔缺损、动脉导管未闭）存在心内右向左分流，在右心显影之后 3 个心动周期之内，可见造影剂从不同水平分流入左心系统。如为左向右分流，可观察到负性显影区（图 1-1-28）。

● 肺动静脉瘘，右心显影 4 个心动周期之后左心房才显影。

● 右心腔结构的观察，如右心憩室、右心占位等，造影剂可使病变形态结构显示更清晰。

● 永存左上腔静脉的确诊，左肘静脉注射，左上腔静脉先显影，根据显影顺序，还可帮助左上腔静脉引流部位的确定。

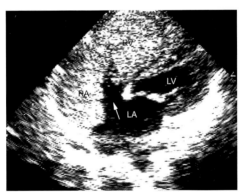

图 1-1-28　右心声学造影

右房、右室显影，房间隔缺损的右房侧见负性造影区（箭头）

（2）左心声学造影

■ 经心导管或周围静脉注入左心声学造影剂，达到左心腔或心肌显影的目的。

■ Optison 和 SonoVue^{TM}（声诺维）是近年来使用较为广泛的左心声学造影剂。

■ 分为左心室声学造影和心肌声学造影。

■ 左心室声学造影主要用于观测左室壁的厚度和运动、左心系统的形态结构和瓣膜反流以及左向右分流。

- 心肌声学造影是左心声学造影的研究重点。
  - 其原理是将含有微气泡的造影剂直接经冠状动脉注入抵达冠脉循环，或经周围静脉注入通过肺循环后抵达冠脉循环。当微泡通过心肌微血管床时，在二维超声心动图上可见到心肌显影。
  - 与心肌声学造影有关的超声成像技术包括二次谐波成像、间断谐波成像技术、双触发谐波成像技术、脉冲反向成像技术、相干成像技术以及背向散射积分成像技术。
  - 心肌声学造影在临床上主要应用于估测冠脉微循环储备能力、定量心肌血流灌注、判断存活心肌和评价PTCA疗效。

5. 负荷超声心动图

负荷超声心动图（stress echocardiography）是指应用超声心动图对比观察负荷状态与静息状态超声所见，以了解受检者心血管系统对负荷的反应状况，近年来在无创伤性诊断心肌缺血、存活心肌的判定及评价心脏功能方面起着越来越重要的作用。

负荷超声心动图通常分为运动、起搏、药物负荷三部分，临床应用较为广泛的是运动与药物负荷。负荷超声通常使用美国超声心动图学会规定的16节段分段法分析室壁运动，主要观察室壁节段性运动异常、室壁运动评分指数（WMSI）和室壁增厚率。

（1）运动负荷超声心动图

- 运动负荷的方法包括活动平板运动试验、仰卧位踏车试验与直立位踏车试验，超声心动图常用的是仰卧位踏车。
- 运动负荷可使心肌血流量增加 5～7 倍，使冠脉血流储备不足的冠心病患者诱发心肌缺血。
- 凡运动负荷后左室腔扩张、左室功能减低，均提示严重心肌缺血。
- 据 Quinoes 的观察，运动负荷超声对单支病变的敏感性仅58%，而相同的运动负荷对双支及三支冠脉狭窄的敏感性分别达到 86% 及 94%。
- 运动负荷超声的另一重要临床意义在于运动负荷超声试验阴性者，能够比较明确地排除冠心病。

（2）药物负荷超声心动图

- 药物负荷实验所用药物主要包括多巴酚丁胺、腺苷、双嘧达莫等。

- 小剂量多巴酚丁胺 [<10μg/（kg·min）] 使 β_1 受体兴奋而出现显著的正性肌力作用；大剂量多巴酚丁胺 [20～40μg/（kg·min）] 刺激 α_1、β_2 受体，使心率加快，缩短心室舒张期，减少心内膜下心肌的供血，使重度狭窄血管供血区心肌缺血进一步加重，出现室壁运动异常。
  - 由 10μg/（kg·min）开始，每 3 分钟增加剂量直至 40μg/（kg·min），持续 5 分钟。
  - 目标心率：（220 - 年龄）85%。
  - 40μg/（kg·min）并达到目标心率时可观察室壁运动。如未达到目标心率则需注入阿托品（每分钟 0.25mg，总剂量不超过 1mg）以达目标心率。
- 腺苷和双嘧达莫主要通过扩张冠状动脉，使正常血管血流量增加，而狭窄血管血流量减少（"窃血"现象），出现室壁运动异常。
  - 腺苷 140μg/（kg·min）持续 5 分钟。
  - 双嘧达莫 0.56mg/（kg·min）持续 4 分钟。

■ 分段观察基础状态、低剂量、高剂量和恢复状态（停药后 5 分钟）时的室壁运动（图 1-1-29）。

■ 正常心肌多巴酚丁胺实验的反应是室壁增厚与室壁过度运动。

■ 多巴酚丁胺负荷超声心动图(DSE)阳性(缺血心肌)的指标：
- 出现≥ 1 个室壁节段运动异常。
- 室壁运动无增强，室壁运动和室壁增厚率减低，或原有运动异常加重。
- 左室扩大。
- 出现新的二尖瓣关闭不全或二尖瓣关闭不全加重。

■ 小剂量多巴酚丁胺负荷超声心动图（LDDSE）可用于检测存活心肌。
- LDDSE 是指在超声检查的基础上，输液泵以 5μg/（kg·min）的速度输注多巴酚丁胺，持续 5min 后增加至 10μg/（kg·min），持续 5min 后停药。
- 辨认存活心肌的标准
  - 至少两个相邻节段原有运动异常的室壁节段运动增加≥ 一个级别；
  - 室壁运动记分指数 >20%；

◆ 室壁收缩期增厚率增加 >25%。
● 检测存活心肌的敏感性为 84%，特异度为 81%。
■ 总体来说多巴酚丁胺试验是很安全的，但要注意其禁忌证：中度以上主动脉狭窄；肥厚型心肌病；未控制的高血压；房颤、严重心律失常；电解质紊乱。

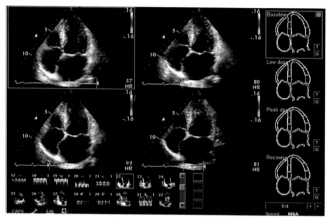

图 1-1-29　负荷超声心动图
同一屏幕上同时显示基础状态，低剂量、高剂量和恢复状态下的室壁运动情况，以利于分析比较

（3）负荷超声心动图展望

■ 负荷超声心动图试验的局限性在于高度依赖于操作者，分析结果带有主观性，另外，对图像质量和心内膜的显示要求很高，否则直接影响试验结果。
■ 近年来超声新技术层出不穷，包括彩色室壁动态分析（CK）、组织多普勒超声成像（TDI）、二维斑点追踪（STE）、心肌声学造影、组织定征技术等，通过新技术与负荷试验的结合，能进一步增进超声辨认心内膜边缘与室壁节段运动的能力，使负荷超声心动图成为临床心脏病学必不可少的一种检查手段。

6.经食管超声心动图

经食管超声心动图（transesophageal echocardiography，TEE）是将特殊的食管探头置于食管或胃底，从心脏后方向前扫查心脏。不仅克服了经胸壁超声图像受肺气肿、肥胖、胸廓畸形等因素影响的局限性，而且由于食管探头紧邻左房，能清晰显示心脏后部的细微结构，大大提高了对某些心脏疾患诊断的敏感性和特异性。

（1）简介

- 经食管探头为相控阵型，分为单平面、双平面和多平面探头。
- 多平面探头可控制探头头端的晶片在 0°～180°范围内旋转，0°和 90°相当于双平面的水平和纵切面，而 45°和 135°则对应于心脏的短轴和长轴。多平面实现了声束在360°方位内全面扫查心血管的结构。
- 经食管超声心动图是经胸超声心动图（TTE）的补充，因此，在经食管超声心动图之前必须行 TTE 了解受检者心脏基本情况，明确检查目的，严格掌握适应证。

适应证

- 二尖瓣、三尖瓣与主动脉瓣病变、人工瓣功能障碍、感染性心内膜炎、心腔占位性病变和先天性心脏病等。
- 围手术期的评估。
- 常规经胸检查图像质量不理想而又无检查禁忌者。

禁忌证

- 严重心律失常，严重心力衰竭，不稳定性心绞痛，急性心肌梗死，血压过高或过低。
- 体质极度虚弱，持续高热不退，麻醉剂过敏者。
- 咽部或食管病变，如溃疡、静脉曲张等。

（2）检查方法

- 术前禁食 12 小时，要求患者或家属签署受检知情同意书，检查有无活动义齿，食管黏膜和咽黏膜表面麻醉，备抢救药品。
- 患者面向术者侧卧位或平卧位，心电监护，食管探头前段涂抹耦合剂，探头顶端前倾呈自然弧形，套好咬口器，经口腔将探头插入患者食管约 40cm。
- 操作过程切记要动作轻柔，诊断全面的基础上尽量缩短检查时间。
- 患者术后禁食 2 小时。

（3）经食管超声心动图常用切面及临床价值（意义）

目前多平面食管探头最常用，一般先将探头插入胃底部，然后逐渐回撤，依次在胃底、胃-食管交界处、食管下段、食管中段、食管中上段和食管上段 6 个不同的探查深度，0°～180°调节晶片扫查角度，理论上可组合出无数的切面，下面仅做简要介绍。

1）胃底切面

- 探头深插至胃底，声束可穿过肝脏和膈肌而获得左室短轴切面。
- 0°时显示左室乳头肌水平短轴（图 1-1-30），可观察二尖瓣瓣叶活动情况，判断二尖瓣病变类型及部位。
- 40°～60°时显示左室的斜切面，左室呈椭圆形。
- 90°时为左心两心腔切面，可用于观察二尖瓣瓣叶、腱索和左室心尖。
- 120°时左心两心腔切面基础上可显示主动脉根部、主动脉瓣和左室流出道。

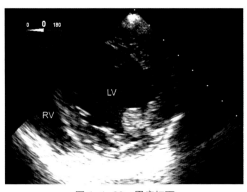

图 1-1-30　胃底切面
0°显示左室乳头肌水平短轴

2）食管下段切面（图 1-1-31）

- 探头头端位于食管下段，深度为 35～40cm。
- 0°时为四心腔切面，可显示左、右心房及心室，二尖瓣、三尖瓣情况。
- 90°～100°时为左心两心腔切面，还可显示左心耳和左肺静脉。
- 130°～150°时为左室长轴切面，显示前间隔、二尖瓣、左室流出道、主动脉瓣和升主动脉。

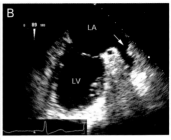

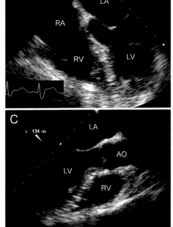

图 1-1-31　食管下段切面

A.0°时为四心腔切面；B.90°～ 100°时为左心两心腔切面（箭头所示为左心耳）；C.130°～ 150°时为左室长轴切面

3）食管中段切面（图 1-1-32）

■ 探头头端位于食管中段，深度为 30 ～ 35cm 。

■ 0°～ 30°时为斜切主动脉和左室流出道。

■ 30°～ 60°时为主动脉根部短轴切面，主动脉根部回声位于图像中央，可观察主动脉瓣膜、房间隔以及心房情况。

■ 60°～ 100°时显示右室流入道、流出道和肺动脉。

■ 110°～ 150°时显示升主动脉长轴切面，主要显示主动脉根部、升主动脉近段。

■ 左心耳切面

● 在主动脉根部短轴切面将探头稍后退并旋转即可清晰显示左心耳。

● 左心耳呈楔形，尖端朝前，底部与左房相连，其内有梳状肌回声。

● 通过旋转探头手柄将左心耳置于图像中央，然后通过改变扫查角度可对左心耳的长轴、短轴切面进行连续、细致观察。

● 该切面对观察左心耳血栓形成有重要意义，但要注意与左上肺静脉嵴和梳状肌鉴别。

■ 在食管中段将探头向右旋转，0°时显示双心房切面，90°时显示下腔静脉最清楚，110°～ 130°时为双房及上、下腔静

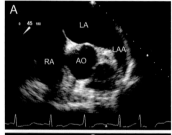
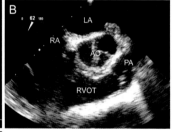
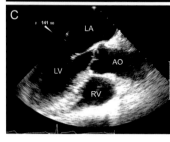

图 1-1-32　食管中段切面
A.30°～60°时为主动脉根部短轴切面，显示左心耳；B.60°～100°时为主动脉根部短轴切面，显示主动脉瓣膜、左右心房、房间隔及右室流出系统；C.110°～150°时为升主动脉长轴切面，显示主动脉根部、升主动脉近段

脉切面，重点显示左房、右房的大小，房间隔（包括卵圆窝）结构，判断房间隔缺损的大小、类型、分流方向以及与腔静脉的关系（图 1-1-33）。

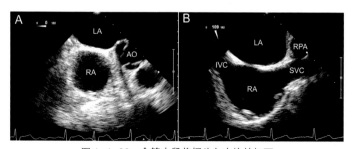

图 1-1-33　食管中段将探头向右旋转切面
A.0°时为双心房切面；B.110°～130°时为双房及上、下腔静脉切面。SVC：上腔静脉

4）食管上段切面
■ 探头头端位于食管上段，左心房后方，深度为 25～30cm。
■ 0°时可显示左房和升主动脉短轴，以及肺动脉长轴。
■ 30°～40°时可显示肺动脉长轴和左、右肺动脉。
■ 90°～120°时可显示升主动脉长轴和右肺动脉短轴。
■ 肺静脉水平切面

- 在左心耳短轴切面水平将探头稍推进，图像左侧可见左上肺静脉，呈管形，其内侧与左心耳相邻；探头深插可显示左下肺静脉。
- 食管上段 0°～30° 时可见右上肺静脉与左房相连，深插探头可显示右下肺静脉，旋转角度可同时显示右上、右下肺静脉。

5）降主动脉短轴／长轴切面

■ 探头声束指向左后方，0° 时为圆环样降主动脉短轴图像，角度为 90° 时为长管状降主动脉长轴图像。

■ 两切面结合对于观察主动脉扩张、主动脉夹层等有重要价值。将探头上、下移动时，可观察降主动脉全程的宽度、轮廓、管壁的结构及血流状况。

6）经食管超声心动图的局限性及展望

■ 食管上段与心脏之间夹有气管，使升主动脉上段成为盲区。

■ 右室流出道，升主动脉和上腔静脉等血流均与脉冲多普勒取样声束垂直，不易进行定量研究。

■ 普通经食管超声探头仍较大，尤其是多平面探头，不适宜儿童使用。

■ 随着超声技术的发展，实时三维食管超声心动图已经应用于临床，其可使图像更清晰，解剖关系更明确，为临床大夫提供更多更详细的信息。

7. 超声心动图在外科手术和介入治疗术中的应用

心脏超声技术以其实时、无创、高质量的图像及血流显像、重复性强、检查方便、费用低廉等其他检查无可比拟的优点，在心脏外科手术和介入治疗术中发挥着越来越重要的作用。三维超声发展十分迅速，逐渐应用于心脏外科手术和介入治疗术中。

（1）超声心动图在外科手术中的应用

在外科手术中主要应用心外膜超声心动图和经食管超声心动图，经食管超声心动图较心外膜超声心动图以其图像清晰、切面多变、可连续观测术中过程以及不干扰手术视野等优点，在临床应用越来越广泛。

术中经食管超声心动图的主要作用可归纳以下几个方面：术中提供更多、更新的诊断及治疗信息；协助外科医师选择、修正术式；即刻评价手术疗效，发现问题如残余漏、流出道梗阻等，可及时补救；评价左心室整体及局部功能。

1）左心室整体和局部功能的监测

- 经食管超声心动图除经食管中段的四心腔和二心腔切面外，还有经胃的长轴和短轴切面。
- 左室整体收缩功能的指标大致同 TTE，M 型或 Simpson 法计算左室舒末容积（LVEDV）、左室射血分数（LVEF）、每搏量（SV）和心排血量（CO）等。
- 但经食管中段的经食管超声心动图四心腔切面显示的并不是左心室的真正长轴，会导致左心室容积的低估和射血分数的高估。
- 左室局部功能的评价：超声观察室壁节段运动异常，以早期发现心肌缺血。

2）二尖瓣成形术

- 术前经食管超声心动图可进一步提供瓣叶病变部位、病变程度以及瓣下结构损害的情况，指导手术式制定。
- 二尖瓣瓣叶裂和脱垂者多采用瓣叶修补术，对瓣环畸形或扩张者多采用植入成形环（Carpentier 环）术，腱索断裂、冗长者多采用腱索成形、移植或短缩术。
- 关胸前准确评价手术效果，包括二尖瓣残余反流量、二尖瓣有效瓣口面积，以及术后心功能都是二尖瓣成形术效果的重要指标。
- 术中判断瓣膜残余反流部位和程度，一般应在体外循环撤除 10～20 分钟后，患者血流动力学处于较稳定的状态下进行。

3）三尖瓣成形术

- 术前了解瓣叶、瓣环损害情况。
- 指导术中选择何种成形术式及判定新型成形环的环缩程度等。
- 彩色多普勒血流显像可对三尖瓣成形术后即刻效果进行评价。

4）人工心脏瓣膜置换术

- 术前经食管超声心动图可有助于指导瓣膜成形术或置换术的确定，瓣膜成形术失败后即刻进行人工瓣置换，预测人工瓣环的大小。
- 术中超声有助于区别"生理性"反流、人工瓣闭合失灵所引起的反流以及瓣周漏，并且对于寻找瓣周漏的起源并指导修补也是非常重要的。
  - "生理性"反流：收缩早期，反流束为中心性，长度 < 3cm，

宽度＜1cm，反流束面积＜3cm²，反流束面积／左房面积＜20％，反流速度＜3m/s。

- 人工瓣闭合失灵：反流多为中心性，反流面积／左房面积多＞30％。
- 瓣周漏：偏心反流束出现在人工瓣环外径以外，二维可见人工瓣环外缘与心脏组织间的裂隙，可提示心外科医师酌情进行手术修补。

■ 经食管超声心动图还可即刻观察人工瓣瓣叶启闭情况，评价人工瓣血流动力学状态，如二维超声表现为瓣叶不能开启提示有急性机械瓣梗阻，外科医师应及时处理。

5）先天性房、室间隔缺损修补术

■ 术前明确缺损的大小、部位，判断是否合并其他畸形。
■ 修补术后观察修补片、瓣叶的情况，有无反流及残余分流。
■ 室间隔缺损补片缝线的微量分流常在术后可逐渐消失。而室间隔缺损修补后补片撕裂所致的跨补片分流则需进行闭胸前的二次手术修补。

6）先天性心脏病术中判定流出道残余梗阻

■ 经食管二维 CDFI 有助于检出复杂先天性心脏病矫治术后心室流出道的残余梗阻部位。
■ 连续波多普勒则有助于了解梗阻造成的压力阶差，并判定其梗阻程度。
■ 要注意功能性和动力性流出道梗阻的鉴别。

7）Ebstein 畸形

■ Ebstein 畸形矫治术常涉及三尖瓣前后叶再次移位和右心室折叠术。
■ 矫治前了解：
  - 三尖瓣叶的移位；
  - 腱索附着点；
  - 乳头肌的插入部位；
  - 其他复合畸形：房间隔缺损、室间隔缺损及由于乳头肌位置异常造成的流出道梗阻。
■ 矫治后判定瓣叶重建术后的功能变化及残余反流程度。

8）超声心动图在其他心脏外科手术中的应用

■ 肥厚型心肌病外科手术治疗包括肥厚心肌切除及左室流出道重建术：术中超声可了解梗阻的部位、评价梗阻的程度、确定切除肥厚心肌的部位、评价手术效果及左室功能，及时检出术后并发症。

- 主动脉夹层根治术：术中超声能够了解主动脉夹层的部位、范围、破口及数目，帮助判定夹层内有无血栓及夹层是否累及分支血管和冠状动脉开口。
- 左心室辅助装置植入术：观察引流管与心室连接处有无漏血、血栓形成；观察与升主动脉吻合口处是否匹配，有无夹层；评价辅助泵射血功能。
- 心脏移植术：观察供体心脏与受体心脏及大血管是否匹配，评价供体心脏功能，术后观察有无心肌排斥反应。
- 术中监测栓塞并发症：术中栓子多见于血栓脱落、空气栓塞，少数情况下，可由脂肪组织碎片或人工材料的脱落引起。

（2）超声心动图在心腔介入治疗中的作用

心脏介入治疗始于 20 世纪初，由于其具有不用开胸、创伤小、术后恢复快等优点，近年来得到迅速发展，已广泛应用于临床，包括房、室间隔缺损，动脉导管未闭，冠状动脉瘘，主-肺动脉间隔缺损和肺动静脉瘘等疾病的封堵，二尖瓣狭窄、主动脉瓣狭窄和肺动脉瓣狭窄的球囊扩张术，以及心内膜心肌活检和起搏器植入术。

1）房间隔缺损封堵术

- 常用 Amplatzer 封堵器。
- 房间隔缺损（ASD）封堵治疗的适应证：
  - 左向右分流的 II 孔型房间隔缺损，ASD 直径一般小于 36mm；最大号 40、42 号封堵伞可封堵直径最大为 36mm 的 ASD；更大直径的 ASD 可根据实际情况定制特殊型号的封堵伞。
  - 缺损边缘至腔静脉、肺静脉、冠状静脉窦及房室瓣的距离 ≥ 5mm。
  - 卵圆孔未闭（PFO）且有脑卒中及短暂性脑缺血发作（TIA）病史。
  - 外科修补术后的残余分流或二尖瓣球囊扩张术后遗留的心房水平分流。
- 封堵术前
  - 观察 ASD 的部位、大小和数目，与二尖瓣、三尖瓣、冠状静脉窦、上下腔静脉入口、主动脉根部的距离及关系。
  - 判断是否合并部分或完全肺静脉畸形引流、重度肺动脉高

压、原发孔型或静脉窦型房间隔缺损和其他复杂先天畸形
等禁忌证。

- 封堵器型号的选择：多以经食管超声心动图术中测量缺损
  直径为准，一般为 ASD 直径基础上加 4 ～ 7mm。

■ 封堵术中

- 监测整个封堵过程，指导鞘管垂直穿过缺损平面，指导封
  堵器的定位及释放；
- 仔细观察房间隔缺损各边缘是否完全夹闭于封堵器两伞之
  间，是否有残余分流；
- 封堵器是否妨碍二、三尖瓣，上、下腔静脉，肺静脉和冠
  状静脉窦的功能及回流，确定无误才可释放封堵器。

■ 封堵术后：继续观察夹闭情况和有无并发症，直至手术结束。

2）室间隔缺损封堵术

■ 以 Amplatzer 室间隔缺损（VSD）封堵器最常用。

■ VSD 封堵治疗的适应证：

- 左向右分流的肌部或膜部 VSD 距主动脉瓣 ≥ 2mm；
- 距三尖瓣隔瓣 ≥ 3mm，VSD ＜ 15mm；
- 部分心梗后肌部室间隔穿孔也适于介入封堵治疗。

■ 由于 VSD 右室面粗糙，鞘管不易穿过缺损，VSD 封堵常需
要通过股动脉建立轨道来引导鞘管进入左室。

■ 封堵前准确检出室间隔缺损的位置、数目、直径，与周围
半月瓣、房室瓣、腱索等结构的关系，选择合适的病例和
封堵器。封堵器型号一般较 VSD 直径大 2 ～ 4mm。

■ 封堵中指导圈套器与钢丝对接建立股动脉→室间隔缺损→
股静脉心内环，指导鞘管、封堵器的置入、定位及释放。

■ 封堵后即刻观察是否影响半月瓣或房室瓣功能，心室水平
分流情况及封堵效果。

3）动脉导管未闭封堵术

■ 封堵器依据形状可分为塞状类、弹簧栓类和伞状类。细小
动脉导管未闭（PDA）多用弹簧栓类，而较粗大 PDA 常选
用伞状封堵器。

■ 术前仔细观察导管的位置、走行、长度，主动脉端和肺动
脉端内径，帮助选择合适的封堵器类型和型号，了解分流
情况，估测肺动脉压力。

■ 术中精确显示封堵器的位置、形状是否正常、大小是否合
适，以及分流情况、有无并发症等，以保证封堵成功。

4）二尖瓣狭窄球囊扩张术

■ 术前经食管超声心动图观察左房及左心耳内有无附壁血栓，二尖瓣瓣叶柔韧度好、交界无明显钙化以及瓣下腱索无明显挛缩者为适于球囊扩张的患者。

■ 指导穿刺房间隔，提高穿刺的成功率及安全性。常用切面为四心腔切面和双房上、下腔静脉切面。

■ 超声心动图监测球囊扩张术后即刻疗效，包括扩张后瓣口面积测量、反流情况及有无并发症。

■ 术后患者定期超声检查随访，如发现瓣口再度狭窄可再行球囊扩张治疗。

5）肺动脉瓣狭窄球囊扩张瓣膜成形术

■ 了解右心扩大程度、肺动脉瓣及瓣环情况，测量右室收缩压及肺动脉瓣跨瓣压差等。

■ 术中指导球囊定位于肺动脉瓣口，即刻观察扩张后肺动脉瓣跨瓣压差，并显示肺动脉瓣口血流及反流情况，监测并发症。

■ 术后定期随诊患者。

6）室间隔心肌化学消融术（TASH）

■ TASH是通过导管向肥厚型梗阻性心肌病（HOCM）患者梗阻相关心肌注入无水酒精，人为的造成局部的心肌梗死，以减轻左室流出道梗阻为目的的一种介入治疗方法。

■ 常规超声心动图在术前能确定肥厚心肌的部位、厚度，测量左室流出道流速及压差。冠脉血流显像技术可显示梗阻心肌内的冠状动脉血流，可在术前筛选适应证、拟定靶血管。

■ 心肌声学造影技术是可应用于术前消融心肌的定量及术中消融后即刻消融心肌范围的判断。

■ 术后CDFI可观察即刻左室流出道疏通情况。

7）超声心动图在其他心脏疾患介入治疗中的应用

■ 心内膜心肌活检术：引导活检钳通过三尖瓣送入右室，观察钳取组织位置，及时发现并发症。

■ 主动脉弓缩窄球囊扩张术：确定主动脉弓缩窄部位及类型，指导球囊定位并监测扩张过程，监测有无动脉瘤及血管内膜损伤。

■ 主动脉瓣狭窄球囊扩张术：确定狭窄类型，是否伴有中-重度关闭不全、严重钙化、心功能不全等禁忌证。术中指导扩张球囊精确定位监测扩张时的情况，术后即刻测量瓣口跨瓣压差及反流情况。
- 三尖瓣狭窄介入治疗：经右心导管球囊扩张，超声观测术后疗效。

（3）术中超声心动图存在的问题与展望
- 心外膜超声心动图在术中探头需放置心脏表面，干扰手术视野，拖延手术的时间。而且探头由手术术者操作，难以保证图像质量和切面准确。
- 经食管探头仍不够小巧，清醒患者有痛苦，而小婴幼儿无法行经食管超声心动图检查。
- 术中超声心动图的进展：
  - 心腔内超声、经食管实时动态三维超声心动图的应用将提供一种以"术者式"角度来观察心脏结构的方法。
  - 随着术中经食管超声心动图探头的小型化及功能的不断增加，临床应用将更为广泛。

8. 胎儿超声心动图

胎儿超声心动图尚未作为产前检查的常规，只是对容易发生先天性心血管畸形的高发人群进行检查。美国医学超声协会推荐的胎儿超声心动图检查的时机为妊娠 18 周～ 22 周，在临床实践中，20 周～ 28 周时容易获得满意的图像，胎儿超声心动图检查一般在此期间进行。

胎儿超声心动图检查时，首先探查胎儿的一般生长发育情况，然后将注意力集中在胎儿心脏，全面了解胎儿心脏的节律、功能及心血管的结构。对胎儿心血管结构的判断是心血管畸形诊断的关键，应采用系统的节段分析方法逐一确定胎儿心房、心室的位置，静脉与心房、心房与心室的连接关系以及大动脉的方位及其与心室的连接关系，并进一步判断是否存在畸形。

第 2 节　心功能评估

心脏是人体循环系统的动力泵，对维持生命起着至关重要的作用。心脏分为四个腔室，即左侧的左房、左室和右侧的右房、右室。这四个腔室中，起着主要泵血作用的是左室。在病理状态下，心功能的改变对于判断患者的病情、选择治疗方案、评价疗效及预后均有极为重要的意义。因此，心功能如何评估显得尤为重要，而超声心动图技术正是评价心脏，尤其是左室功能的首选工具。

1. 解剖生理基础

- 心脏功能是一个不可分割的整体，人为将其分为收缩功能和舒张功能。
- 心脏两个心室由单块肌纤维带组成，起于右室肺动脉瓣下，延伸至左室连接于主动脉，在进化和胚胎发育过程中进行扭转和包绕，形成双螺旋结构，其收缩和松弛造成了心室收缩期扭转和舒张期解旋运动。
- 心外膜下肌纤维呈左手螺旋走向，中层肌纤维环形包绕，心内膜下肌纤维呈右手螺旋走向，即内外两层为纵向肌纤维，中层为环形肌纤维。
- 心脏的收缩和舒张运动比较复杂，基本包括以下四个部分：
  - 径向运动，指心脏短轴方向的运动，即向心性运动。
  - 纵向运动，指心脏长轴方向的运动。
  - 圆周运动，指心脏短轴方向的环形运动。
  - 旋转运动，指心脏短轴方向的旋转。
- 舒张和收缩功能的改变会相互影响，左室和右室功能的改变也会相互影响。
- 左室起着主要的泵血功能，并连接高压力的体循环系统，其内流动的是含氧量高的动脉血。左室形态规整，近似圆锥体，肌壁厚、收缩力强，耐受缓慢增加的压力负荷而对容量负荷相对不耐受。
- 右室起辅助的泵血功能，并连接低压力的肺循环系统，其内流动的是含氧量低的静脉血。右室形态不太规整，呈半月形，肌壁薄，顺应性好，对容量负荷较耐受，而陡增的压力负荷不耐受，在功能上从属于左室。

2. 心室收缩功能

心室复杂运动的结果，是心室在收缩期泵出血液到体循环和肺循环，而在舒张期收纳循环系统的回血。心脏功能的改变，也表现在这些血流动力学效果的改变。因此，首先可用超声心动图技术计算一系列血流动力学指标评价整体心功能。在本节，主要阐述左室功能的评价。

（1）M 型超声心动图

- 适用于无节段性室壁运动异常者。
- 在标准的胸骨旁左室长轴切面、二尖瓣腱索水平，将取样线垂直于室间隔和左室后壁，测量左室舒张末期内径（EDD）、收缩末期内径（ESD）。
- 按照校正立方体积法（Teich）计算左室舒张末期容积（EDV）、收缩末期容积（ESV）、每搏量（SV）、射血分数及缩短分数（FS）等（图 1-2-1）。

$$V = (\frac{7.0}{2.4 + D}) D^3 \quad (V：容积；D：左室内径)$$

- SV=EDV−ESV
- EF= SV／EDV×100%
- FS=（EDD−ESD）／EDD×100%

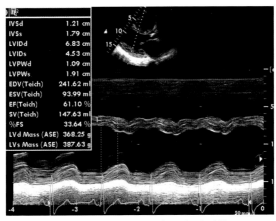

图 1-2-1　M 型超声心动图测量心功能

（2）二维超声心动图

- 可用于节段性室壁运动异常者。
- 标准的心尖四心腔、二心腔切面，描记左室舒张末期和收缩末期心内膜，根据椭球体公式采用面积长度法，或根据 Simpson 公式原理采用碟片法（MOD）计算左室容积和射血分数（图 1-2-2）。

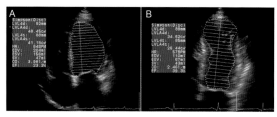

图 1-2-2　二维超声心动图测量心功能

A. 心尖四腔切面勾画左室心内膜边界，通过 Simpson 公式计算心功能；B. 节段性室壁运动异常者的心功能测量

- 单面碟片法（四心腔切面）：$V = \dfrac{\pi}{4} \times H \sum\limits_{0}^{n} D^2$

  （H：长轴径L/n；D：左室短轴；n：左室分成的碟片数）

- 双面碟片法：$V = \dfrac{\pi}{4} \times H \sum\limits_{0}^{n} D_1 \times D_2$（$D_1$ 和 D_2：四心腔和二心腔切面的短轴）

- 面积长度法：$V = \dfrac{8A^2}{3\pi L} \approx 0.85\dfrac{A^2}{L}$（A：左心腔断面面积；L：左室长径）

（3）**脉冲多普勒技术**

■ 主动脉流量公式：$SV = \pi (D/2)^2 \times VTI$

　● 适用于无明显主动脉瓣反流者。

　● SV：每搏量，收缩期通过主动脉口的流量。

　● 左心长轴切面测量主动脉瓣环直径（D）或左室流出道直径，按圆面积公式计算横截面积。

　● 心尖五腔或心尖三心腔切面，得到左室流出道或主动脉瓣口频谱并描记速度－时间积分（VTI）（图 1-2-3）。VTI＝平均血流速度 × 时间。

■ 肺动脉流量、二尖瓣和三尖瓣流量公式与主动脉流量公式相似。

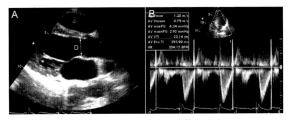

图 1-2-3　主动脉流量计算心功能

A. 左心长轴切面测量主动脉瓣环直径 D；B. 左室流出道血流频谱
测量速度 – 时间积分 VTI

（4）连续多普勒技术

■ 四心腔切面得到二尖瓣反流频谱，计算左室压力最大上升
速率 dp/dt（图 1-2-4）。

■ 方法是准确测量频谱上 1 ～ 3m/s 的时间差 dt。

■ dp/dt=32/dt。

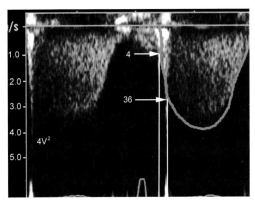

图 1-2-4　dp/dt 的测量

根据 $4V^2$ 计算压力，测量 1m/s（4mmHg）和 3m/s（36mmHg）之间的时间差
dt，dp/dt=32/dt

（5）血流动力学指标的正常值（表 1-2-1）

■ EDV：舒张末期容积，126±29ml。

■ ESV：收缩末期容积，49±19ml。

■ SV：每搏输出量，50 ～ 90ml。

■ CO：每分钟心输出量。CO=SV×HR（心率），4 ～ 7L/min。

■ CI：心排指数。CI=CO/BSA（体表面积），2.5 ～ 4.5L/（min·m²）。

■ EF：射血分数，50% ～ 80%。

- 左室 dp/dt：正常值 > 1200mmHg/s；临界值 1000 ~ 1200mmHg/s；异常 < 1000mmHg/s。

表 1-2-1　心功能参数

	SV (ml)	CO (L/min)	CI [L/ (min·cm^2)]
男	70 ~ 90	4.5 ~ 6.0	2.8 ~ 3.7
女	50 ~ 80	3.5 ~ 5.0	2.3 ~ 3.5

（6）组织多普勒

- 组织多普勒技术是近年来发展起来的超声心动图技术，对心室壁运动可进行实时定量分析，定量评价局部心肌及整个心室收缩及舒张功能。
- 原理是滤掉血流信号，保留组织运动的低频移、低速度、高振幅的信号。
- 定量测量瓣环和心肌的运动速度和时间等参数，并在组织多普勒速度图的基础上，通过微分、积分等处理衍生出组织追踪、应变、应变率、同步化显像等一系列技术，同样用于评价局部心肌和整体左室的收缩和舒张功能，以及同步化程度。
- 常以二尖瓣环水平的组织多普勒频谱数据评价左室整体功能。
- 二尖瓣环频谱主要有三个波形，即收缩期正向的 Sa 波，舒张期负向的 Ea (e') 波和 Aa (a') 波（图 1-2-5）。

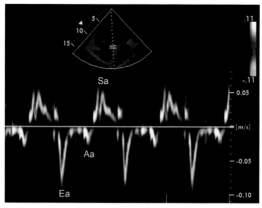

图 1-2-5　组织多普勒二尖瓣环频谱

收缩期 Sa 波和舒张期 Ea 波和 Aa 波

- Sa 波正常值在 5 ～ 6cm/s 以上，当 Sa 波小于正常时，左室射血分数一般亦小于 50%；当舒张功能逐步减低时，Sa 波也逐渐降低，进一步提示左室舒张与收缩功能的关联性。

3. 心室舒张功能

左室舒张功能是在心室收缩后，左室恢复到原来（即前一个舒张末期）容量和压力的能力。左室在舒张期发生解旋运动。首先，心室肌在舒张期主动松弛，是耗能的过程，因而非常容易受损；这一过程始于射血后期，止于快速充盈期末。其次，从快速充盈期末到下一心动周期始，心室肌被动弛张，与心室的顺应性（心肌僵硬度的倒数）有关。将舒张过程简化为舒缓（或松弛）、充盈和心房收缩。舒张功能的异常，一般认为早于收缩功能异常。左室弹性回缩性（抽吸性）、左室心肌舒张速率、左室腔顺应性和左心房压力等都会影响心室舒张功能。

（1）二尖瓣口血流频谱

- 主要包括舒张早期的 E 峰和舒张晚期的 A 峰。E 峰发生于左室快速充盈期，A 峰发生于舒张晚期，由左房主动收缩形成（图 1-2-6）。

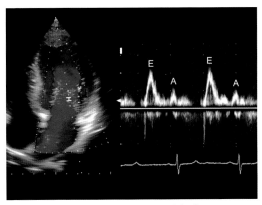

图 1-2-6　二尖瓣口血流频谱
舒张早期的 E 峰和舒张晚期的 A 峰

- 脉冲多普勒取样容积放在二尖瓣尖，使取样线平行于血流。
- 正常值：
  ● E 峰最大流速：平均 73cm/s。

- A 峰最大流速：平均 40cm/s。
- E/A：1.26±0.32，在 1～1.5。
- E 峰减速时间（EDT）：在 160～240ms，197±27ms。
- Valsalva 动作二尖瓣频谱改变：Valsalva 动作后，二尖瓣 E/A 比值出现明显改变，提示左室充盈压升高。

（2）肺静脉血流频谱

- 主要包括舒张期的 D 波和收缩期的 S 波、舒张晚期的反向波 Ar 流速和持续时间（图 1-2-7）。
- 彩色多普勒显示肺静脉血流信号，将取样容积置于肺静脉开口的 1～2cm 以内，使取样线平行于血流。
- 正常值：
  - Ar 波：<35cm/s，舒张功能异常时 >35cm/s。
  - Ar 波持续时间（Ta）与二尖瓣 A 波持续时间（TA）差值：Ta < TA，如 Ar 波较 A 波延长 25～30ms 以上，提示左室充盈压升高。

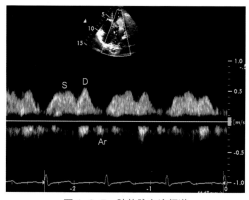

图 1-2-7　肺静脉血流频谱
舒张期 D 波、收缩期 S 波和舒张晚期反向波 Ar

（3）等容舒张时间（IVRT）

- 主动脉瓣关闭至二尖瓣开放的时间间期。
- 测量方法：推荐应用连续多普勒，如果用脉冲多普勒则用中等大小的取样容积；取心尖五心腔或三心腔切面，取样容积放置在二尖瓣口与左室流出道之间，同时获得流入道和流出道的血流频谱（图 1-2-8）。

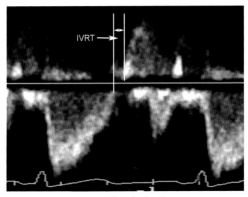

图 1-2-8 等容舒张时间 IVRT

主动脉瓣关闭至二尖瓣开放的时间间期

- 正常值：70 ～ 90ms。
- 舒张功能异常：＞ 90ms，提示主动脉松弛功能异常；
  ＜ 70ms，提示限制型充盈障碍。

（4）组织多普勒

- 二尖瓣环舒张期频谱主要是舒张早期 Ea 峰和舒张晚期 Aa
  峰（图 1-2-5）。
- 正常值：Ea/Aa ＞ 1；Ea ＞ 8.5cm/s，Aa ＞ 8cm/s。

（5）M 型超声心动图

- 二尖瓣前叶舒张早期下降速度（射血分数斜率）：正常
  ＜ 120cm/s。
- 左室内血流传播速度（Vp）
  - 心尖四心腔切面或左心二腔切面获得二尖瓣口血流的彩色
    M 型图。扫描速度调至 100mm/s，将 Nyquist 速度调至二
    尖瓣峰值流速 2/3，测量色彩倒错处的斜率（图 1-2-9）。
  - 正常值：61（±8）cm/s。
- 舒张功能分级（表 1-2-2）
  - 舒张功能 I 级：主动松弛功能障碍，左室顺应性尚好（图
    1-2-10）。
    - 左房内径：正常；主动松弛功能障碍，左室顺应性尚好
      （图 1-2-10）。
    - 左房充盈压：正常或轻度升高。

- 二尖瓣频谱：E/A < 1.0 (0.75)；E 峰减速时间 > 240ms；IVRT > 90ms；Valsalva 动作后 E/A < 1.0 (0.75)。
- 组织多普勒：二尖瓣环 Ea/Aa < 1。
- 肺静脉频谱：D 波减低，S 波增高，S/D > 1；Ar 波基本正常，< 35cm/s；

表 1-2-2　左室舒张功能异常的分级及表现

	正常	舒张早期充盈减低	假性充盈"正常"	限制型充盈异常	
		I 级	II 级	III 级（可逆性）	IV 级（不可逆性）
症状	无	静息时无症状	劳力性呼吸困难	轻微活动后气喘	静息时症状明显
心功能状态	正常	轻微异常	中度异常	明显异常	重度减低
NYHA 分级	0	I～II	II～III	III～IV	IV
左房大小	正常	正常	略增大	增大	增大
左房压	正常	正常	略增加	增加	明显增加
左室舒张末压	正常	一般正常	略增加	增加	明显增加
E/A	1～2	< 1	正常	> 2	> 2
Valsalva 试验	无变化，ΔE/A < 0.5	无变化 ΔE/A < 0.5	E < A ΔE/A ≥ 0.5	减低 ΔE/A ≥ 0.5	略减低或无变化 ΔE/A < 0.5
EDT (ms)	140~240	增加 ≥ 240ms	正常或增加	缩短，< 140	明显缩短 ≤ 90
S，D	S ≥ D	S ≥ D	S < D	S ≪ D	S ≪ D
Ar (cm/s)	< 35	< 35 (> 35)	> 35	> 35	> 35
Ta,TA (ms)	Ta < TA	Ta < TA	Ta ≥ TA	Ta > TA Ta–TA ≥ 30	Ta > TA Ta–TA ≥ 30
Ea/Aa	Ea > Aa	Ea > Aa (Ea < Aa)	Ea < Aa	Ea 减低	Ea 明显减低
IVRT(ms)	70~90	≥ 110ms (> 90 ms)	正常，< 90ms	≤ 70ms	≤ 70ms
Vp(cm/s)	正常	正常或减低	减低	明显减低	明显减低
预后	好	略差	较差	差	极差

注：E/A：二尖瓣口血流 E 峰与 A 峰的比值；ΔE/A：Valsalva 试验后 E/A 的变化值；EDT：二尖瓣口血流 E 峰减速时间；S：肺静脉血流收缩波；D：肺静脉血流舒张波；Ar：肺静脉血流反向波；Ta：肺静脉血流反向波持续时间；TA：二尖瓣口血流 A 峰持续时间；Ea/Aa：组织多普勒二尖瓣环 Ea 峰与 Aa 峰的比值；IVRT：等容舒张时间；Vp：左室内血流传播速度

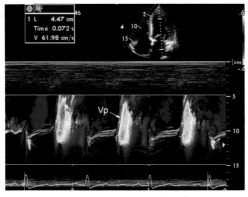

图 1-2-9 左室内血流传播速度 Vp

Vp=100mm/s

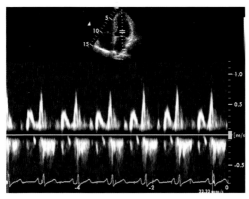

图 1-2-10

舒张功能 I 级：二尖瓣频谱 E/A＜1.0

- ◆ 彩色 M 型：Vp 减低，＜60cm/s。
- ● 舒张功能 II 级：假性充盈"正常"，指二尖瓣频谱 E/A 正常，但左室舒张末压＞15mmHg。除主动松弛功能障碍外，左室顺应性也开始降低。其舒张功能较 I 级严重，但通过二尖瓣频谱 E/A 不能反映出来，应注意鉴别（图 1-2-11）。
  - ◆ 左房内径：增大。
  - ◆ 左房充盈压：升高。
  - ◆ 二尖瓣频谱：假性正常化。E/A 1.0～1.5（0.75～1.5）；E 峰减速时间 160～240ms；IVRT 70～90 ms；Valsalva 动作后 E/A＜1.0（0.75）。

- ◆ 组织多普勒：二尖瓣环 $E_a/A_a < 1$。
- ◆ 肺静脉频谱：Ar 波增加，$> 35cm/s$；S 波减低，$S/D < 1$。
- ◆ 彩色 M 型：Vp 仍减低，$< 60cm/s$。

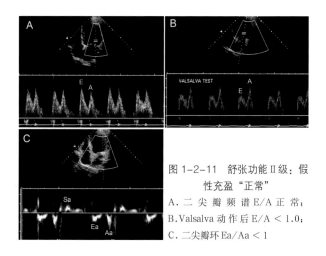

图 1-2-11 舒张功能 II 级：假
性充盈"正常"
A. 二尖瓣频谱 E/A 正常；
B.Valsalva 动作后 E/A < 1.0；
C. 二尖瓣环 Ea/Aa < 1

- 舒张功能 III 级：可逆性限制性舒张功能障碍。除主动松弛功能障碍外，左室顺应性明显降低。
  - ◆ 左房内径：增大。
  - ◆ 左房充盈压：升高。
  - ◆ 二尖瓣频谱：$E/A > 2.0$；E 峰减速时间 $< 160ms$；IVRT $< 70ms$；Valsalva 动作后 E/A 降至正常或 E/A < 1。
  - ◆ 组织多普勒：二尖瓣环 Ea/Aa 可能仍 < 1；Ea、Aa 峰值速度低于正常。
  - ◆ 肺静脉频谱：Ar 波增加，$> 35cm/s$；S 波减低，$S/D < 1$。
  - ◆ 彩色 M 型：Vp 仍减低，$< 60cm/s$。
- 舒张功能 IV 级：不可逆性限制性舒张功能障碍。除主动松弛功能障碍外，左室顺应性严重降低（图 1-2-12）。
  - ◆ 左房内径：增大。
  - ◆ 左房充盈压：升高。
  - ◆ 二尖瓣频谱：$E/A > 2.0$；E 峰减速时间 $< 160ms$；IVRT $< 70ms$；Valsalva 动作后 E/A 略减低或无变化。
  - ◆ 组织多普勒：二尖瓣环 Ea/Aa 可能仍 < 1；Ea、Aa 峰值速度低于正常。

◆ 肺静脉频谱：Ar 波增加，＞ 35cm/s；S 波减低，S/D ＜ 1。

◆ 彩色 M 型：Vp 仍减低，＜ 60cm/s。

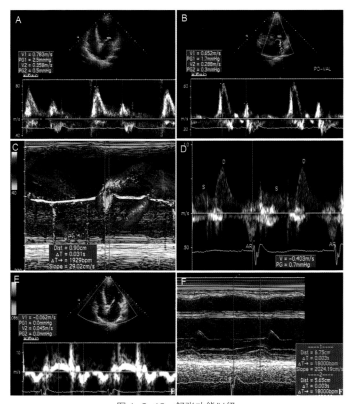

图 1-2-12 舒张功能Ⅳ级

A. 二尖瓣口血流频谱，E/A>2；B.Valsalva 动作后二尖瓣 E、A 峰值流速减低，E/A 无改变；C.M 型彩色多普勒显示左室内血流传播速度减低，为 29cm/s；D. 肺静脉血流频谱显示 Ar 波增大，约 40.3cm/s；E. 二尖瓣环组织多普勒显示 Ea、Aa、S 波流速均减低； F.M 型显示左室内径明显增大，收缩功能减低

4.心脏整体功能—Tei 指数

■ Tei 指数即心肌做功指数（又称心肌综合指数 MPI）：Tei C 等认为心肌纤维舒张和收缩主要依赖 Ca²⁺，Ca²⁺ 的内流主要发生在等容收缩期时间（IVCT），Ca²⁺ 的外流主要发生在等容舒张时间（IVRT）。因此，Tei 指数被认为是评价心室

整体功能有价值的指标。

■ 计算公式：Tei 指数＝(IVRT+IVCT)/ET（ET：射血时间）。

■ 检测方法（图 1-2-13）。

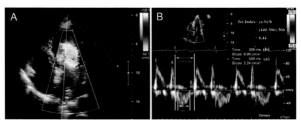

图 1-2-13　Tei 指数的测量

A. 心尖五心腔切面，取样容积放置在二尖瓣口与左室流出道之间；B. 同时获得流入道和流出道的血流频谱，测量二尖瓣口 A 峰终止点与 E 峰起点间的间隔时间及左室流出道血流频谱的射血时间

- 血流多普勒
  - 将取样容积分别放置于二尖瓣口和左室流出道，获取二者的血流频谱，测量二尖瓣口 A 峰终止点与 E 峰起点间的间隔时间（包括 IVCT、ET 和 IVRT）及左室流出道血流频谱的射血时间（ET），即可计算 Tei 指数。
  - 取样容积放置于左室流出道与二尖瓣口之间，获得收缩期左室流出道及舒张期二尖瓣前向血流的速度图。测定二尖瓣关闭至主动脉瓣开放的时间为 IVCT，主动脉瓣血流频谱开始至频谱末时间为左心室射血时间（ET），主动脉关闭至二尖瓣开放的时间为 IVRT。
- 组织多普勒：取样容积放置于二尖瓣环，获得组织多普勒速度图。Sa 波结束至 Ea 开始之前，为 IVRT。Aa 结束至 S 波开始之前为 IVCT。Sa 波持续时间为 ET（图 1-2-14）。

■ 正常值和意义
- 左室 Tei 指数正常值：左室 Tei 指数范围为 0.39（±0.10）。
- Tei 指数在成人中随年龄变化其变化幅度较小，从出生后至 3 岁有所下降，但 3 岁以后至成人阶段保持相对稳定。其测量方法简便，重复性强，且不受心率、心室几何形态、心室收缩压和舒张压的影响，反映左室的整体功能（收缩及舒张），心脏功能下降，Tei 指数增加。

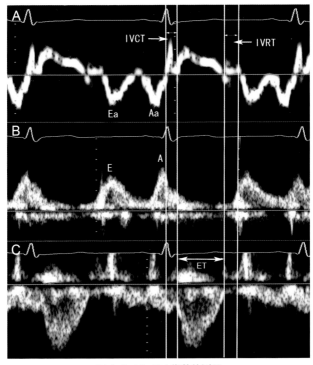

图 1-2-14　Tei 指数的测量

A. 二尖瓣环组织多普勒；B. 二尖瓣血流频谱；C. 左室流出道血流频谱

5. 左室局部收缩功能

以上内容关注的是左室整体的收缩及舒张功能，而局部室壁的收缩与舒张功能对评价缺血性心脏病患者的病变范围、治疗效果和预后有重要意义。

- 室壁分段方法：最常用的是 16 段法（图 1-2-15）。
  - 沿左室长轴将左室分为基底段、中间段和心尖段三部分。
    - 心尖四心腔切面：后室间隔和左室侧壁。
    - 心尖二心腔切面：左室前壁和下壁。
    - 心尖左室长轴切面：前室间隔和左室后壁。
  - 短轴切面
    - 二尖瓣短轴切面为基底部分：左室前壁、左室侧壁（前侧壁）、左室后壁（后侧壁）、左室下壁、后室间隔和前室间隔共 6 节段。

◆ 乳头肌水平左室短轴切面为中间部分：左室前壁、左室侧壁（前侧壁）、左室后壁（后侧壁）、左室下壁、后室间隔和前室间隔共 6 节段。

◆ 心尖左室短轴切面为心尖部分：室间隔、左室前壁、左室侧壁、左室下壁共 4 节段。

◆ 三维超声又增加了正心尖段，共 17 段。

■ 目测室壁运动评分

● 评分标准

◆ 1 分：运动正常。

◆ 2 分：运动减低。

◆ 3 分：运动消失（无运动）。

◆ 4 分：反常运动（矛盾运动）。

◆ 5 分：室壁瘤形成。

● 室壁运动指数（WMSI）

◆ 可将某几个室壁节段评分后算出总分，除以参与评分的节段数，比值即室壁运动指数。

◆ 比值为 1，说明参与评分室壁的整体功能正常。

◆ 比值越大，该部分室壁的整体功能越低。

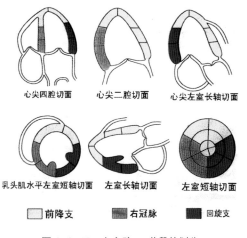

心尖四腔切面　　　　心尖二腔切面　　　　心尖左室长轴切面

乳头肌水平左室短轴切面　　　左室长轴切面　　　左室短轴切面

□ 前降支　　　■ 右冠脉　　　■ 回旋支

图 1-2-15　左室壁 16 节段的划分

■ 组织多普勒

● 将取样容积放置于关注的室壁节段处，测量各节段的收缩波 S（图 1-2-16）。

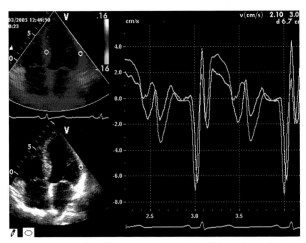

图 1-2-16　组织多普勒对室间隔和左室侧壁基底段运动的定量分析

- 新指标如应变和应变率成像也可用于收缩功能的评估。
- 彩色室壁运动技术（color kinesis，CK）
  - 原理：基于声学定量技术（AQ）的基础上，自动跟踪心内膜边界，将运动的心内膜边界用彩色标出，收缩起始自红→橙→黄→绿→青→蓝→紫的顺序进行色阶变换，至收缩末期所有彩阶均叠加于最后一帧图像中，清楚地、逐帧地、实时地显示出心脏收缩或舒张期室壁运动各个顺序的阶段，是一种半定量分析室壁运动的技术（图 1-2-17）。

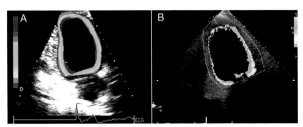

图 1-2-17　彩色室壁运动技术
A. 正常 CK 图像；B. 冠心病的 CK 图像

- 指标
  - 节段面积变化率。

◆ 节段心内膜运动幅度。

◆ 射血和充盈时间变化。

◆ 左心室节段性收缩异常的 CK 图像：CK 顺序显示的彩色边界使心内膜边界易于观察，简化了室壁运动的定量分析。CK 对于检查冠心病、心肌病和心脏传导异常的患者有特别价值。另外，CK 技术也是一种判定 RWMA 特别有价值的工具，对于负荷超声心动图试验的脱机分析也非常有用。

■ M 型超声心动图

● 测量：一般取左室长轴二尖瓣腱索水平的 M 型曲线。如有解剖 M 型和曲线 M 型功能，则可测量任两个被关注的室壁节段的收缩活动。

● 室间隔运动幅度：5 ～ 8mm（＜ 5mm 为减低）。

● 左室后壁运动幅度：7 ～ 14mm（＜ 7mm 为减低）。

● 室壁增厚率：收缩期厚度与舒张期厚度之差占舒张期厚度的百分比，正常值为 27% ～ 33%，平均 30% 左右。

6. 左室局部舒张功能

■ 组织多普勒

● 将取样容积放置于关注的室壁节段处。新指标如应变和应变率成像也可用于舒张功能的评估。

● 正常值：Ea/Aa ＞ 1；Ea ＞ 8.5cm/s，Aa ＞ 8cm/s。

■ CK

● 舒张期局部节段室壁 CK 运动（色带宽度）减小或消失。

● 相应节段面积变化率明显减小。

● 节段平均舒张时间缩短。

第 2 章
冠心病

【 疾病简介 】

冠心病即冠状动脉粥样硬化性心脏病，指冠状动脉粥样硬化导致冠状动脉狭窄或闭塞，心肌血流供应减少，血氧供需失调而产生的一组综合征：无症状性心肌缺血、心绞痛、心律失常、心力衰竭、心肌梗死及猝死，又称缺血性心脏病。中老年人群中最常见的一类心脏病，西方国家心血管疾病死亡的主要原因，近年来在我国发病率逐年升高，并年轻化。

【 病因 】

冠状动脉痉挛或狭窄，甚至闭塞，在血氧需求增加时导致心肌缺血或梗死。

【 病理解剖和血流动力学改变 】

- 冠状动脉痉挛：冠状动脉硬化更容易合并发生动脉的痉挛，尤其在心肌做功增加耗氧量上升的情况下，此时供需平衡被打破，心肌发生缺血或梗死。冠状动脉狭窄：冠状动脉内皮功能损伤，局部脂质沉积，巨噬细胞积聚形成大量泡沫细胞，结缔组织和平滑肌细胞增生，在内、中膜形成粥样斑块，导致冠状动脉管腔狭窄。狭窄低于 50% 时一般不会产生血供的明显减少；狭窄超过 90% 时静息状态下可以发生心肌缺血，甚至梗死。

- 冠状动脉闭塞：粥样硬化斑块破溃、出血，表面血栓形成可完全阻塞冠状动脉，使管腔闭塞。此时局部心肌会因为严重持久的缺血而发生梗死，慢性梗死心肌逐渐纤维化而失去收缩功能，进而形成室壁瘤，甚至心脏破裂，发生在乳头肌或者室间隔的梗死可能导致乳头肌断裂和功能不良等严重并发症。

【临床表现】

- 心绞痛：冠脉轻度狭窄缺血时，胸痛呈一过性，多于劳力时发生，休息或含服硝酸甘油可缓解；随着狭窄加重，胸痛程度增加，甚至于休息时出现，并且持续时间变长，即所谓不稳定心绞痛；剧烈胸痛常发生于心肌梗死时，伴大汗、濒死感、呼吸困难，甚至晕厥、猝死；还有很多不典型的症状，比如胃痛、牙痛、喉咙不适，甚至完全没有任何症状。
- 心电图改变：轻者缺血 ST-T 改变；重者梗死动态变化，ST-T 抬高呈单项曲线，逐渐回至基线，T 波倒置，继而病理型 Q 波出现。
- 其他：少数出现心律失常，伴或不伴心肌损伤标志物升高等。

【超声心动图表现】

二维和 M 型超声心动图
- 节段性室壁运动异常
  - 受累节段室壁变薄，运动减弱、无运动或反常运动，收缩期增厚率减低或消失（图 2-1）。
  - 在急性心肌梗死时，梗死节段室壁厚度和回声无明显变化；而陈旧性梗死节段室壁变薄、回声增强。
  - 未受累节段室壁代偿性运动增强。
- 缺血性二尖瓣关闭不全：缺血坏死的乳头肌发生断裂或功能不全，左室扩大致使二尖瓣瓣环扩大，均可导致二尖瓣脱垂或关闭不全。
- 室壁瘤形成（真性室壁瘤）：透壁性心梗患者坏死心肌纤维化形成真性室壁瘤，瘤颈较宽，多见于左室心尖（图 2-2）。
- 血栓形成：常附着于梗死节段内壁，多见于室壁瘤内或心尖处；新鲜血栓回声强度与心肌相似，陈旧性回声强度高于邻近心肌；宽基底或窄基底甚至蒂状附着（图 2-3）。
- 室间隔穿孔：常见于心尖后部室间隔，前中隔穿孔常发生于室间隔的远端 1/3 处；多为单发，少数为多孔；收缩期穿孔面积增大 3 倍（图 2-4）。

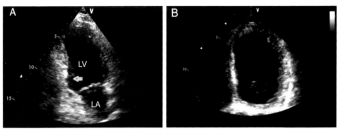

图2-1 节段性室壁运动异常

A.左室下壁基底段变薄、回声增强、运动减低（箭头）；B.整个室间隔以及侧壁中下段运动消失

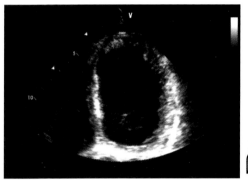

图2-1B 节段性室壁运动异常

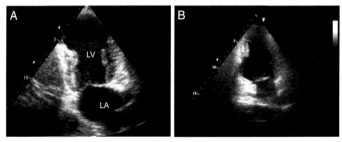

图2-2 左室室壁瘤形成

A.左室心尖部室壁瘤形成；B.左室下壁基底至中间段室壁瘤形成

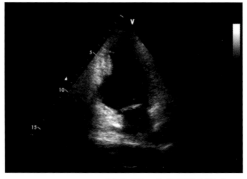

图 2-2B　左室室壁瘤形成

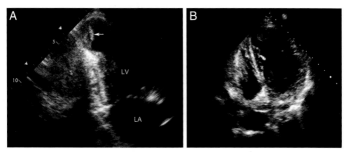

图 2-3　左室心尖部室壁异常并血栓（箭头）形成

A. 左室心尖部室壁瘤并血栓（箭头）形成；B. 左室心尖部室壁运动异常并血栓（箭头）形成

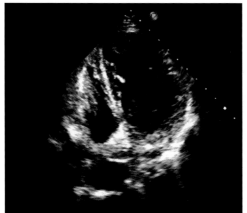

图 2-3B　左室心尖部室壁异常并血栓形成

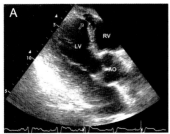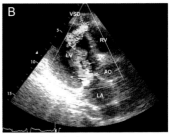

图 2-4 心梗致室间隔心尖段破裂

A. 二维超声显示室间隔心尖段回声中断（箭头）；B. 彩色血流多普勒显示舒张末期心室水平右向左分流信号（箭头）。VSD：室间隔缺损

- 左室游离壁破裂：最重要的特征是心包有渗出，若无渗出可排除室壁破裂；重要的间接征象是心脏压塞；室壁瘤瘤壁穿孔较少见。

- 左室假性室壁瘤：是心室游离壁破裂后由心包及血栓包裹血液形成一个与左室腔相交通的囊腔；发生于左室后壁及侧壁多见；也见于真性室壁瘤瘤壁破裂而形成；瘤径狭窄，瘤颈与最大囊腔径比值小于 0.5，真性室壁瘤此比值大于 0.5（0.5 ~ 1）；收缩期左室腔变小而假腔常常增大。

- 心包积液：常发生于透壁性梗死后 3 ~ 7 天，提示梗死面积较大。

- Dressler 综合征：心肌梗死后自身性免疫反应所致。多发生于急性心肌梗死后的 2 ~ 14 周，也可早至第三天到第一周内，或迟到二年以后。典型表现为发热、胸痛、心包积液或伴有心包摩擦音等。可有大量心包积液，甚至发生心脏压塞。

- 左室节段的划分
  - 心肌分段的目的是心肌缺血或梗死的定位及受累范围的判断。根据受累部位推断病变冠状动脉。
  - 常用 16 节段分段法（图 2-5）。
  - 长轴切面左心长轴、心尖四腔及心尖二腔切面等将长轴分为三段，从二尖瓣瓣环水平至乳头肌尖端为基底段，从乳头肌尖端至乳头肌根部为中间段，乳头肌根部以下为心尖段。
  - 短轴切面左室基底段及中间段分为前壁、前侧壁（侧壁）、后侧壁（后壁）、下壁、前室间隔及后室间隔共 12 段。
  - 左室短轴心尖段分为前壁、侧壁、间隔、下壁 4 段，总数是 16 段。

- 右室节段的划分：剑下两腔图、四腔图分为近段、中段及心尖段及剑下乳头肌短轴切面分为游离壁及下壁（膈面）。
- 冠状动脉与心肌分段的关系
  - 左冠状动脉主干起自左冠状动脉窦，分为左前降支和左回旋支。
  - 左前降支为左冠主干的延续，沿前室间沟下行，绕过心尖，中止于后室间沟的下 1/3 处。供应左室前壁、前室间隔、左室心尖部和右室前壁。
  - 左回旋支向左走行于房室沟并绕至膈面，多中止于左室后壁。供应左室前侧壁和后侧壁的基底段和中间段以及左房。
  - 右冠状动脉起自右冠状动脉窦，起始段走行于肺动脉和右心耳之间，沿右房室沟走行，到达心脏右缘，后转向膈面，沿后室间沟下行，成为后降支。一般中止于后室间沟下 1/3 处。主要分支有窦房结支、右圆锥支、右室前支锐缘支、右室后支、左室后支、后室间隔支。供应左室下壁基底段和中间段、右房及右室下壁。

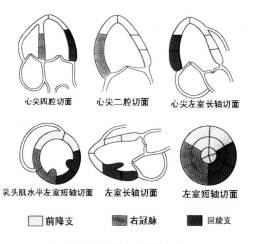

图 2-5　左室壁 16 节段的划分

- 室壁运动异常的判断
  - 1 分：运动正常，心内膜运动幅度 > 5mm，收缩期室壁增厚率 > 25%。
  - 2 分：运动减低，心内膜运动 2 ~ 5mm，室壁增厚率

< 25%。

- 3分：运动消失（无运动），心内膜运动 < 2mm，室壁增厚率消失。
- 4分：反常运动（矛盾运动）。
- 5分：室壁瘤形成，室壁变薄，向外膨出，矛盾运动，并有明显的转折点。

■ 室壁运动计分指数（WMSI）：WMSI＝各节段评分总和／参与评分的节段数。1分者为正常，大于或等于2分为显著异常。

多普勒超声心动图

■ 瓣膜反流：彩色多普勒可见房室瓣反流，提示缺血性二尖瓣关闭不全，主动脉瓣退行性变时也可出现反流。

■ 室间隔异常过隔血流：提示室间隔穿孔。

■ 心功能异常：彩色多普勒显示低速暗淡的血流信号；通过流量公式可以计算每搏量和心输出量；二尖瓣口和肺静脉血流频谱，以及组织多普勒判断舒张功能。

声学造影

■ 右心声学造影意义不大。

■ 左心腔声学造影能清晰显示左室心内膜，有利于心功能的评价、室壁瘤和血栓的判断，尤其于经胸二维图像不满意者。

■ 心肌声学造影通过心肌的回声强度及密度判断心肌血流灌注的正常或缺血，以明确心肌缺血或梗死。

【诊断要点】

■ 节段性室壁运动异常。

■ 心腔扩大。

■ 心功能异常。

■ 心梗并发症：缺血性二尖瓣关闭不全、真性和假性室壁瘤形成、血栓形成、室间隔穿孔、左室游离壁破裂、梗死后心包积液等。

【鉴别诊断】

■ 室间隔运动异常，但收缩期增厚率正常。

- 右室容量负荷过重：室间隔为矛盾运动。
- 心脏手术后室间隔运动异常：表现为运动减低，甚至为矛盾运动。
- 完全性左束支传导阻滞：室间隔收缩延迟或为矛盾运动。
- 预激综合征：室间隔异常或左室后壁运动异常，心电图有特征性改变。
- 扩张型心肌病：左室扩大，心功能受损，室壁运动有时出现节段性异常。但弥漫性室壁运动减弱多见，冠状动脉造影可予鉴别。
- 急性心肌炎：可见节段性室壁运动异常，心肌酶谱升高。但运动异常的室壁节段与冠脉灌注的相应节段无相关性，进一步结合病史、发病年龄、症状及心电图演变过程可以鉴别。
- 室壁"牵累"现象：正常心肌节段受邻近反常运动节段的牵拉向外运动造成缺血的假象。

【注意事项】

- 冠心病的传统超声诊断是通过目测节段性室壁运动异常来判断缺血心肌或梗死心肌，主观性较强，对检查者的经验依赖性较大。
- 有节段性室壁运动异常时，左室射血分数值的测量必须应用双平面法，而非 Tetch 法。
- 附壁血栓形成的先决条件是节段性室壁运动异常，无运动或矛盾运动、室壁瘤形成、血液流动淤滞及心功能不全。

【知识要点】

- 心肌分段、冠脉供血与心肌节段的关系。
- 心肌梗死的超声诊断要点以及鉴别诊断。

【新技术应用】

- 多普勒组织成像（doppler tissue imaging，DTI）：DTI 通过测量室壁收缩及舒张速度判断心肌是否缺血及其存活性，理论上优于传统超声心动图定性（节段性室壁运动异常）及半定量（室壁运动评分）的评价方法。缺点在于多普勒原理的角度依赖性。
- 心肌超声造影（myocardial contrast echocardiography，MCE）：MCE 利用声学造影剂经静脉注射后，增强含血心肌的回声强度及密度，从而判断心肌血流灌注的正常或缺血。

■ 冠脉内超声（intracoronary ultrasound，ICUS）及其三维显像：冠状动脉粥样硬化的诊断传统上以冠脉造影为金标准，但是冠脉造影观察的是血管腔的投影，不能提供血管壁粥样硬化的严重程度及范围。ICUS可观察管腔及管壁的变化，而其三维显像则立体地显示了病变的全貌及斑块的形态、性质及其与血管壁的关系。

■ 二维及三维斑点追踪显像（2D and 3D speckle tracking imaging，STI）：在连续帧中追踪每个斑点并计算出运动轨迹，从而显示组织的应变、旋转及位移，客观、定量评价心肌的运动，并且无角度依赖性。

第 **3** 章
高血压

【疾病简介】

- 高血压是以体循环动脉压力增高为主要表现的心血管临床综合征，是最常见的心血管疾病。
- 临床诊断高血压目前多采用 1999 年 WHO／ISH 的标准：在未服用抗高血压药物的情况下，经正确的方法、非同日测量 2～3 次血压，收缩压 ≥ 140mmHg 和（或）舒张压 ≥ 90mmHg，即可诊断为高血压。
- 高血压性心脏病是由于长期血压升高，使左心室负荷逐渐加重，左心室因代偿而逐渐肥厚和扩张形成的器质性病变。

【病因和分型】

临床上分为原发性高血压和继发性高血压。

- 原发性高血压是由遗传和环境因素综合造成，不能发现导致血压升高的确切病因，为一种某些先天性遗传基因与许多致病性增压因素和生理性减压因素相互作用而引起的多因素疾病。
- 继发性高血压是指由某些确定的疾病或病因引起的血压升高。若能及时发现并治愈或纠正原发病，血压可能亦随之恢复正常。
  - 继发性高血压种类繁多，涉及面广，病变部位广泛：上至头颅（如颅脑损伤、颅脑肿瘤等），下至盆腔（如异位嗜铬细胞瘤等）；外自皮肤（如严重烧伤等），内自主要脏器（如肾源性、先天性心血管畸形等）。
  - 按系统划分继发高血压涉及系统有循环系统、泌尿系统、内分泌系统、神经系统、消化系统、生殖系统、血液系统。
  - 代谢综合征、睡眠呼吸暂停、低通气综合征也可引起高血压。
  - 癌症患者也可引起高血压。

● 继发性高血压还涉及医源性（如避孕药、雄性激素等药物）、外伤及职业病（如乙醇中毒、铅中毒等）。

【病理解剖和血流动力学改变】

■ 高血压引起心脏的阻力（后负荷）增加，从而引起心肌的结构和功能改变。主要是左室心肌向心性肥厚或离心性肥大。
■ 左室舒张功能受损，导致左房增大。
■ 由于左房增大，充盈压升高，可以引起肺静脉高压，从而形成肺循环高压，逆向地引起肺动脉高压，多为轻中度，这样右房压升高，右房可以轻度增大，三尖瓣出现反流。

【临床表现】

■ 早期可有头晕、头胀、胸闷、乏力、失眠等症状；严重时可出现劳累性呼吸困难，甚至端坐呼吸。了解患者食欲、大小便、精神、体力、睡眠、体重改变等情况，对患者进行血生化、血糖、血脂、肾功能、甲状腺功能等辅助检查，以便排查高血压的原因。
■ 高血压引起的左心室肥厚（left ventricular hypertrophy，LVH）通常表现为左心室壁厚度的增加，伴或不伴有左心室腔的扩大。循证医学研究已经证明，合并 LVH 的高血压患者易发生心脏缺血、心律失常或猝死，LVH 是各类心血管事件的独立危险因素。
■ 根据脑、心、肾等重要器官损害程度，高血压可分为三期：
● Ⅰ期高血压：高血压患者临床上无脑、心、肾等重要器官损害的表现。
● Ⅱ期高血压：高血压患者出现下列一项者——左心室肥厚或劳损，视网膜动脉出现狭窄，蛋白尿或血肌酐水平升高。
● Ⅲ期高血压：高血压患者出现下列一项者——左侧心力衰竭，肾衰竭，脑血管意外，视网膜出血、渗出，合并或不合并视神经乳头水肿。

【超声心动图表现】

二维超声心动图
■ 左室壁肥厚
高血压初期，一般无明显的左室壁肥厚；随病程进展可出现左室壁肥厚、左室腔扩大、左室重构。左室重构有以下几种类型：

- 正常构型：左室壁厚度及左室质量指数（LVMI）均正常。
- 向心性重构：室壁厚度增加，LVMI 正常。
- 向心性肥厚：室壁厚度及 LVMI 均增加。向心性肥厚时，左室腔变小，心肌收缩活动较正常增强。室间隔、左室后壁检测经二尖瓣水平短轴切面若是前后径舒张期不低于 12.5mm，收缩期厚度增加幅度超过 65%，可视为室间隔肥厚；若是前后径舒张期不低于 13mm，则视为左室后壁肥厚（图 3-1，图 3-2）。
- 离心性肥厚：室壁厚度正常，LVMI 增加。离心性肥大时，左室心肌可以对称性增厚或不增厚，左室腔扩大，室壁运动可以减低，导致整体收缩功能下降。
- 高血压患者左室向心性重构较常见，离心性肥厚多在左室收缩功能减低后发生。
- 高血压患者的左室心肌肥厚大多呈对称性，心肌回声无明显改变。

- 左房扩大，甚至可以引起房颤，左房体部及耳部可形成血栓。高血压Ⅰ期、Ⅱ期、Ⅲ期患者间比较，左房内径随血压的升高而逐渐扩大。
- 瓣膜可增厚、钙化，出现反流。
  - 主动脉窦部、升主动脉增宽，甚至瘤样扩张、发生内膜剥离形成夹层动脉瘤。

M 型超声心动图

- 左房内径增大，左室壁对称性增厚。
- 左室腔内径向心性变小或离心性增大，室壁运动幅度增强或因收缩功能减低而变得低平。
- 主动脉增宽，运动波形中主波幅度增强（＞10mm）、重搏波消失。

彩色及频谱多普勒

- 瓣膜反流：瓣膜关闭不全时出现反流信号，以主动脉瓣和二尖瓣较为常见。
- 左心室流出道梗阻：室间隔肥厚可导致左心室流出道梗阻，左心室流出道血流频谱表现为峰值流速加快，峰值后移。
- 舒张功能异常：出现较早。应结合二尖瓣口血流，肺静脉血流和二尖瓣环组织多普勒综合分析（图 3-3，图 3-4）。
  - 舒张功能正常：E/A ＜ 1，e'/a' ＜ 1；E/e' ＜ 8；

- 可疑舒张功能减低 8 < E/e' < 15；
- 舒张功能减低 E/e' > 15。
- 以上为舒张功能的简便分析，准确评估应按指南的要求详细分析判断。

■ Tei 指数：高血压患者左室 Tei 指数的增加，是在左室的收缩功能还未改变时，提示左室的收缩和舒张功能异常。

■ 高血压Ⅰ期、Ⅱ期、Ⅲ期患者间比较，左心室射血分数和二尖瓣口舒张期流速比值则逐渐递减。

■ 收缩功能减低：高血压合并心功能不全时表现为收缩功能减低。

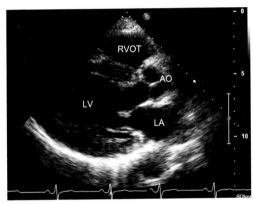

图 3-1 高血压
左室向心性肥厚

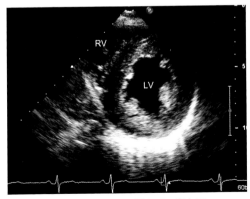

图 3-2 高血压
左室向心性肥厚

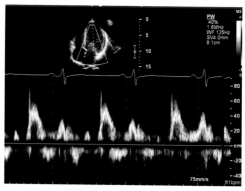

图 3-3　高血压

二尖瓣口血流频谱 E/A > 1

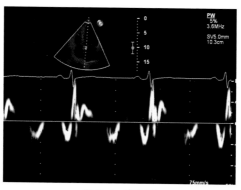

图 3-4　高血压

二尖瓣环的组织多普勒频谱 e'/a' < 1（假性充盈正常）

【诊断要点】

- 高血压史。
- 左心室壁向心性，对称性肥厚，心肌收缩活动较正常增强。
- 失代偿期时，运动幅度减小。
- 高血压性心脏病左心室舒张功能异常可早于室壁肥厚，当室壁肥厚时多有舒张功能异常。

【鉴别诊断】

- 肥厚性心肌病
  - 左室壁肥厚更明显，多为非对称性，也可呈对称性，但其心肌回声不正常，多呈颗粒状或毛玻璃样，回声增强且不均匀。

- 高血压所致的左室肥厚多为对称性，也可为非对称性，但其心肌回声多正常。
- 室间隔厚度与左室后壁厚度之比大于 1.3，一般在 1.5 以上。
- 肥厚性心肌病左室内径可减小。

■ 先天性左室流出系统狭窄

- 左室流出道、主动脉瓣和主动脉狭窄（缩窄）均可导致左室壁肥厚。
- 发现左室壁肥厚时应注意观察左室流出系统，明确病因。

■ 运动员心脏

- 运动员心脏左室壁增厚，左室腔扩大，心脏收缩和舒张功能正常。
- 注意了解病史。

【注意事项】

■ 高血压患者左室舒张功能异常可早于室壁肥厚，当室壁肥厚时多有舒张功能异常。

■ 假性充盈"正常"（Ⅱ级）舒张功能受损较Ⅰ级更为严重，但因二尖瓣频谱 E/A 正常而误认为"正常"，应结合 Valsalva 试验、肺静脉血流频谱和组织多普勒进行判断。

■ 左室肥厚易于筛查，在高血压患者中积极筛查并干预左室肥厚获益巨大。

【知识要点】

■ 高血压患者的主要表现为左室壁肥厚和舒张功能异常。

■ 高血压患者的超声表现不具有特征性，应鉴别导致左室壁肥厚的病因。

【新技术应用】

■ 斑点追踪成像技术（STI）评价早期原发性高血压患者的舒张及收缩功能方面发挥着重要作用。

■ 实时三维超声心动图为临床定量评价高血压患者的左室重构，左心室心肌应变及左房功能提供了一种可行的、准确的新技术。

【参考文献】

[1] Saeki M, Sato N, Kawasaki M, et al. Left ventricular layer function in hypertension assessed by myocardial strain rate using novel one-beat real-timethree-dimensional speckle tracking echocardiography with high volume rates. Hypertens Res, 2015, 38(8): 551.

[2] Wang Y, Gao L, Li JB, et al. Assessment of left atrial function by full volume real-time three-dimensional echocardiography and left atrial tracking in essential hypertension patients with different patterns of left ventricular geometric models. Chin Med Sci, 2013,28(3):152-158.

第4章

心肌病

【疾病简介】

原发性（特发性）心肌病意味没有冠状动脉和瓣膜异常，没有高血压和心内外分流；但有心脏扩大、心内膜增厚、附壁血栓、心肌纤维化或其他损伤。对已知原因的或与其他已知疾病有关联的心肌病称为继发性心肌病。

【心肌病的传统分类】

- 原发性（特发性）心肌病：没有冠状动脉和瓣膜异常，没有高血压和心内外分流；但有心脏扩大、心内膜增厚、附壁血栓、心肌纤维化或其他损伤。
- 继发性心肌病：对已知原因的或与其他已知疾病有关联的心肌病称为继发性心肌病。

【美国心脏病学会心肌病分类】

美国心脏病学会在 2006 年推出了最新的心肌病定义和分类方法。新的心肌病定义是：心肌病是各种原因（主要是遗传）引起的一组非均质的心肌病变，包括心脏机械和电活动的异常，常常表现为心室不适当的增厚和扩张。根据疾病累及器官的不同分为原发性心肌病和继发性心肌病。

- 原发性心肌病
  - 遗传性
    - 肥厚型心肌病。
    - 致心律失常性右心室心肌病。
    - 心肌致密化不全。
  - 混合性
    - 扩张型心肌病。
    - 限制型心肌病。

- 获得性：炎症性心肌病、围产期心肌病、酒精性心肌病。
  - 继发性心肌病包括浸润、免疫、内分泌、代谢性疾病、炎症等。

【中华医学会心肌病分类】

2007 年中华医学会心血管病学分会在《心肌病诊断与治疗建议》中，建议从临床实用出发，注意到国外分类动向和致病基因研究的现状，将原发性心肌病分类和命名。

- 原发性心肌病：扩张型心肌病（DCM）、肥厚型心肌病（HCM）、致心律失常性右室心肌病（ARVC）、限制型心肌病（RCM）和未定型心肌病五类。
- 病毒性心肌炎演变为扩张型心肌病属继发性。
- 左室心肌致密化不全纳入未定型心肌病。
- 有心电紊乱和重构，但尚无明显心脏结构和形态改变，如遗传背景明显的 WPW 综合征，长、短 QT 综合征，Brugada 综合征等离子通道病暂不列入原发性心肌病分类。

第 1 节　扩张型心肌病

【疾病简介】

- 扩张型心肌病表现为左室收缩力弥漫性减低同时伴有收缩期和舒张期容量增加。收缩功能损害，出现进行性加重的顽固性充血型心力衰竭和各种心律失常，又称充血型心肌病。
- 扩张型心肌病是常见，既有遗传又有非遗传原因造成的复合型心肌病，以心脏的左心室、右心室或双心室扩大和收缩功能障碍等为特征。
- 扩张型心肌病大多数为散发疾病，且由于常发生心力衰竭和心律失常，猝死率高，5 年病死率为 15% ～ 50%。

【病因】

- 感染。
- 营养缺乏、酒精中毒、代谢性缺陷。
- 高血压、小血管病变、大动脉炎与充血型心肌病有关。
- 妊娠、遗传、自身免疫等其他因素。

【病理解剖】

- 两心室均明显扩大。左室呈球形扩张，前后径增大，左室壁不厚，心尖变薄、圆钝。
- 乳头肌扁平，肉柱呈网眼状，肉柱隐窝间常有附壁血栓，以左室和两侧心耳为多。
- 心脏重量增加。
- 左室内膜弥漫性轻度增厚。瓣环扩张，乳头肌和瓣叶空间位置改变导致二尖瓣关闭不全。

【血流动力学改变】

- 心肌收缩力减弱，心搏量减低。
- 心腔扩大，瓣环扩张，导致二尖瓣、三尖瓣反流。
- 由于心室舒张末期压力增高，以及瓣膜的大量反流，导致心房压增高，体循环、肺循环淤血，晚期可导致肺动脉高压。

【临床表现】

- 早期无不适或症状轻微。
- 随后劳累时有气急，继之轻微活动后甚至休息状态时气急，出现左侧心力衰竭、胸痛、夜间阵发性呼吸困难。
- 晚期出现右侧心力衰竭的症状和体征，乏力、咳嗽、胸闷、由下肢开始向上发展的水肿。
- 有的发生栓塞和猝死。体检心脏扩大，心率快或心律失常。
- 心电图特征：左胸导联高电压；肢体导联低电压；胸前导联 r 波递增不良。
- 心电图具有复杂性、易变性，并缺乏特异性。

【超声心动图表现】

二维超声心动图（图 4-1-1，图 4-1-2）
- 全心扩大，形态失常，以左室扩大为明显，呈"球形"改变。瓣环扩大。
- 室壁活动幅度弥漫性减低，双侧心室收缩功能减低，射血分数、每搏量、心输出量均减低。
- 运动幅度减低的二尖瓣与明显扩大的左室腔形成"大心腔、小开口"的改变。主动脉内径及瓣膜开放幅度减小。
- 左室乳头肌肥大，向心尖移位，与二尖瓣连接处亦向心尖移位。

■ 心腔内可有血栓形成。

■ 心包积液。

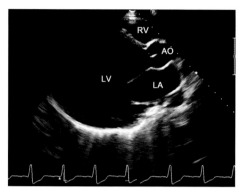

图 4-1-1 左室长轴切面左心扩大，呈"球形"改变，与二尖瓣
形成"大心腔、小开口"改变

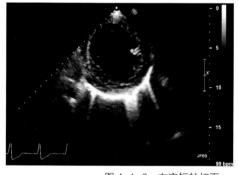

图 4-1-2 左室短轴切面

M 型超声心动图（图 4-1-3）

■ 全心扩大，室壁活动幅度弥漫性减低。

■ 二尖瓣开放曲线"钻石征"，EPSS 增大。

■ 室壁厚度一般正常（可升高或是降低），心脏重量增加。

■ 主动脉根部运动幅度减低和主动脉瓣提前关闭提示心输出
量减低。

■ 心律失常：室性早搏、房颤。

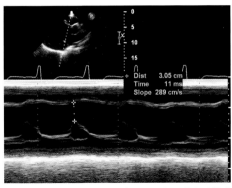

图 4-1-3　二尖瓣波群左心室增大，室壁运动弥漫性减低，
左心收缩功能减低。二尖瓣曲线"钻石征"，EPSS 增大

多普勒超声心动图（图 4-1-4）

- 彩色多普勒显示心腔内血流信号暗淡。
- 功能性二尖瓣反流，其他各瓣口也有不同程度反流信号。
- 收缩功能减低：通过主动脉流量公式计算每搏出量、心输出量等参数。
- 舒张功能减低：通过二尖瓣充盈频谱、肺静脉瓣血流频谱并结合组织多普勒进行综合判断。
- 右心压力增加：通过三尖瓣和肺动脉瓣反流频谱估测肺动脉压。

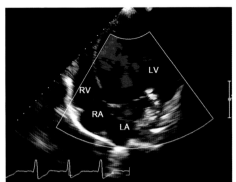

图 4-1-4　四腔心切面全心扩大，左室为著，
并见收缩期二尖瓣反流信号

左室声学造影

■ 附壁血栓的辅助诊断。

■ 清晰勾画心内膜面精确估测心功能（Simpson 法）。

【诊断要点】

■ 全心扩大，左室扩大为著，EPSS增大，呈"大心腔，小开口"
改变。

■ 室壁运动弥漫性减低，心功能减低。

■ 瓣口反流。

【鉴别诊断】

■ 冠心病

 ● 节段性室壁运动异常是鉴别的关键，室壁瘤常见，常伴退
行性改变。

 ● 三支病变或缺血性心肌病也可以表现为弥漫性的室壁运动
减低，二者很难鉴别。如果某些区域有正常的室壁运动而
其他区域是无运动或反常运动，其病因往往是缺血性的。

 ● 必要时应进行冠状动脉造影。

■ 器质性心脏瓣膜病或先天性心脏病瓣膜异常

 ● 主要指关闭不全，脱垂或穿孔等或先天性心脏病（PDA、
VSD、ASD）。

 ● 也可导致心脏扩大，应该寻找原发性的结构异常（瓣膜形
态异常）原发性二尖瓣关闭不全和晚期伴有二尖瓣反流的
扩张型心肌病很难鉴别，二尖瓣结构的异常是鉴别点。

■ 高血压性或肺源性心脏病：高血压或慢阻肺病史。

■ 右房右室扩张：与右心扩张型心肌病相鉴别，右室压力负
荷过重，右室壁肥厚，运动增强，肺动脉压力明显升高。

【注意事项】

■ 扩张型心肌病以收缩功能减低为明显，左室舒张功能有不
同程度的损伤，从Ⅰ级至Ⅳ级均可发生。当二尖瓣口血流
E/A比值正常时应考虑是否为假性充盈"正常"（Ⅱ级）。

■ 心功能的判断对内科治疗的评价有重要价值，当心功能为
不可逆转的损伤时应考虑心脏移植。

【知识要点】

- 全心扩大，室壁运动弥漫性减低，二尖瓣开放曲线"钻石征"，收缩功能减低。
- 冠脉造影阴性。
- 可继发室早、房颤等心律失常。
- 附壁血栓可见。

【新技术应用】

- 组织多普勒：定量分析心肌组织的运动，包括速度、位移、应变、应变率等参数。多普勒频移原理，有角度依赖性，所需帧频较高。
- 斑点追踪技术：亦是定量分析心肌运动，无角度依赖，帧频要求不如组织多普勒。
- 造影：主要用心腔的造影，对于精确计算图像质量不满意的患者的心功能以及诊断附壁血栓有价值。

第 2 节　肥厚型心肌病

【疾病简介】

　　肥厚型心肌病（HCM）是一种原发性心肌病，表现为左室的非扩张性肥厚，常伴有心肌纤维排列紊乱。病变以心肌肥厚为主要特征。

【病因】

　　多数认为是常染色体显性遗传，机体内分泌儿茶酚胺增多，或心脏对儿茶酚胺过度敏感，使发育中的心肌细胞排列异常，收缩、舒张活动异常，心肌进行性肥大和纤维化，致心脏功能和形状逐渐发生变化。

【病理解剖】

- 心壁肥厚，心脏重量增加。
- 室间隔增厚与流出道梗阻。
- 心腔狭窄。

- 左室内膜增厚。
- 瓣膜功能不全。

【HCM 分型】

- 按肥厚部位分型。
  - 非对称性室间隔肥厚（ASH）
    - 室间隔：占 90%，IVS 的厚度多 ≥ 15mm，且 IVS/LVPW ≥ 1.3，肥厚的形式多样，肥厚越广泛，对功能的影响越严重，肥厚常常不累及左室后壁基底段（也有例外存在）。
    - 室壁中部：占 1%，左室中部节段心肌肥厚，心腔缩小。
    - 心尖部：占3%，左室心尖部肥厚，心腔缩小，甚至闭塞。
    - 后间隔及左室后壁：占 5%。
  - 对称性（向心性）肥厚。
  - 右心室：孤立性或是与左心肥厚相伴。
- 按血流动力学分型
  - 非梗阻性肥厚型心肌病。
  - 梗阻性肥厚型心肌病
    - LVOT 梗阻。
    - 左室中部梗阻。
    - 左室腔闭塞。

【血流动力学改变】

- 流出道梗阻型主要为心脏泵血功能障碍，心肌纤维组织增多，心肌收缩力减弱，心搏量减少。
- 早期靠心率加快来维持心输出量，后期失代偿，心腔逐渐扩大，造成二、三尖瓣关闭不全，出现左侧心力衰竭。
- 晚期肺动脉压明显增高，导致全心力衰竭。
- 非梗阻型肥厚型心肌病对血流动力的影响较小，发生心力衰竭也较晚。

【临床表现】

- 起病隐匿、缓慢，大多症状轻微；少数劳力或激动后猝死，与快速心律失常、室颤有关。
- 晚期出现左侧心力衰竭和右侧心力衰竭的症状和体征。
- 心电图特征：非特异性的 ST-T 改变；少数心尖局限性心肌肥

厚者可有巨大倒置 T 波；左心室肥厚及左束支阻滞也常见；异常 Q 波；合并各种心律失常。

【超声心动图表现】

二维和 M 型超声心动图

- 左室壁肥厚。
- 主要为室间隔和左室后壁肥厚，心腔正常或缩小。
- 非对称性肥厚型心肌病室间隔厚度 > 1.5cm 或室间隔与左室后壁厚度的比值 > 1.3 ~ 1.5（图 4-2-1 ~图 4-2-4）。
- 对称性室壁肥厚：左室壁均增厚，心腔多变小。
- 心尖肥厚型心肌病仅表现为心尖肥厚（图 4-2-5，图 4-2-6）。
- 其他部位室壁肥厚。
- M 型曲线还可见室壁增厚率减低。
- 心肌回声呈斑点增强。
- 左房增大。
- 少数可见心包积液和左室血栓。
- 梗阻性心肌病伴左室流出道狭窄
  - LVOT 直径 < 20mm。
  - SAM 征：梗阻性心肌病可见 SAM 征象，表现为二尖瓣前叶和腱索收缩期前移，M 型曲线 CD 段凸向左室流出道，严重者与室间隔接触（图 4-2-7，图 4-2-8）。
  - 主动脉瓣收缩中期关闭，主动脉瓣 M 型曲线可见切迹。
  - 可以有二尖瓣腱索断裂。

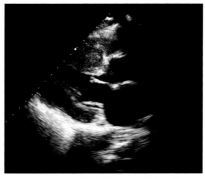

图 4-2-1　非对称性肥厚型心肌病
左心长轴切面室间隔明显增厚，左室后壁稍厚

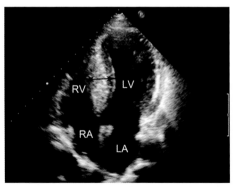

图 4-2-2　非对称性肥厚型心肌病

心尖四心腔室间隔明显增厚，左室侧壁不厚

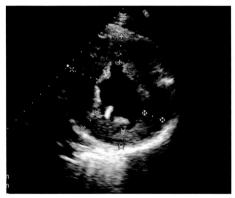

图 4-2-3　非对称性肥厚型心肌病

乳头肌水平短轴切面室间隔和前壁明显增厚，余室壁稍厚

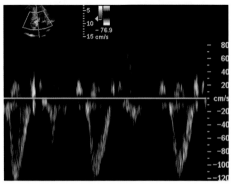

图 4-2-4　非对称性肥厚型非梗阻性心肌病

左室流出道血流速度正常

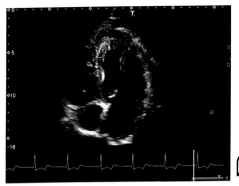

图 4-2-5　心尖肥厚型心肌病
四心腔切面仅心尖部室壁肥厚

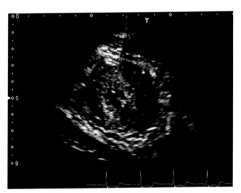

图 4-2-6　心尖肥厚型心肌病
心尖部左心室短轴切面室壁明显肥厚

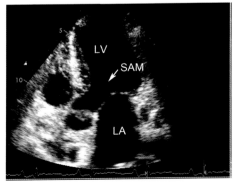

图 4-2-7　心尖五心腔切面室间隔明显增厚,
二尖瓣前叶收缩期前向移动（SAM）

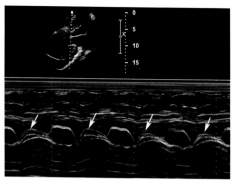

图 4-2-8　梗阻型心肌病

M 型超声室间隔明显增厚，二尖瓣收缩期关闭线 CD 段前移，SAM 征阳性（箭头）

多普勒超声心动图

- 梗阻型心肌病左室流出道高速血流。
- 彩色多普勒于收缩期左室流出道出现五彩镶嵌的花色血流信号。
- 左室流出道收缩期血流速度加快，> 274cm/s，压差 > 30mmHg，峰值后移，呈"匕首状"改变（图 4-2-9）。
- 激发试验（Valsalva 试验、亚硝酸异戊酯吸入、输入异丙肾上腺素及多巴酚丁胺等）可以加重梗阻，同时加重二尖瓣反流。激发试验左室流出道的压力梯度 ≥ 50mmHg 时考虑有明显的梗阻。

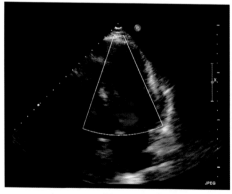

图 4-2-9　梗阻型心肌病

心尖五心腔左室流出道血流加快

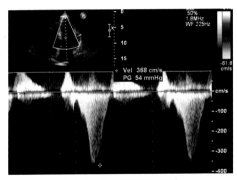

图 4-2-10　梗阻型心肌病

CW 测左室流出道血流速度加快，峰值后移

- 根据 LVOT 峰值流速及压差和二尖瓣反流流速及压差估测左室收缩期压力：左室收缩压 = 二尖瓣反流压差 + 左房压 = 主动脉收缩压 +LVOT 收缩期峰值压差。
- 可伴有二尖瓣反流。
- 舒张功能异常：左心舒张功能有不同程度降低。

【诊断要点】

- 左室壁肥厚，多以室间隔增厚为主，其他室壁也可肥厚。心肌回声增粗增强。
- 左室腔正常或缩小，左房增大。
- 左室舒张功能减低。
- 左室流出道梗阻的判断
  - 符合上述 HCM 的特征。
  - LVOT 变窄，直径 < 20mm。
  - SAM 征象：M 型和（或）二维超声显示二尖瓣前叶和腱索收缩期前移及主动脉瓣收缩中期关闭 / 切迹。
  - 多普勒左室流出道收缩期血流速度加快，> 274cm/s，压差 > 30mmHg；峰值后移；呈"匕首状"改变（图 4-2-40）。

【左室流出道梗阻程度的判断】

- 目前尚无左室流出道梗阻程度的判断标准。
- 左室流出道收缩期血流速度 > 200cm/s，压差 > 16mmHg，认为流出道存在梗阻；左室流出道压差 16 ～ 30mmHg 认为是轻度梗阻。

- 左室流出道收缩期血流速度 > 274cm/s，压差 > 30mmHg，认为存在有血流动力学意义的梗阻；左室流出道压差 31 ~ 49mmHg 认为是中度梗阻。
- 左室流出道静息或激发试验压差 ≥ 50mmHg 时考虑有明显的梗阻，需要进行干预治疗。

【鉴别诊断】

- 其他室壁增厚的疾病以及运动员心脏
  - 高血压，主动脉瓣及瓣上、下狭窄，及主动脉瓣闭锁等左室压力负荷过度室壁肥厚属继发征象，可以找到原发病或者病因，肥厚多为对称性，肥厚程度多较肥厚型心肌病轻。
  - 肺动脉狭窄、法洛四联症、原发性肺动脉高压可致室间隔与右室壁肥厚，右室肥厚在 HCM 常见，鉴别点是原发疾病的检出。
  - 运动员的心脏属于适应性的改变，室壁均匀并轻度增厚，腔室正常，心功能正常。

【注意事项】

- 心尖肥厚型心肌病常常容易漏诊，心尖短轴切面对心尖肥厚型心肌病的诊断尤为重要。
- 测量左室流出道峰值流速时应尽量用频谱多普勒，以避免误将二尖瓣反流速度认定为左室流出道流速。
- 最好用二尖瓣反流和左室流出道血流的峰值流速两种方法估测左室压力，并尽量使两种方法所估测的左室压一致。
- 左室长轴切面附着于室间隔上段基底部宽大的假腱索，使室间隔上段局部增厚，并占据一定的空间甚至使左室流出道狭窄。转动探头显示假腱索的长轴近端起始后与室间隔分开，其远端与左室壁或乳头肌相连；心尖四腔切面室间隔厚度正常。
- 心电图的改变与冠心病相近，临床多诊断为"冠心病"，应注意鉴别。

【知识要点】

- 肥厚型心肌病的超声表现。
- 梗阻型心肌病左室收缩压的估测。
- 肥厚型心肌病的鉴别诊断。

【新技术应用】

- 组织多普勒：定量分析心肌组织的运动，包括速度、位移、应变、应变率等参数。多普勒频移原理，有角度依赖性，所需帧频较高。
- 斑点追踪技术：亦是定量分析心肌运动，无角度依赖，帧频要求不如组织多普勒。
- 造影：心腔造影对于心肌肥厚型的诊断有价值，心肌造影可以帮助确定冠状动脉的栓塞治疗。
- 冠状动脉血流成像：分析肥厚型心肌病患者静息和负荷状态下的冠状动脉血流，评估心肌缺血。

第 3 节　限制型心肌病

【疾病简介】

- 限制型心肌病亦称闭塞型心肌病，原因不明，仅占心肌病的 3%。
- 以心内膜和心内膜下心肌纤维化并增厚为主，心室腔缩小，甚至闭塞，心脏舒张期充盈受限，排血量减少，最后心力衰竭。

【病因】

- 可能始于心内膜病毒或寄生虫感染引起炎症，并累及心内膜下心肌，继之形成纤维化。
- 或与自身免疫、营养不良、过多摄入含有 5- 羟色胺的食物有关。

【病理解剖】

- 以心内膜和心内膜下心肌纤维化并增厚为主。
- 受累的心腔缩小，常被血栓覆盖，心尖闭塞，外观呈凹窝状。
- 根据累及的心室分型
  - 双室型：多数累及两侧心室（约 60%）。
  - 左室型：累及左室（约 20%），纤维结缔组织将腱索和乳头肌完全埋没，二尖瓣后叶与左室壁粘连不能活动，发生二尖瓣反流。
- 右室型：累及右室（约20%）。

【血流动力学改变】

- 心室顺应性降低、舒张压增高，回心血流受阻，心房压增高，心房扩大。
- 心脏充盈受限，射血减少，心力衰竭。

【临床表现】

- 初期乏力，食欲不振，不规则发热，逐渐出现心悸、头晕及心脏压塞等症状。
- 左侧心力衰竭：气急、端坐呼吸、夜间阵发性呼吸困难等症状。
- 右侧心力衰竭：静脉压力升高，颈静脉怒张、肝大、腹水。

【超声心动图表现】

二维超声心动图（图4-3-1）
- 心内膜增厚，回声致密较强，以心尖尤为明显。
- 心室腔明显缩小，甚至闭塞，心房扩大。
- 心室腔内附壁血栓。腱索缩短增粗，乳头肌回声增强。
- 下腔静脉和肝静脉增宽。

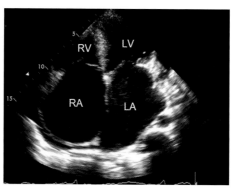

图4-3-1 四心腔切面双房明显增大，双室缩小；
心内膜增厚，回声致密较强

M型超声心动图（图4-3-2）
- 室壁活动僵硬，幅度低下。

- 舒张末期左室内径变小，容量减少。
- 射血分数及短轴缩短率明显减小。

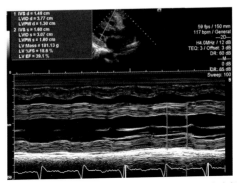

图 4-3-2　心底波群室壁活动僵硬，幅度低下，左室内径变小

多普勒超声心动图（图 4-3-3）

- 双房内血流色彩暗淡。
- 二尖瓣、三尖瓣关闭不全。
- 二尖瓣口血流呈限制性充盈障碍的表现：
  - E 峰高尖，E/A > 2.0（或 > 1.5）。
  - DT 缩短：< 160ms。
  - IVRT 缩短：≤ 70ms。

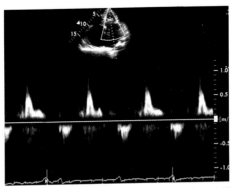

图 4-3-3　二尖瓣口舒张期频谱呈限制型充盈障碍

【诊断要点】

- 心内膜增厚，回声增强，室壁活动僵硬。

- 双房增大，双室缩小。
- 限制性充盈障碍。
- 二尖瓣、三尖瓣关闭不全。

【鉴别诊断】

限制型心肌病与缩窄性心包炎的鉴别诊断（表4-3-1，表4-3-2）。

表4-3-1　限制型心肌病和缩窄性心包炎的鉴别

	限制型心肌病	缩窄性心包炎
病变部位	心内膜	心包
肺动脉收缩压	中度（≥ 60mmHg）	轻度（35 ～ 40mmHg）
二尖瓣血流呼吸变异	无	吸气E峰下降
IVRT呼吸变异	无	吸气IVRT延长
肺静脉	S明显 < D（S/D=0.4） 没有呼吸变异	S ≤ D（S/D=0.9） 呼气S峰和D峰升高 吸气S峰和D峰降低
DT缩短	有（晚期）	可能有
三尖瓣呼吸变异	无	吸气E峰升高，呼气E峰下降
肝静脉	S明显 < D 呼气D峰减低 吸气D峰升高 吸气AR明显增加	S ≤ D 呼气D峰减低 吸气D峰升高 呼气AR轻微增加

S= 收缩期血流；D= 舒张期血流；AR= 心房反向血流；IVRT= 等容舒张时间；DT= 减速时间

表4-3-2　2015美国ASE指南限制型心肌病应主要与缩窄性心包炎鉴别

	限制型心肌病	缩窄性心包炎
室间隔运动	正常	呼吸移位
二尖瓣血流E/A比值	> 1.5	> 1.5
二尖瓣血流呼吸变化	无	通常存在
肝静脉多普勒	吸气相舒张期血流反向	呼气相舒张期血流反向
室间隔二尖瓣处e'	< 7cm/s	> 7cm/s
侧壁二尖瓣环处e'	高于室间隔二尖瓣环处e'	低于室间隔二尖瓣环处e'
室间隔心肌应变	减低	正常

【注意事项】

- 限制型心肌病超声图像的典型特征是心室缩小、心房扩大；多普勒为限制性充盈障碍。

■ 注意与缩窄性心包炎相鉴别。

【知识要点】

■ 限制型心肌病的超声特征。
■ 限制性充盈障碍评估。
■ 限制型心肌病与缩窄性心包炎的鉴别诊断。

【新技术应用】

■ 组织多普勒：定量分析心肌组织的运动，包括速度、位移、应变、应变率等参数。多普勒频移原理，有角度依赖性，所需帧频较高。限制型心肌病患者室间隔二尖瓣环处 e'＜7cm/s；侧壁二尖瓣环处 e'高于室间隔二尖瓣环处 e'。
■ 斑点追踪技术：亦是定量分析心肌运动，无角度依赖。限制型心肌病患者室间隔心肌应变减低。

第 4 节　致心律失常性右室心肌病

【疾病简介】

■ 致心律失常性右室心肌病（ARVC）旧称致心律失常右室发育不良（ARVD），现以 ARVD/C 表示。
■ 是一种以反复发作右室起源的室性心律失常和猝死为主要临床特点的原发性心肌病。发病率相对较低。
■ 其特征为右心室心肌进行性被纤维脂肪组织所替代。有时左心室亦可受累，而间隔相对很少受累。
■ 常为家族性发病，系常染色体显性遗传。

【病因】

ARVC 的病因目前所知甚少，可能与下列因素有关：
■ 遗传因素：常染色体显性遗传病。
■ 个体发育异常学说：认为右心室病变系右心室先天性发育不良所致。
■ 退变或变性学说：认为右心室心肌病变是由于某种代谢或超微结构缺陷引起的进行性心肌细胞变性坏死的结果。

■ 炎症学说认为心肌被脂肪组织代替是慢性心肌炎引起的后天性损伤（炎症、坏死）和修复过程演进的结果。

【病理解剖】

■ 右室心肌被脂肪和纤维组织所替代。
■ 右室扩张，右室壁菲薄，又称"羊皮纸心"。
■ 三尖瓣关闭不全。

【血流动力学改变】

右室功能不全，体循环淤血。

【临床表现】

■ 临床上常见右室起源的室性心律失常、心力衰竭或猝死。
■ 临床分期
  ● 隐匿期：患者无明显症状，但有猝死可能。
  ● 症状明显期：有典型心律失常伴或不伴右室形态与功能异常。
  ● 右室病变加重期：表现为右室整体收缩功能异常，右心功能衰竭，但无明显左心室受累表现。
  ● 双室受累期：为疾病的晚期，双室受累，形态及功能呈现扩张型心肌病样改变。
■ 心电图特征：右胸导联 $V_1 \sim V_3$ T 波倒置；局限性 QRS 波时限 $\geq$ 110ms；Epsilon 波；频发室早；左束支阻滞型室速；心室晚电位阳性。

【超声心动图表现】

二维及 M 型超声心动图（图 4-4-1，图 4-4-2）
■ 右室显著扩大，右室室壁局限或广泛变薄，受累右室壁无运动，右室收缩功能明显减低。
■ 可有室壁瘤形成。
■ 伴有右室流出道扩张。
■ 右房扩大。
■ 左室可正常或轻度异常。
■ 下腔静脉和肝静脉增宽。

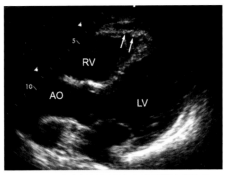

图 4-4-1　左室长轴切面右室壁菲薄（箭头），
心肌活检显示病变心肌被脂肪细胞取代

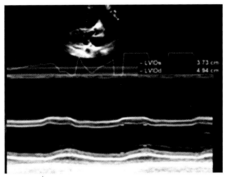

图 4-4-2　心室波群右室扩大，右室壁活动明显降低

多普勒超声心动图

- 右室内血流暗淡。
- 三尖瓣反流为中-重度，峰值速度可显著减低，计算肺动脉收缩压（PASP）在正常范围。

【诊断要点】

- 右心显著扩大，室壁变薄。
- 右室壁活动明显减低，右室收缩功能减低。
- 三尖瓣关闭不全。

【鉴别诊断】

与导致右心扩大的疾病相鉴别。

- 分流性疾病：房间隔缺损、肺静脉异位引流、主动脉窦瘤破入右房、冠状动脉-右房瘘等。

■ 导致肺动脉高压的疾病：肺源性心脏病、肺栓塞。

■ 三尖瓣解剖和功能异常：Ebstein 畸形、三尖瓣发育不良。

【注意事项】

■ 右心室心肌的原发性病变，与继发性右心增大相鉴别。

■ 部分病例房室大小无明显整体／局限扩张、右室壁厚度正常者超声易漏诊。

■ 理论上诊断该疾病的金标准是心肌活检。

■ 心脏磁共振组织分辨率很高，在显示心肌瘢痕方面还是有其独到的优势。

【知识要点】

■ 右室起源的心律失常。

■ 右心功能的评估。

第5节　心内膜弹力纤维增生症

【疾病简介】

■ 心内膜弹力纤维增生症是指心内膜弥漫性的弹力纤维增生性疾病，也称为硬化性心内膜炎。可伴有心肌退行性变。

■ 多见于婴幼儿。

■ 病因不十分清楚，与宫内感染导致胎儿心内膜炎、缺氧、遗传缺陷、先天性心脏病、代谢缺陷有关。

【病因】

■ 病毒感染。

■ 宫内缺氧致心内膜发育障碍。

■ 遗传因素。

■ 遗传代谢性疾病。

【病理解剖和血流动力学改变】

■ 心内膜弥漫性的弹力纤维增生。

- 心脏的四个心腔都可单独或联合受累，但以左室为多。
- 心脏舒张期充盈受限，排血量减少，心力衰竭。

【临床表现】

主要为充血性心力衰竭的表现，按照起病缓急可分为暴发型、急性型和慢性型。

【超声心动图表现】

- 心脏扩大。
- 心内膜明显增厚，回声增强，室壁活动明显减低。
- 心脏收缩功能减低（图 4-5-1，图 4-5-2）。
- 二尖瓣、三尖瓣关闭不全。
- 二尖瓣口血流呈限制性充盈障碍的表现。

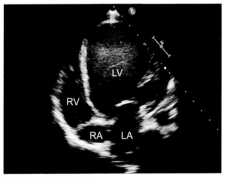

图 4-5-1　心内膜弹力纤维增生症：四心腔切面

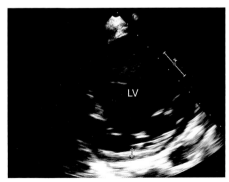

图 4-5-2　心内膜弹力纤维增生症：左室短轴切面显示左室明显扩大，心内膜增厚回声增强，室壁运动普遍减低

【诊断要点】

- 心内膜增厚，回声增强，室壁活动僵硬。
- 心房增大。
- 二尖瓣、三尖瓣关闭不全。
- 发生于婴幼儿的心力衰竭，确诊依赖于病理检查。

第 6 节　心肌淀粉样变性

【疾病简介】

- 淀粉样变性（amyloidosis）是由于淀粉样原纤维沉着于全身各器官，如肾脏、心脏、神经系统、皮肤和关节等，导致器官机能障碍的疾病。
- 心脏淀粉样变性为继发性心肌病，主要为限制型心肌病的表现。

【病因】

- 淀粉样变性系指组织内积聚大量具有糖蛋白性质的纤维物质，其主要蛋白成分为免疫性轻链蛋白（AC）、非免疫性淀粉蛋白（AA）、类降钙素蛋白（AEI）以及老年性淀粉样变的血浆前蛋白（SA）4 种。
- AC 致淀粉样变性：为目前临床最常见的淀粉样变性，多见于原发性、系统性淀粉样变性，系免疫球蛋白降解缺陷或合成缺陷所致。
- AA 致淀粉样变性：临床称为继发性淀粉样变性，常由结核病、风湿性关节炎、溃疡性结肠炎、慢性化脓性疾患等慢性感染性疾病导致。
- AEI 致淀粉样变性：多见于甲状腺髓样癌。
- SA 致淀粉样变性：心脏、胰腺、前列腺和大脑为其主要受累部位，尤好发于老年人，故临床多称为老年性系统性淀粉样变性。

【病理解剖和血流动力学改变】

- 淀粉样物质浸润于心肌间质、瓣膜、冠状血管以及心肌内小血管等。

■ 左室壁厚度增加，心腔无增大。

■ 心脏舒张期充盈受限。

■ 冠状动脉受累时可以发生心肌缺血。

【临床表现】

主要为限制型心肌病的表现，包括充血性心力衰竭、心绞痛和心律失常。

【超声心动图表现】

二维超声心动图（图 4-6-1 ～图 4-6-5）

■ 左、右室室壁明显增厚，整个心肌呈斑点样回声增强。

■ 心脏的瓣膜、乳头肌和房间隔增厚。

■ 心室大小正常，双房显著增大。

■ 收缩功能减低。

■ 浆膜腔积液：少量–中量心包积液；胸膜腔积液。

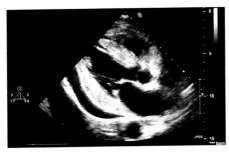

图 4-6-1 左室长轴切面

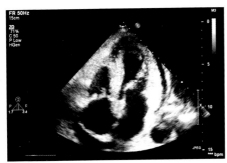

图 4-6-2 心尖四腔切面

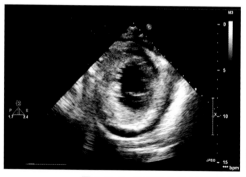

图 4-6-3　左室乳头肌水平短轴切面

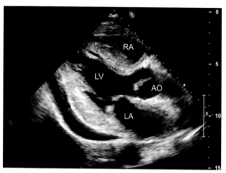

图 4-6-4　左室长轴切面

左右室室壁明显增厚，心肌回声增强

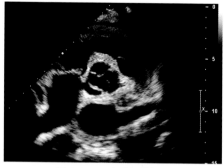

图 4-6-5　心底短轴切面

M 型超声心动图（图 4-6-6）

- 左、右室室壁明显增厚，整个心肌呈斑点样回声增强。
- 室间隔明显增厚。

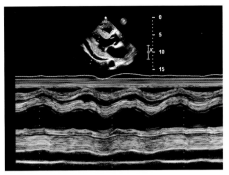

图 4-6-6 M 型超声心室波群

多普勒超声心动图

■ 舒张功能减低。

■ 舒张期充盈类型不同预示心肌受累的程度不同，与预后和死亡率相关。

■ 主动弛张功能障碍：舒张功能减低早期，室壁厚度 12 ～ 15mm。

■ 假性正常化。

■ 限制型充盈障碍：舒张功能减低晚期，室壁厚度 > 15mm。

【诊断要点】

■ 左右室室壁明显增厚，整个心肌呈斑点样回声增强。

■ 心室大小正常，双房显著增大。

■ 舒张功能和收缩功能均减低。

■ 浆膜腔积液。

■ 确诊有赖于心肌活检，其他组织的病理检查也有助于本病的诊断。

【鉴别诊断】

■ 肥厚型心肌病
  ● 肥厚型心肌病一般是非对称性的，与心肌淀粉样变相反。
  ● 淀粉样变时，心肌呈弥漫性"斑点状"（并非特异），而且可以看到右室游离壁增厚。在肥厚型心肌病，超声心动图发现结构改变常位于室间隔。
  ● 淀粉样变晚期，出现收缩功能的异常，但是一般没有心室的扩张；而在肥厚型心肌病或高血压时，收缩功能异常的进展与心室扩张相关。

【注意事项】

- 心肌淀粉样变性超声图像的典型特征是左、右室室壁明显增厚，整个心肌呈斑点样回声增强、心房扩大；多普勒为限制性充盈障碍。
- 注意与肥厚型心肌病的鉴别诊断。

【知识要点】

- 心肌淀粉样变性的超声特征。
- 限制性充盈障碍评估。
- 心肌淀粉样变性与肥厚型心肌病的鉴别诊断。

【新技术应用】

- 组织多普勒：定量分析心肌组织的运动，包括速度、位移、应变、应变率等参数。多普勒频移原理，有角度依赖性，所需帧频较高。限制型心肌病患者室间隔二尖瓣环处 e' < 7cm/s；侧壁二尖瓣环处 e' 高于室间隔二尖瓣环处 e'。
- 斑点追踪技术：亦是定量分析心肌运动，无角度依赖。限制型心肌病患者室间隔心肌应变减低。

第 7 节 心肌致密化不全

【疾病简介】

- 心肌致密化不全（noncompaction of ventricular myocardium, NVM）为一罕见的先天性疾病，有家族发病倾向。
- 多发、过度隆突的肌小梁和深陷其间的隐窝，形成网状结构，以近心尖部 1/3 室壁节段最为明显，可波及室壁中段，一般不累及基底段室壁。
- 多为单独左心室受累，少数单独累及右心室及双心室。

【病因】

先天性、遗传性疾病。

【病理解剖和血流动力学改变】

心肌小梁加深增多，呈网状结构，受累心腔多扩大，收缩功能减低。

【临床表现】

尽管 NVM 是先天的发育异常，但症状的首发年龄差别很大，多数患者早期无症状，于中年发病，以渐进性的心功能障碍、系统性栓塞、心律失常为临床表现。

【超声心动图特点】

二维和 M 型超声心动图（图 4-7-1 ～图 4-7-4）

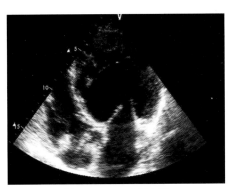

图 4-7-1　四心腔切面
心腔扩大，室壁运动减弱，心功能减低

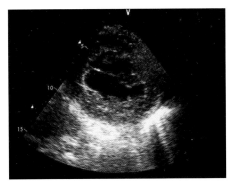

图 4-7-2　左室短轴切面
心肌呈"海绵状"改变

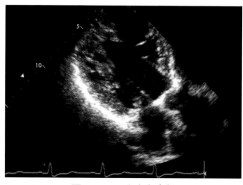

图 4-7-3　左室心尖部

心肌呈"海绵状"改变

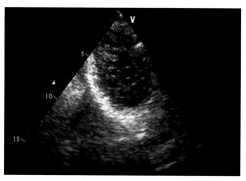

图 4-7-4　左室心尖部

心肌呈"海绵状"改变

- 病变区域内层非致密化心肌疏松增厚，肌小梁组织丰富，呈"海绵状"或"蜂窝状"改变。
- 病变区域外层的致密心肌明显变薄呈中低回声。
- 晚期受累心腔扩大，室壁运动减弱，心功能减低。
- 心腔和隐窝间隙内可有血栓形成。

多普勒超声心动图

- 彩色多普勒可测及隐窝间隙之间有低速血流与心腔相通。
- 舒张功能减低。
- 二尖瓣、三尖瓣关闭不全。

【诊断要点】

- 非致密化心肌疏松增厚，呈"海绵状"或"蜂窝状"改变。

- 病变部位致密心肌变薄。
- 收缩期非致密化心肌与致密化心肌的比例 > 2∶1, 心尖段肌小梁的长度和宽度之比 > 4∶1, 中间段肌小梁的长度和宽度之比 > 2∶1。
- 病变部位室壁运动减低。
- 彩色多普勒显示隐窝内低速血流与心腔相通。

【鉴别诊断】

病变范围比较小的 NVM 需要与扩张型心肌病 (DCM)、肥厚型心肌病、心室负荷增高的心脏疾病、缺血性心肌病进行鉴别。

- 扩张型心肌病主要超声表现为心室腔扩大、室壁多均匀变薄、心内膜光滑。但有时扩张型心肌病在心尖部下壁也有轻度增粗的肌小梁, 是否存在介于 NVM 和扩张型心肌病之间的过度性病变, 有待进一步研究。
- 肥厚型心肌病可以有粗大的肌小梁, 但缺乏深陷的隐窝, 不难与 NVM 相鉴别。
- 与心室负荷增高引起的心脏病鉴别在于病变区域致密心肌的厚度, 心脏负荷增加会引起肌小梁增粗同时室壁致密心肌增厚, 但 NVM 为非致密心肌取代致密心肌的心肌病变, 病变区域的致密心肌是变薄的。
- 与缺血性心肌病鉴别, 除 NVM 特征性超声表现外, 冠状动脉造影 NVM 多显示正常。必要时结合磁共振、铊-201 心肌显像、冠状动脉造影等辅助检查可帮助鉴别诊断。

【注意事项】

- 心肌致密化不全超声图像的典型特征: 非致密化心肌增厚, 呈"海绵状"或"蜂窝状"改变, 病变部位致密心肌变薄。
- 部分扩张型心肌病、心力衰竭等患者心肌病心尖部亦有部分致密化不全的表现, 注意诊断标准和鉴别诊断。
- 有些先天性心脏病如冠状动脉瘘可能同时合并心肌致密化不全。

【知识要点】

- 心肌致密化不全的超声特征。
- 心肌致密化不全的诊断标准。

【新技术应用】

- 利用组织多普勒和斑点追踪技术对心肌功能进行分析判断。
- 左室超声造影：具有重要的诊断价值。

第**5**章
心脏瓣膜病变

第1节 二尖瓣狭窄

【疾病简介】

- 二尖瓣瓣环、瓣叶、腱索、乳头肌及相应心室壁是具有形态结构的完整和功能协调性的一个整体，称为二尖瓣复合体。
- 如果二尖瓣装置的任何部分形态和功能发生变化，都会引起二尖瓣的病变，导致心脏血流动力学的改变，主要表现为二尖瓣狭窄、二尖瓣关闭不全和二尖瓣脱垂。
- 二尖瓣狭窄是由慢性或反复发作的病变引起的二尖瓣交界处融合，前、后叶瓣膜增厚、钙化和挛缩，以及腱索的增厚、钙化、挛缩和融合，二尖瓣舒张期开放受限。
- 常见病因为风湿性、退行性变，系统性红斑狼疮和先天性瓣膜狭窄是比较少见的原因。

【病理解剖】

- 二尖瓣交界处融合，前叶瓣和后叶瓣膜增厚、钙化和挛缩，以及腱索的增厚、钙化、挛缩和融合。
- 二尖瓣装置变成漏斗状，形似套筒，较严重时，呈"鱼口样"。

【病理分型】

- 膈膜型：前后叶交界处互相粘连，瓣口变窄，瓣膜边缘处呈纤维样增厚，或有钙质沉着。体部虽可有不同程度的增厚，但整个瓣叶的活动未受很大影响。
- 漏斗型：前后叶交界处粘连，瓣叶增厚、纤维化、钙化，腱索及乳头肌亦有粘连、增粗并有缩短，将瓣膜向下牵引成一个僵硬的漏斗状结构，活动严重受限。狭窄之外，常有关闭不全。

■ 膈膜漏斗型：介于上述两种类型之间。

【血流动力学改变】

■ 左心房血液流入左室受阻，左房压力升高，舒张期左房与左室之间出现压差，长期血液积聚和压力升高导致左房增大、肥厚。

■ 肺静脉和肺毛细血管压随左心房压力升高而升高，出现淤血、扩张和水肿。

■ 肺部长期淤血水肿、肺小动脉异常收缩痉挛、肺血管出现器质性阻塞性病变等导致肺动脉压升高，加重右心负荷。

【临床表现】

■ 在风湿热和风湿活动的患者中，多数有以大关节为主的红肿疼痛，呈游走性；少数患者会出现环形红斑或皮下结节等特殊表现。

■ 二尖瓣狭窄早期，一般没有明显症状。后期可出现气短或呼吸困难、咯血、咳嗽、发绀、乏力、头晕等。

■ 合并左侧心力衰竭时可出现阵发性呼吸困难、咳粉红色泡沫痰、不能平卧等。

■ 合并右侧心力衰竭时出现面部不适、下肢水肿、腹水、腹胀、肝区胀痛等。

■ 二尖瓣狭窄患者体查时可见二尖瓣面容。心脏浊音界呈梨形。单纯二尖瓣狭窄时在心尖区可听到舒张期杂音。

■ 在风湿活动时，可出现血液白细胞增加、红细胞沉降率加快、C反应蛋白阳性、血清抗链球菌溶血素"O"升高等异常。

【超声心动图表现】

二维超声心动图

■ 二尖瓣增厚，以瓣尖为著，交界粘连，开放活动受限，开口减小。

■ 二尖瓣舒张期圆顶样运动，二尖瓣前叶呈"曲棍球杆"样改变（图5-1-1~图5-1-3）。

■ 胸骨旁左室短轴切面见二尖瓣于舒张期开口减小呈"小鱼嘴"样开口（图5-1-4）。

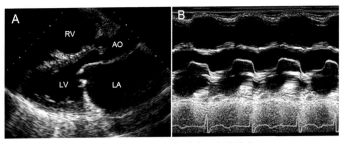

图 5-1-1　风湿性心脏病二尖瓣狭窄

A. 左心长轴切面见二尖瓣增厚，回声增强，舒张期圆顶样运动，前叶呈"曲棍球杆"样改变。左房右心增大；B.M 型示二尖瓣呈"城墙"样改变，前后叶同向运动

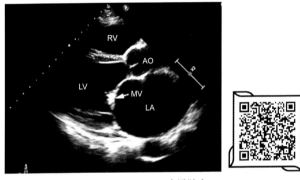

图 5-1-2　二尖瓣狭窄

二尖瓣增厚（箭头），左房扩大，MV：二尖瓣

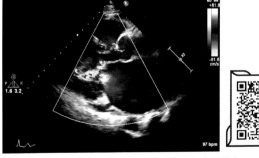

图 5-1-3　二尖瓣狭窄（彩色多普勒）

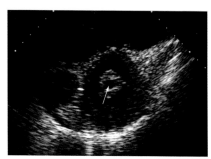

图 5-1-4　二尖瓣狭窄

左室短轴切面见二尖瓣开口明显减小，呈"鱼口状"（箭头）

- 左室长轴切面与四心腔切面可见左房增大，部分患者可见左房明显扩大及心包积液。
- 左房内可有云雾影形成，7%～15%的二尖瓣狭窄患者可发生左心房血栓。血栓脱落可形成游离的血栓（图5-1-5～图5-1-8）。
- 左室正常或变小，合并二尖瓣关闭不全时可扩大。

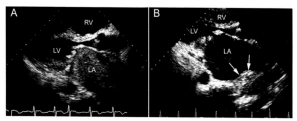

图 5-1-5　左房云雾影和左心房血栓

A. 左房内充满浓密的云雾影；B. 左心房血栓形成（箭头）

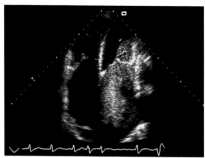

图 5-1-6　左房云雾影

左房内见呈旋涡状流动的云雾影

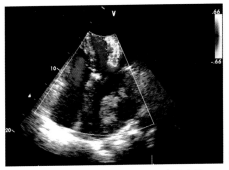

图 5-1-7 心房血栓
彩色多普勒见二尖瓣口舒张期高速血流

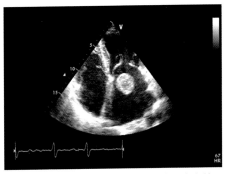

图 5-1-8 心房游离血栓

M 型超声心动图

■ 二尖瓣瓣尖增厚,活动度明显减低。

■ 射血分数斜率减低甚至消失,呈"城墙样"改变,前、后叶同向运动。

■ 左心房扩大。

多普勒超声心动图

■ 四心腔切面彩色血流多普勒示舒张期二尖瓣口左室侧可见红色为主五彩镶嵌血流信号。

■ 连续多普勒探测二尖瓣口血流频谱,血流速度加快,根据二尖瓣口血流平均压差和 E 峰下降的压力减半时间(PHT)判断狭窄程度(图 5-1-9)。

■ 40% 二尖瓣狭窄合并二尖瓣反流。

■ 通过测定三尖瓣口反流峰值压差估测肺动脉收缩压。

经食管超声心动图

■ TTE 检查不理想时应用经食管超声心动图对二尖瓣形态和血流动力学进行评估。

■ 经食管超声心动图能够探测心房内的血栓（图 5-1-10）。

■ 引导球囊扩张术，并测量术后瓣膜口面积、压力阶差和二尖瓣反流程度。

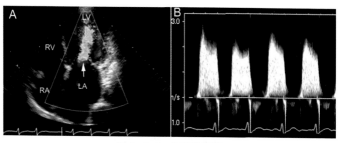

图 5-1-9 二尖瓣狭窄

A. 彩色多普勒示二尖瓣口高速射流（箭头）；B. 二尖瓣口连续多普勒血流频谱

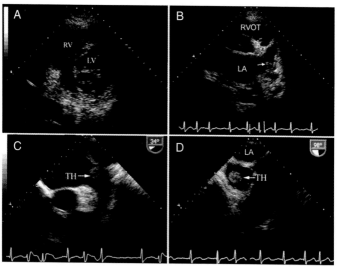

图 5-1-10 风湿性心脏病二尖瓣狭窄并左心耳血栓形成

A. 左室短轴切面见二尖瓣前后叶增厚、粘连、回声增强，开口减小呈鱼嘴状；B. TTE 见左心耳见不均质血栓样回声（箭头）；C. 经食管超声心动图左心耳明确的血栓回声（TH，箭头），左房内并见浓密的云雾影回声；D. 经食管超声心动图左心耳可见圆形血栓回声（箭头）

【诊断要点】

■ 瓣膜尤其是瓣尖增厚、开口减小。

■ 二尖瓣口开口面积＜ 2.0cm²。

■ M 型显示瓣膜增厚，射血分数斜率减低甚至消失呈"城墙"样改变，前、后叶呈同向运动。

■ 左房扩大，左房内可有血栓形成。

【二尖瓣狭窄程度的定量分析】

■ 二尖瓣口面积（表 5-1-1）

　● 二尖瓣水平左室短轴切面直接测量二尖瓣口面积。

　● PISA 方法计算瓣口面积：血流汇聚法，亦称近端等速度表面面积法（proximaisovelocity surface area，PISA）方法。

　● 压力减半时间（PHT）：二尖瓣口面积可以根据公式 220/PHT 计算（图 5-1-11）。

■ 二尖瓣口血流速度和压差：心尖四心腔连续多普勒获取二尖瓣口血流频谱，测量峰值幅度和压差、平均速度和压差，评估狭窄程度。

表 5-1-1　超声心动图对二尖瓣狭窄程度的评估

狭窄程度	瓣口面积（cm²）	平均压差（mmHg）	PHT（ms）
轻度	1.5 ～ 2.0	＜ 5	＜ 150
中度	1.0 ～ 1.5	5 ～ 10	150 ～ 220
重度	＜ 1.0	＞ 10	＞ 220

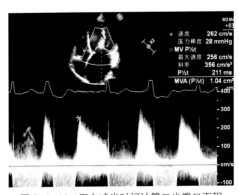

图 5-1-11　压力减半时间计算二尖瓣口面积

PHT 法计算二尖瓣口面积为 1.04cm²（房颤时需要计算多发心动周期取平均值）

【鉴别诊断】

- 风湿性二尖瓣狭窄的诊断需与先天性和退行性改变等引起的二尖瓣狭窄鉴别。
- 风湿性二尖瓣狭窄瓣膜本身增厚、钙化、交界粘连，瓣膜回声增强。
- 先天性病因所致二尖瓣狭窄开放受限，瓣膜本身纤细，通常无瓣膜钙化和交界粘连。
- 退行性病变发生钙化通常位于瓣根和瓣环，瓣下腱索与瓣尖无明显融合。

【注意事项】

- M 型超声射血分数斜率减低不是二尖瓣狭窄的特征性表现。左室收缩功能不全、左室舒张末期压力增加、主动脉瓣反流（主动脉瓣反流使二尖瓣前叶不能正常开放）的患者射血分数斜率也减低。
- 当二尖瓣叶和瓣膜下装置严重钙化时，用面积测量法评价二尖瓣口面积较为困难。
- 如果成像平面高于瓣尖，可能会高估真正的瓣膜口面积。用长轴切面定位真正的瓣膜口将会避免这种情况。
- 压力阶差取决于血流量。因此，容量负荷过重或不足将会高估或低估压差。
- 对于那些伴有轻度以上主动脉瓣反流或二尖瓣反流患者，应用连续方程计算二尖瓣面积不准确。

【知识要点】

- 二尖瓣狭窄的病因、病理及分型。
- 二尖瓣口面积的测量方法。
- 二尖瓣狭窄程度的定量分析。

【新技术应用】

- 二尖瓣三维超声成像：通过三维超声可对二尖瓣进行多个方位的观察，直观地显示二尖瓣的立体结构（图 5-1-12）。
- 二尖瓣口舒张期三维血流成像：通过三维超声可观察舒张期二尖瓣口的彩色血流束。
- 二尖瓣的 xPlane 成像：三维超声 xPlane 功能同时显示左室

长轴及二尖瓣口短轴两个切面，在该功能状态下能将右图的切面准确定位为二尖瓣瓣尖的水平，以保证瓣口面积测量的准确性（图5-1-13）。

■ PISA的三维成像：更为准确的评估二尖瓣瓣口面积。

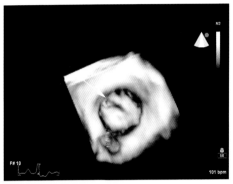

图5-1-12 二尖瓣狭窄三维超声成像

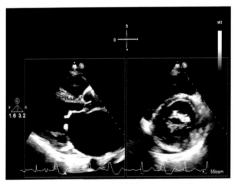

图5-1-13 二尖瓣的xPlane成像

第2节 二尖瓣关闭不全

【疾病简介】

■ 二尖瓣关闭不全是指在收缩期二尖瓣前后叶对合不良，部分左心室的血液经过二尖瓣口反流入左房。

■ 原发性瓣叶、腱索、乳头肌病变引起的称为原发性二尖瓣关闭不全。

- 由左室扩张、节段性或整个心室收缩功能障碍引起的称为继发性关闭不全。
- 二尖瓣关闭不全是成年人最常见的获得性瓣膜疾病。

【病理解剖】

- 先天或后天获得性二尖瓣装置（包括瓣叶、瓣环、腱索、乳头肌）任何一部分形态和功能异常，导致收缩期瓣叶对合时存在关闭裂隙。
- 引起二尖瓣关闭不全的病因和病变不同，病理解剖改变也各异。
- 常见病因
  - 先天性的，如二尖瓣裂缺、双孔二尖瓣、拱顶型二尖瓣。
  - 风湿性心脏病引起二尖瓣关闭不全，多合并二尖瓣狭窄或主动脉瓣病变。
  - 感染性心内膜炎。
  - 二尖瓣脱垂。
  - 腱索断裂或腱索乳头肌过长。
  - 缺血性心脏病引起的乳头肌功能不全。
  - 瓣膜退行性病变。
  - 结缔组织疾病，如系统性红斑狼疮、类风湿性关节炎。
  - 医院性，如二尖瓣球囊扩张术所致瓣膜穿孔或撕裂。

【血流动力学改变】

- 收缩期一部分血液由左室反流至左房，造成左房血流量增加，左房可缓慢扩大，压力升高。
- 左室舒张时，反流血液及肺静脉回流血液一同进入左室，左室前负荷增加。
- 长此以往造成左室功能衰竭，左心功能不全。
- 严重二尖瓣关闭不全可以造成肺水肿。
- 当二尖瓣关闭不全合并主动脉瓣狭窄时，由于左室后负荷增加造成二尖瓣反流加重。通常左房、左室扩大，肺淤血严重。

【临床表现】

- 轻度关闭不全患者通常没有明显的症状，或仅有心悸、乏力等非特异性症状。
- 急性二尖瓣关闭不全的患者可出现阵发性呼吸困难，端坐呼吸、咳嗽、咳粉红色泡沫痰等急性左侧心力衰竭症状。

■ 慢性二尖瓣关闭不全的患者可以在很长时间内没有症状，后期出现进行性加重的劳力性呼吸困难。

■ 体格检查：心界向左扩大 P2 亢进，P2 > A2，心尖部闻 3/6 级吹风样全收缩期杂音，向左腋下传导，可闻及第二心音分裂。

■ 心电图表现取决于病因和心腔扩大的部位等。

■ 胸部 X 线检查表现依病因和病变程度而异。严重时可见肺淤血，左房，左室增大。

【超声心动图表现】

二维超声心动图

■ 风湿性二尖瓣关闭不全

● 风湿性二尖瓣病变的特点是瓣膜增厚、僵硬，以瓣尖为著。

● 由于交界和腱索的融合，舒张期瓣下腱索与瓣叶呈 90°"曲棍球杆"形态。

● 瓣叶挛缩对合不良也较常见。

● 如合并二尖瓣狭窄时舒张期瓣口开放幅度较小。

■ 腱索断裂和脱垂引起二尖瓣关闭不全

● 瓣叶与腱索连续中断，断裂的腱索或乳头肌回声呈断续的点线状。

● 腱索断裂引起二尖瓣脱垂，收缩期瓣叶脱向左房，超过瓣环连线 2mm 以上。

● 严重时受损瓣叶、瓣尖、瓣体活动度增大，断裂腱索随瓣叶呈"挥鞭样"运动，收缩期甩入左房，舒张期反回左室。

■ 感染性心内膜炎引起二尖瓣关闭不全

● 赘生物是感染性心内膜炎的特征性表现。

● 赘生物常分布在瓣尖，位于瓣叶对合点的心房面，外形不规则，多数有蒂，也可没有。

● 受累及的瓣叶通常在结构或形态上存在潜在的异常，如黏液样变、风湿性病变等。

● 部分感染性心内膜炎患者可出现二尖瓣穿孔，或瘤样改变。

■ 缺血性二尖瓣关闭不全

● 二尖瓣叶本身没有原发病变，反流发生在心肌梗死(MI)后。

● 通常观察到节段性的室壁运动异常。

■ 先天性二尖瓣关闭不全
- 最常见为二尖瓣瓣叶裂：多见于二尖瓣前叶，瓣叶裂隙可从边缘延伸到瓣根，二尖瓣水平短轴可见"吊桥样"改变。
- 若为双孔二尖瓣畸形，二尖瓣短轴切面可显示分离的两个孔，左右排列，圆形或椭圆形，大小相等或不等。

M 型超声心动图

■ 不同病因引起的二尖瓣关闭不全的共同特点是收缩期二尖瓣前后瓣叶间可见大小不等的关闭裂隙。

■ 如瓣叶脱垂，M 型超声显示瓣叶收缩期 CD 段后移呈"吊床样"改变。

■ 腔室扩大的相应表现。

多普勒超声心动图

■ 左心长轴切面及心尖四心腔、二心腔和三心腔等切面显示二尖瓣心房侧明亮的五彩镶嵌的血流信号（图5-2-1，图5-2-2）。

■ 测量反流束的长度、宽度、面积与左房面积比等指标判断二尖瓣关闭不全的程度。

■ 反流方向多样，可为中心性或偏心性，瓣膜脱垂时反流方向与脱垂瓣叶相反。

■ 连续多普勒于二尖瓣左房侧探及高速反流频谱。

■ 脉冲多普勒显示收缩期肺静脉内血流发生反转时，诊断重度二尖瓣反流特异性比较高。

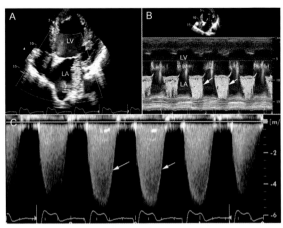

图 5-2-1　二尖瓣关闭不全

A.心尖四心腔切面二尖瓣左房侧见反流信号；B.M 型彩色多普勒二尖瓣左房侧见反流信号（箭头）；C.连续多普勒于二尖瓣左房侧探及高速反流频谱

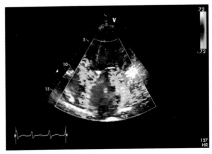

图 5-2-2　二尖瓣关闭不全

心尖四心腔切面二尖瓣和三尖瓣心房侧均见反流信号

【诊断要点】

- 二尖瓣装置包括瓣叶、瓣环、腱索、乳头肌形态和功能的异常，收缩期瓣叶对合不良，可见关闭裂隙。
- 彩色多普勒血流显像显示二尖瓣口左房侧反流信号。
- 根据反流束长度、宽度、面积、反流束面积及其与左房面积的比例、反流分数等判断瓣膜关闭不全的程度。

【二尖瓣反流的定量分析】

- 反流束的长度、反流束最小截面宽度（指反流束最狭窄部分的宽度）、反流束宽度及面积，反流束面积／左房面积比、反流分数等指标判断反流程度（表 5-2-1，图 5-2-3）。
- 二尖瓣反流分数＝反流量／舒张期二尖瓣流量，反流量＝舒张期二尖瓣流量－主动脉瓣流量。

表 5-2-1　超声心动图对二尖瓣反流程度的评估

评估指标	轻度	中度	重度
反流束范围	局限在瓣环附近	达左房中部	达左房顶部或肺静脉
反流束长度／左房长度	< 1/3	1/3 ～ 2/3	> 2/3
反流束最小截面宽度	< 3mm	3 ～ 7mm	> 7mm
反流束起始处宽度／二尖瓣直径	< 1/3	1/3 ～ 2/3	> 2/3
反流束面积	< 4cm^2	4 ～ 8cm^2	> 8cm^2
反流束面积／左房面积	< 20%	20% ～ 40%	> 40%
反流分数（新指南）	20% ～ 40%（< 30%）	40% ～ 60%（30% ～ 50%）	> 60%（> 50%）

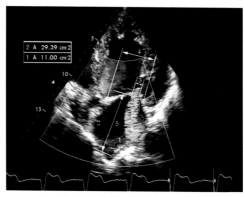

图 5-2-3　二尖瓣关闭不全的定量分析

1.反流束面积；2.左房面积；3.反流束宽度；4.二尖瓣环直径；5.反流束长度

【鉴别诊断】

- 导致二尖瓣反流病因的鉴别：风湿性、退行性、脱垂、感染性、缺血性和先天性等。
- 生理性二尖瓣反流：信号微弱，范围局限，占时短暂。

【注意事项】

- 在诊断二尖瓣关闭不全程度时，不能仅依据反流束的长度或宽度或面积来判断，要综合考虑反流束所有指标后判断。
- 左房顺应性和压力、左室压力和收缩功能等因素会影响二尖瓣反流程度。
- 二尖瓣口反流束为偏心性时，反流面积和严重程度会被低估，此时应结合心腔大小以及反流束最小截面宽度综合考虑。
- 适当调节仪器，尽量避免彩色增益、壁滤波、探头频率、脉冲重复频率、探头放置位置等因素影响彩色多普勒反流束的大小。
- 经食管超声能够比 TTE 更敏感、准确地显示二尖瓣反流。

【知识要点】

- 二尖瓣反流的病因。
- 二尖瓣反流血流动力学改变。
- 二尖瓣反流程度的定量分析。

【新技术应用】

- 二尖瓣三维超声成像：通过三维超声可对二尖瓣进行多个方位的观察，直观地显示二尖瓣的立体结构。
- 二尖瓣反流的三维成像：通过三维超声可观察收缩期从二尖瓣口反流入左房内的反流束和反流口（图 5-2-4）。
- 二尖瓣的 xPlane 成像：三维超声 xPlane 功能同时显示两个切面，在该功能状态下能观察不同切面二尖瓣反流的情况。
- PISA 的三维成像：更为准确的评估二尖瓣反流口的面积（图 5-2-5）。

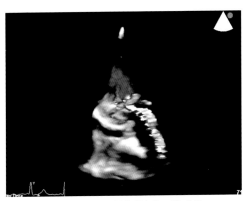

图 5-2-4　二尖瓣反流的三维成像

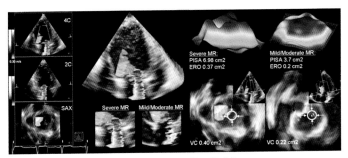

图 5-2-5　PISA 的三维成像

第3节 二尖瓣脱垂

【疾病简介】

二尖瓣装置（二尖瓣瓣环、瓣叶、腱索、乳头肌）的任何部分形态和功能发生变化，都会引起二尖瓣收缩期脱入左房，导致心脏血流动力学的改变。

【病理解剖】

- 主要为二尖瓣的黏液样变性，累及瓣膜和腱索。
- 瓣叶增厚、冗长，常呈苍白色，透明度增加，有时有溃疡和血栓形成。

【血流动力学改变】

- 二尖瓣脱垂患者，若不出现明显的关闭不全，无明显的血流动力学改变。
- 二尖瓣脱垂引起明显的二尖瓣反流，血流动力学改变同二尖瓣关闭不全。

【临床表现】

- 轻度或不合并关闭不全的患者通常没有明显的症状。
- 当脱垂合并较明显的二尖瓣反流时，症状同二尖瓣关闭不全。
- 听诊心尖区收缩中晚期喀喇音及收缩晚期杂音或喘鸣音单独存在。
- 心电图表现无明显特异性。
- 胸部 X 线检查表现依病变程度而异，合并严重二尖瓣关闭不全时可见肺淤血，左房、左室增大。

【超声心动图表现】

二维超声心动图

- 左室长轴及四腔切面观察，二尖瓣病变瓣叶增厚，腱索冗长，收缩期瓣叶脱向左房（图 5-3-1 ～图 5-3-3）。
- 收缩中晚期或整个收缩期二尖瓣叶向左房侧移位，超过瓣环水平大于 2mm（图 5-3-4）。

- 如果合并腱索部分或全部断裂，瓣叶大部分或全部脱入左房侧，可在多个切面观察到断裂腱索呈漂浮状，并随瓣叶自由摆动，呈"连枷样"。
- 二尖瓣水平短轴切面判断脱垂的部位，按照心外科Carpentier 命名原则，靠近前外侧联合为前后叶 1 区，中部为 2 区，靠近后内侧联合为瓣膜 3 区（图 5-3-5）。

M 型超声心动图

- 二尖瓣波群曲线，因脱垂的病因和部位不同表现各异。
- 前叶脱垂时，DE 速度增快；后叶脱垂时，CD 段明显多重回声，收缩中晚期二尖瓣曲线 CD 段后移，呈"吊床样"改变。
- 主动脉波群显示左房增大，如合并腱索断裂，收缩期左房内可显示断裂腱索的点样或线样曲线。
- 腔室扩大的相应表现。

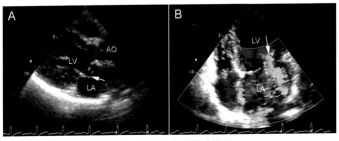

图 5-3-1　二尖瓣前叶脱垂

A. 左室长轴切面显示二尖瓣前叶收缩期脱向左房，超过瓣环连线（箭头）；B. 心尖四腔切面彩色多普勒显示沿二尖瓣后叶走行的大量偏心性反流信号（箭头）

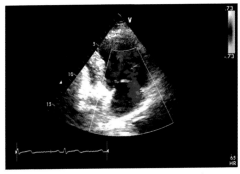

图 5-3-2　二尖瓣前叶脱垂

反流束沿左房后外侧壁至顶部回旋至左房内侧

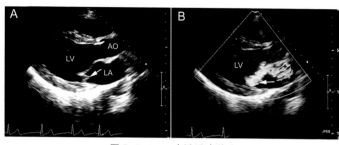

图 5-3-3　二尖瓣后叶脱垂

A. 左室长轴切面显示二尖瓣后叶收缩期脱向左房，超过瓣环连线；B. 彩色多普勒血流显像显示沿二尖瓣前叶走行的大量偏心性反流信号

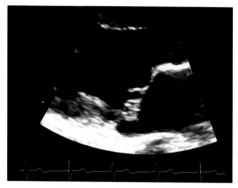

图 5-3-4　二尖瓣前叶脱垂

左室长轴切面（放大后）见前叶脱向左房，超过瓣环连线 7mm

多普勒超声心动图

■ 合并二尖瓣关闭不全者左房内可探及反流信号。

由于瓣叶脱垂时前后叶对合线不在一个平面，反流束多呈偏心性，沿脱垂瓣叶的对侧走行。

■ 前后叶同时脱垂时反流束可以是中心性。

■ 频谱多普勒于二尖瓣左房侧可探及收缩期高速湍流信号。

■ 判断关闭不全的程度方法（见本章"二尖瓣关闭不全"），但由于瓣膜脱垂引起的反流束呈偏心性，应用反流束最小截面宽度判断反流程度较准确。

经食管超声心动图

■ 详细定位二尖瓣脱垂部位和范围

● 胃底二尖瓣水平短轴切面显示瓣膜的六个分区及前外侧和后内侧联合。

- 在食管中段水平，晶片角度保持在 0°，五腔心切面显示 A1、A2 和 P2 区。
- 同一水平，角度调整到 40°左右，四腔心切面显示 A2、A3 和 P1 区。
- 60°左心两心腔切面（显示左心耳），观察紧邻左心耳的 P1 区。
- 90°两心腔切面显示 A1 和 P3 区。
- 120°～150°左室长轴切面显示 A2 和 P2 区。

■ 经食管超声对腱索断裂的诊断敏感性和特异性更高。
■ 二尖瓣脱垂合并赘生物、二尖瓣穿孔和脓肿等，经食管超声二维图像能提供更加准确可靠的信息。

【诊断要点】

■ 二维超声收缩期二尖瓣叶向左房侧移位，超过瓣环水平＞ 2mm。
■ M 型超声收缩期二尖瓣曲线 CD 段后移，呈"吊床样"改变。
■ 合并二尖瓣关闭不全者左房内可探及反流束信号，多为偏心性。

【二尖瓣脱垂的定位分析】

■ 二尖瓣的分区：按照 Carpentier 的命名原则分区（图 5-3-5）
- 由解剖学的外侧向内侧分为 1、2、3 区：前外侧联合为前后叶 1 区，中部为 2 区，靠近后内侧联合为瓣膜 3 区。
- 前叶：由外向内分别为 A1、A2、A3 区。
- 后叶：由外向内分别为 P1、P2、P3 区。
- 超声图像：二尖瓣短轴切面图像从观察者的角度看右侧为外侧，分区是按图像的右向左的顺序。
- 外科视野：从观察者的角度看左侧为外侧，分区是由图像的左向右的顺序。

■ 二尖瓣脱垂的分区：按 Carpentier 的命名原则分区判断脱垂的区域。
■ 经胸二维超声心动图（2D-TTE）二尖瓣脱垂的定位分析
- 二尖瓣水平短轴切面：能显示二尖瓣前后叶的分区，不能显示长轴方向的图像，对脱垂的观察有局限。
- 左室长轴切面：A2/P2。

- 心尖四心腔切面：A2/P2。
- 心尖五心腔切面：A1/P1。
- 心尖两心腔切面：A1/P3。
- 上述切面的观察受心脏大小和方位的影响是实际工作中存在误差。

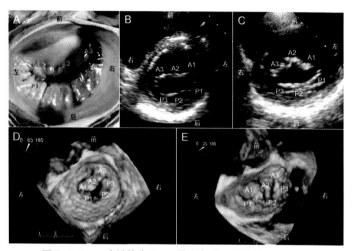

图 5-3-5 二尖瓣的分区，二维和实时三维超声显示二尖瓣

A. 二尖瓣的解剖：Carpentier 分区；B. 二维短轴切面显示二尖瓣分区；C. 二维短轴切面显示二尖瓣 A2 区脱垂；D. 实时三维超声短轴切面显示二尖瓣分区；E. 实时三维超声短轴切面显示二尖瓣 A1 区脱垂

- 经胸三维超声心动图（3D-TTE）：二尖瓣脱垂的定位分析
  - 实时三维超声、全容积成像等，可对图像再分析，显示脱垂的部位。受图像质量的限制。
  - 二尖瓣的 xPlane 成像：三维超声 xPlane 功能同时显示二尖瓣口短轴及左室长轴方向的两个切面。在该功能状态下将左图显示为二尖瓣口短轴以定位二尖瓣的分区，右图观察长轴方向的切面以确定是否有脱垂。二者相结合可准确定位二尖瓣脱垂的部位，明确分区。
- 经食管二维超声心动图：二尖瓣脱垂的定位分析。
- 胃底二尖瓣水平短轴切面：显示二尖瓣前后叶的分区。
- 食管中段水平，通过调整晶片的角度显示不同的切面，观察不同区域的脱垂
  - 0°，五心腔切面：A1、A2 和 P2。

- 40°左右，四心腔切面：A2、A3 和 P1。
- 60°，左心两心腔切面（显示左心耳）：观察紧临左心耳的 P1。
- 90°，两心腔切面：A1 和 P3。
- 120°～150°，左室长轴切面：A2 和 P2。

■ 3D-TEE：二尖瓣脱垂的定位分析
- 实时显示脱垂的三维图像，准确定位。
- 无干扰，图像清晰。
- 术前、术中和术后即刻评估脱垂及疗效。

【鉴别诊断】

■ 超声心动图对二尖瓣脱垂的诊断不是很困难，需要鉴别的是引起瓣膜脱垂的病因，如瓣膜退行性、风湿性、感染性心内膜炎、先天性等。

【注意事项】

■ M 型超声对诊断二尖瓣脱垂一直具有重要意义，但一定要注意探头角度的变化与二尖瓣正常运动曲线的关系，避免与正常范围的二尖瓣运动曲线混淆。

■ 由于二尖瓣环的非平面特性，二维切面超声在判断瓣膜是否脱垂时一定要多切面探查。

■ 二尖瓣脱垂引起的反流束为明显偏心性时，反流面积和严重程度被低估，此时应结合心腔大小以及反流束最小截面宽度综合考虑。

■ 实时三维超声心动图评价二尖瓣病变的部位，尤其是对交界部位脱垂诊断的准确性较高。

【知识要点】

■ 二尖瓣脱垂的病因。
■ 二尖瓣脱垂超声特征及判断标准。
■ 二尖瓣脱垂的定位分析。

【新技术应用】

■ 二尖瓣三维超声成像：通过三维超声可对二尖瓣进行多个方位的观察，直观地显示二尖瓣的立体结构（图 5-3-5）。

- 二尖瓣反流的三维成像：通过三维超声可观察收缩期从二尖瓣口反流入左房内的反流束和反流口。
- 二尖瓣的 xPlane 成像：三维超声 xPlane 功能方便快捷地对脱垂进行定位。
- PISA 的三维成像：更为准确的评估二尖瓣反流口的面积。
- 经食管实时三维超声心动图
  - 常规经食管二维切面显示二尖瓣装置后，进行实时三维成像。
  - 以术者的角度从左房面观察瓣膜六个分区及两个交界，脱垂瓣膜区域向房侧隆起（图 5-3-6，图 5-3-7）。
  - MVQ/MVN 定量分析瓣膜隆起高度、容积，精确评估脱垂的部位和程度（图 5-3-8）。

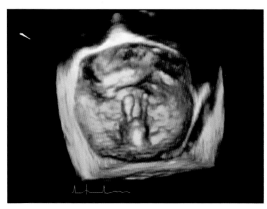

图 5-3-6　二尖瓣脱垂

经食管实时三维超声显示二尖瓣后叶 P2 区腱索断裂并瓣膜脱垂

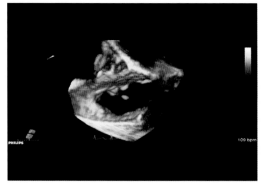

图 5-3-7　二尖瓣前叶脱垂

经食管实时三维超声显示二尖瓣前叶 A1 区脱垂

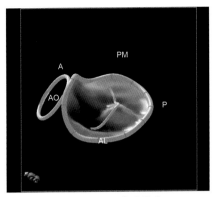

图 5-3-8　二尖瓣脱垂

经食管实时三维超声 MVQ 定量分析脱垂瓣膜膨起高度、容积

第 4 节　主动脉瓣狭窄

【疾病简介】

- 主动脉瓣疾病主要包括主动脉瓣狭窄和关闭不全及主动脉瓣脱垂，可以是先天性，也可是后天性的。其中以风湿性心脏病所致的主动脉瓣病变占多数，超声检查时均有特异表现，在诊断上具有重要价值。
- 主动脉瓣狭窄（aortic valve stenosis，AS）最常见病因为风湿性、先天性和退行性变（主动脉瓣硬化）。
- 单纯性主动脉瓣狭窄因风湿性引起的占 10% ～ 20%。
- 少见的病因见于阻塞性感染性赘生物（通常很大，如真菌性心内膜炎）、骨的 Paget 病、系统性红斑狼疮、类风湿性关节炎等。

【病理解剖】

- 后天性者多为风湿性心脏病所致。主动脉瓣的正常解剖结构被破坏，瓣叶增厚，硬化和畸形，结合部融合，形成主动脉瓣狭窄。
- 后天性的另一个原因为动脉粥样硬化性导致主动脉瓣纤维化、钙化等退行性病变，钙化主要发生在瓣叶根部及瓣环处。

- 先天性主动脉瓣狭窄瓣膜可为单叶、二叶、三叶或四叶，以二叶畸形较常见。由于瓣叶畸形，出生后开闭活动可致瓣叶受损，纤维化及钙化，最终形成狭窄。

【血流动力学改变】

- 血流动力学改变主要取决于瓣口面积的大小。
- 正常成人主动脉瓣口面积 $2.6 \sim 3.5cm^2$。瓣口面积轻度减小时，无血流动力学上的梗阻。
- 当瓣口面积减少 1/2 时，左室收缩压代偿性升高。
- 当减少至正常面积的 1/4 时，左室和主动脉间的压差常大于 50mmHg，心肌代偿性肥厚。

【临床表现】

- 部分患者没有症状，仅在体格检查时发现心脏杂音。
- 约 1/3 患者表现为活动后心悸、气短、胸痛、阵发性呼吸困难等症状，其中 10% 患者会继发右侧心力衰竭。
- 胸骨右缘第二肋间可触及收缩期震颤，可闻及收缩期主动脉瓣喷射性杂音，多在Ⅲ级以上。

【超声心动图表现】

二维超声心动图
- 左心长轴切面（图 5-4-1）

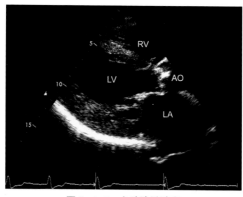

图 5-4-1 主动脉瓣狭窄
左心长轴切面见主动脉瓣回声明显增强（钙化），开口减小，左室壁增厚

- 风湿性病变者，瓣叶有不同程度的增厚、回声增强，瓣膜变形、僵硬，开口幅度明显减小。
- 退行性变时瓣环及瓣叶根部回声增强，一个或多个瓣叶回声增强增厚（＞2mm），活动僵硬，严重者可累及瓣体与瓣尖部。
- 主动脉内径增宽，回声增厚且增强。
- 重度狭窄时，室间隔和左室后壁增厚。

■ 心底短轴切面（图 5-4-2）

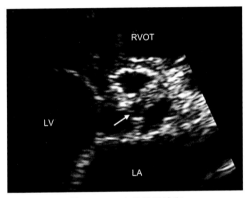

图 5-4-2　主动脉瓣狭窄

心底短轴切面显示主动脉瓣三个瓣叶均增厚，开口减小（箭头）

- 风湿性病变者，主动脉瓣叶有不同程度的增厚，舒张期关闭时失去正常的"Y"字形态，开口面积变小、变形，呈不对称性的"梅花状"。
- 钙化时瓣叶根部或整个瓣叶回声增强，活动僵硬。

■ 四心腔切面
- 室间隔和左室后壁增厚。

■ 五心腔切面和三心腔切面
- 进一步显示主动脉瓣叶病变和室壁厚度。

M 型超声心动图

■ 主动脉根部：主动脉壁曲线柔顺性减低，有僵硬感，活动幅度减低。

■ 主动脉瓣：主动脉瓣增厚，回声增强，开放幅度明显减小（图 5-4-3）。

■ 室间隔和左室后壁厚度：左室流出道增宽，多在 35mm 以上，室间隔和左室后壁增厚，多在 13mm 以上，活动幅度低平。

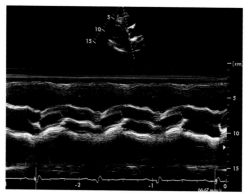

图 5-4-3　主动脉瓣狭窄

M 型主动脉瓣增厚，回声增强，开放幅度明显减小

多普勒超声心动图

■ 主要从心尖五心腔切面观察，胸骨右缘升主动脉切面和胸骨上窝主动脉弓长轴切面可进一步观察主动脉瓣口的血流情况。

■ 左室流出道血流在主动脉瓣口近端加速形成五彩镶嵌的射流束。射流束的宽度与狭窄程度成反比，即狭窄程度越重，射流束越细。

■ 射流束进入升主动脉后逐渐增宽，呈喷泉状。

■ 利用连续多普勒技术，可于狭窄的主动脉瓣口记录到收缩期高速射流频谱，狭窄程度越重，流速越高(图 5-4-4，图 5-4-5)。

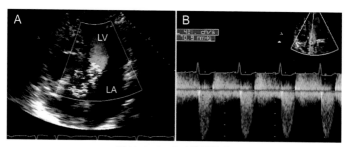

图 5-4-4　主动脉瓣狭窄

A. 五心腔切面彩色多普勒显示主动脉瓣口血流速度明显加快；B. 连续多普勒于主动脉瓣口探及收缩期高速血流频谱

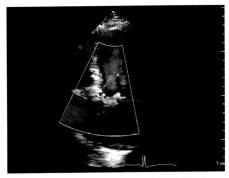

5-4-5 主动脉瓣狭窄

收缩期主动脉瓣口血流速度增快，舒张期见少量反流

经食管超声心动图

- 对主动脉瓣的形态结构显示更为清楚，能对瓣叶数目、开口大小等做出准确判断（图5-4-6）。

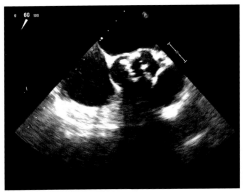

图5-4-6 主动脉瓣二叶畸形

经食管超声心动图显示主动脉瓣呈二叶，瓣膜钙化，开口减小

- 胃底切面：120°时左心两心腔切面显示主动脉、主动脉瓣和左心室流出道。
- 食管下段切面：130°～150°时左心室长轴切面显示前间隔、二尖瓣、左心室流出道、主动脉瓣和升主动脉。
- 食管中段切面：30°～60°时为主动脉根部短轴切面，重点观察瓣叶数目、形态、厚度、回声，测量瓣口面积。110°～150°时升主动脉长轴切面显示主动脉根部、升主动脉近段。

【诊断要点】

- 主动脉瓣增厚，回声增强，活动受限，瓣口开放面积减小。
- 动脉瓣口收缩期出现高速血流信号，并可探及瓣口两侧存在压差，升主动脉可出现狭窄后扩张。
- M 型曲线上主动脉壁主波低平、重搏波减弱，左室壁增厚，左室流出道增宽。
- 主动脉瓣口面积 < 2.0cm^2，瓣口的峰值流速及压差分别为 > 2m/s 及 > 16mmHg 时，诊断为主动脉瓣狭窄。

【主动脉瓣狭窄程度的定量分析】

- 通过主动脉瓣口的峰值流速反映收缩期左室与主动脉的压差，与主动脉瓣狭窄程度直接相关（图 5-4-7）。

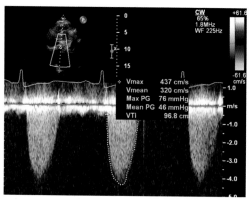

图 5-4-7　主动脉瓣狭窄的定量评估

连续多普勒测量瓣口速度和压差

- 流出道与主动脉瓣峰值流速之比 < 0.25 提示严重狭窄及 AVA<1cm^2。
- 连续性方程计算瓣口面积：面积 $_{AV}$= 面积 $_{LVOT}$ × 流速时间积分（VTI）$_{LVOT}$/VTI$_{AV}$（面积：cm^2；VTI：流速时间积分 cm）（图 5-4-8）。

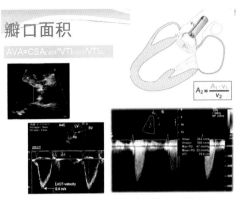

图 5-4-8　主动脉瓣狭窄的定量评估

连续方程计算主动脉瓣口面积

■ 最大和平均压差及瓣口面积是评价主动脉瓣狭窄程度的综合指数（表 5-4-1）。

表 5-4-1　超声心动图对主动脉瓣狭窄程度的评估

狭窄程度	瓣膜形态	瓣口面积（cm²）	瓣口面积指数（cm²/m²）	最大压差（mmHg）	平均压差（mmHg）
轻度	瓣叶增厚，运动受限	> 1.0	0.9 ~ 1.1	16 ~ 50	< 25
中度	瓣叶增厚，运动减低	1.0 ~ 0.75	0.6 ~ 0.9	50 ~ 80	25 ~ 50（ASE：22 ~ 40）
重度	瓣膜明显增厚且瓣叶固定不动	< 0.75	< 0.6	> 80	> 50（ASE：> 40）

【鉴别诊断】

■ 膜性主动脉瓣瓣下狭窄

● 一种先天性畸形。

● 左室长轴切面上可见主动脉瓣下有一纤维隔膜或瓣环下增厚的纤维环从室间隔伸向左室流出道。

● 在短轴切面上，可见与室间隔相连的天幕状纤维隔膜或流出道的环形隔膜，主动脉瓣正常或轻度增厚。

● 彩色多普勒示高速血流信号起自主动脉瓣下，主动脉瓣口血流也加快。

- 肥厚型梗阻性心肌病
  - 室间隔基底部局限性增厚和收缩期二尖瓣前叶的前向运动（SAM现象）为特征。
  - 主动脉瓣正常或仅轻度增厚，收缩期开放面积正常。
  - 彩色多普勒示高速血流信号起自主动脉瓣下，主动脉瓣口血流也加快。
- 主动脉瓣瓣上狭窄
  - 升主动脉的先天性发育异常。
  - 主动脉瓣开放正常，经食管超声检查可显示升主动脉的局限性狭窄。
  - 彩色多普勒高速血流信号起自主动脉瓣上，主动脉瓣口血流正常。

【注意事项】

- 主动脉瓣狭窄程度的低估
  - 当左室收缩功能减低（射血分数＜35%），跨瓣平均压差较低（≤30mmHg），主动脉瓣口面积≤1cm^{2}时，常低估真正的瓣口面积。
  - 中度或重度二尖瓣反流多普勒声束与血流角度较大（＞20°）。
  - 心室率较快的房颤。
- 主动脉瓣狭窄程度的高估
  - 左室活动增强。
  - 中度或重度主动脉瓣反流尤其是主动脉较细小的患者。
  - 伴左室流出道梗阻。
- 多巴酚丁胺超声心动图对左室收缩功能减低时狭窄程度的判断具有重要价值。具有收缩储备功能的患者其室壁运动分数或指数增加≥20%及射血分数增加≥10%，或者心搏出量增加至＞50%，峰值流速增加＞0.6m/s，或峰值压差增加≥20mmHg或较基础增加＞25%，而瓣口面积没有改变或改变＜20%提示主动脉瓣重度狭窄。
- 主动脉瓣钙化而无症状的主动脉狭窄患者随诊时，如主动脉瓣口射血速度每年快速增加≥0.3m/s，发生心血管事件的危险性逐渐递增。
- 经食管超声心动图观测瓣膜形态和面积较TTE更为敏感。

【知识要点】

- 主动脉瓣狭窄的病因及血流动力学特点。
- 主动脉瓣口面积的测量方法。
- 主动脉瓣狭窄程度的定量分析。
- 主动脉瓣的鉴别诊断。
- 多巴酚丁胺超声心动图对左室收缩功能减低时狭窄程度的判断意义。

【新技术应用】

- 主动脉瓣三维超声成像：通过三维超声可对主动脉瓣进行多个方位的观察，直观地显示主动脉瓣的立体结构（图 5-4-9，图 5-4-10）。
- 主动脉瓣的 xPlane 成像：三维超声 xPlane 功能同时显示左室长轴及主动脉瓣口短轴两个切面，在该功能状态下能将右图的切面准确定位为主动脉瓣瓣尖的水平，以保证瓣口面积测量的准确性。

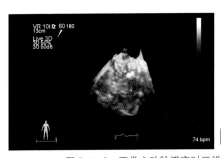

图 5-4-9　正常主动脉瓣实时三维成像

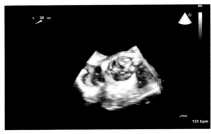

图 5-4-10　主动脉瓣狭窄

实时三维成像显示主动脉瓣明显钙化、狭窄

第5节　主动脉瓣关闭不全

【疾病简介】

- 主动脉瓣关闭不全（aorticvalveregurgitation，AR）可分为获得性或先天性，主动脉根部和（或）瓣膜病变均可导致主动脉瓣关闭不全。
- 常见原因包括风湿性心瓣膜病、瓣膜退行性变、感染性心内膜炎、先天性主动脉瓣畸形、主动脉瓣脱垂、马方综合征、室间隔膜部缺损、主动脉夹层、主动脉窦瘤等，梅毒性主动脉炎、自身免疫性疾病如强直性脊柱炎、类风湿性关节炎及系统性红斑狼疮等疾病也可导致主动脉瓣关闭不全。

【病理解剖】

- 瓣叶增厚、交界处融合及钙化，导致瓣叶挛缩、变形、变硬，边缘向主动脉窦侧卷曲，造成瓣叶活动性小，不能完全闭合。
- 因瓣膜粘连，风湿性主动脉瓣关闭不全常伴有狭窄。
- 主动脉根部动脉瘤和夹层累及瓣膜或使主动脉瓣环扩张导致主动脉瓣关闭不全。

【血流动力学改变】

- 左室同时接受来自左房的正常充盈血液和来自主动脉瓣口的异常反流血液使左心室容量负荷增加。
- 左室扩大、左室舒张压明显升高、左室射血分数下降和前向心输出量下降，使心力衰竭加重。

【临床表现】

- 急性重度 AR 主要是心力衰竭或肺水肿。
- 慢性患者可没有症状，重度 AR 可有气短、端坐呼吸等。
- 胸骨右缘第二肋间舒张期杂音，心尖搏动向左下移位。
- 当出现肺动脉高压和右侧心力衰竭时，可见颈静脉怒张、下肢水肿。

【超声心动图表现】

二维超声心动图
- 左心长轴切面

- 主动脉增宽，搏动增强，主动脉瓣开放幅度增大，舒张期主动脉瓣关闭时瓣膜闭合处可见一裂隙。
- 风湿性主动脉瓣关闭不全多合并有狭窄，此时瓣膜增厚，回声增强，瓣口开放幅度减小。
- 左室扩大。
- 心底短轴切面
  - 瓣叶边缘增厚变形，闭合线失去正常的"Y"字形态。
  - 严重关闭不全时可见闭合处存在明显的缝隙。
- 二尖瓣水平短轴切面
  - 当主动脉瓣反流束朝向二尖瓣前叶时，二尖瓣前叶受反流束的后推而呈倒置的"圆屋顶"状。

M 型超声心动图
- 主动脉搏动增强，主动脉根部内径增宽，主动脉瓣开放速度增快。
- 主动脉瓣关闭线呈双线。
- 主动脉瓣关闭线可出现快速扑动现象。左心室代偿性增大，左室流出道增宽。
- 当主动脉瓣反流束朝向二尖瓣前叶时，二尖瓣前叶产生快速扑动。

多普勒超声心动图
- 左室流出道内出现起自主动脉瓣环的舒张期反流信号。
- 轻度主动脉瓣反流束仅局限于主动脉瓣下；中度反流束可达二尖瓣前叶尖水平；重度反流束可充填整个左室流出道，长度可达心尖部（图 5-5-1，图 5-5-2）。

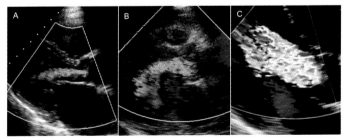

图 5-5-1 主动脉瓣反流

A.轻度：主动脉瓣反流束局限于主动脉瓣下，反流束宽度／流出道宽度<1/3；B.中度：反流束可达二尖瓣前叶瓣尖水平，反流束宽度／流出道宽度为 1/3～2/3；C.重度：反流束可充填整个左室流出道，长度可达心尖部，反流束宽度／流出道宽度>2/3

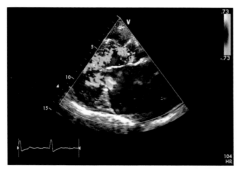

图 5-5-2　主动脉瓣反流

彩色多普勒舒张期见主动脉瓣反流，并可见二尖瓣狭窄及反流的高速血流信号

- 频谱多普勒可记录到左室流出道内舒张期高速血流信号（图 5-5-3）。

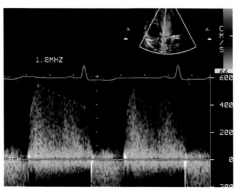

图 5-5-3　主动脉瓣反流

连续波多普勒测量主动脉瓣反流频谱压差减半时间

经食管超声心动图

- 对主动脉瓣的形态结构显示更为清楚，通过彩色多普勒观察瓣膜的反流情况（图 5-5-4）。
- 胃底切面：120°时左心两心腔切面显示主动脉、主动脉瓣和左心室流出道。
- 食管下段切面：130°～150°时左心室长轴切面显示前间隔、二尖瓣、左心室流出道、主动脉瓣和升主动脉。
- 食管中段切面：30°～60°时为主动脉根部短轴切面，重点观察瓣叶数目、形态、厚度、回声，测量瓣口面积。

110°～150° 时升主动脉长轴切面显示主动脉根部、升主动脉近段。

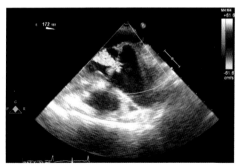

图 5-5-4　主动脉瓣反流

经食管超声心动图显示反流束

【诊断要点】

- 主动脉瓣增厚，回声增强，瓣叶对合处存在缝隙。
- 主动脉搏动增强，左室内径增大。
- 二尖瓣前叶舒张期可出现快速扑动波。
- 彩色多普勒显示舒张期左室腔内起自主动脉瓣的反流束，可探及反流频谱。

【主动脉瓣反流程度的定量分析】

- 反流束（缩流颈，vena contracta）宽度：反流束主动脉瓣下最窄处（图 5-5-5）。

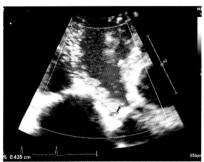

图 5-5-5　主动脉瓣反流

测量缩流颈为 4.35mm

- 瓣口反流束宽度与左室流出道宽度之比：较实用，胸骨旁左室长轴切面左室流出道与主动脉瓣环交接处测量反流束宽度和左室流出道最大宽度之比。
- 反流束截面积与左室流出道截面积之比：胸骨旁左室流出道短轴切面测量反流束的截面积和左室流出道截面积之比。
- 主动脉瓣反流频谱速度下降斜率：连续波多普勒测量主动脉瓣反流频谱压差减半时间（图 5-5-3）。
- 反流分数：反流分数 = 主动脉瓣反流量 / 主动脉瓣每搏量 = （主动脉瓣每搏量 - 二尖瓣每搏量）/ 主动脉瓣每搏量。主动脉瓣反流量亦可由主动脉瓣每搏量减去肺动脉瓣每搏量获得（表 5-5-1）。

表 5-5-1　主动脉瓣反流程度的定量分析

狭窄程度	轻度	中度	重度
反流束（缩流颈）宽度（mm）	3	3～6	> 6
反流束宽度 / 流出道宽度	< 1/3	1/3～2/3	> 2/3
反流束截面积 / 流出道截面积	< 1/3	1/3～2/3	> 2/3
反流频谱 PHT（ms）	> 600	300～600	< 300
反流频谱的浓度	浅	中	浓
反流量（ml）	< 30	30～59	≥ 60
反流分数（%）	< 30	30～49	≥ 50

【鉴别诊断】

- 生理性主动脉瓣反流
  - 反流束通常局限于主动脉瓣瓣下。
  - 反流束通常显示为单纯的色彩，通常只占据舒张早期，反流持续时间 ≤ 80ms。
  - 主动脉瓣的形态结构正常，心腔无扩大。
- 二尖瓣狭窄
  - 二尖瓣狭窄时，左室内舒张期高速湍流信号方向与主动脉瓣反流的方向相似。
  - 血流束的起源不同，二尖瓣狭窄异常血流束起源于二尖瓣口；主动脉瓣反流异常血流束起源于主动脉瓣口。
  - 二尖瓣狭窄异常血流在二尖瓣开放之后，频谱多为双峰；主动脉瓣反流发生在等容舒张期，在二尖瓣开放之前。

- 二尖瓣狭窄的最大流速一般不超过 3m/s，而主动脉瓣反流的最大流速一般大于 4m/s。

【注意事项】

- 主动脉瓣反流程度的评估应结合多个指标综合分析，不应局限于单项指标。
- 主动脉瓣偏心性反流彩色多普勒低估反流程度。
- 经食管超声心动图有助于主动脉瓣反流病因的鉴别，尤其是赘生物和瓣叶脱垂的发现、瓣周脓肿的鉴别等方面较 TTE 敏感。
- 术中应用经食管超声或心外膜超声可观察主动脉瓣反流患者修补瓣膜或人工瓣形态、开放及关闭情况，确定有无瓣周漏、瓣周裂，对于即刻评价手术疗效，避免二次开胸，提高手术成功率有重要意义。

【知识要点】

- 主动脉瓣反流的病因。
- 主动脉瓣反流血流动力学改变。
- 主动脉瓣反流程度的定量分析。

【新技术应用】

- 主动脉瓣三维超声成像：通过三维超声可对主动脉瓣进行多个方位的观察，直观地显示主动脉瓣的立体结构(图5-5-6)。

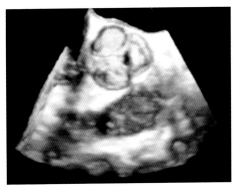

图 5-5-6 主动脉瓣关闭不全

实时三维超声显示主动脉瓣关闭时的裂隙

- 主动脉瓣反流的三维成像：通过三维超声可观察收缩期从主动脉瓣口反流入左室内的反流束和反流口。
- 主动脉瓣的 xPlane 成像：三维超声 xPlane 功能同时显示两个切面，在该功能状态下能观察不同切面主动脉瓣反流的情况。

第6节　主动脉瓣脱垂

【疾病简介】

- 主动脉瓣脱垂（aortic valve prolapse，AVP）是指一个或多个主动脉瓣叶在舒张期脱入左室流出道，伴或不伴有主动脉瓣关闭不全。
- 瓣叶与支撑结构的病变均可导致主动脉瓣脱垂。

【病理解剖】

- 主动脉瓣脱垂累及主动脉瓣 1 ～ 3 叶不等，据报道右冠瓣最易受累，其次是无冠瓣，左冠瓣罕见受累。
- 主动脉瓣完整，由于瓣膜脆弱、损伤或先天性畸形、瓣膜结构松弛、瓣膜过长等引起。
- 瓣膜破裂，可为自发性瓣膜破裂或感染所致。
- 主动脉瓣结合部支持组织丧失，如马方综合征、主动脉夹层等。
- 高位室间隔缺损累及主动脉瓣。
- 高血压性心脏病和冠心病可因缺血性病变造成瓣叶活动无力而致主动脉瓣脱垂。

【血流动力学改变】

- 20% 的主动脉瓣脱垂患者仅有瓣叶脱垂，但瓣叶对合紧密，无主动脉血液反流，而 80% 的主动脉瓣脱垂患者伴有主动脉瓣反流。
- 血流动力学改变类同于主动脉瓣关闭不全。

【临床表现】

■ 临床表现类同于主动脉瓣关闭不全。

【超声心动图表现】

二维超声心动图
■ 左心长轴切面和五心腔切面（图 5-6-1，图 5-6-2）
  ● 主动脉瓣在舒张期脱入左室流出道，超过了主动脉瓣根部附着点的连线以下，同时关闭线往往偏心。
  ● 主动脉瓣受损严重时，脱垂的主动脉瓣可呈"连枷样"运动，活动幅度大。
  ● 主动脉瓣反流时，左室扩大，左室流出道增宽，室间隔活动增强。
■ 心底短轴切面
  ● 主动脉根部断面增宽，主动脉瓣活动幅度增大，关闭线变形。

M 型超声心动图
■ 心底波群上主动脉明显增宽，主波增高，主动脉瓣活动幅度增大。当主动脉瓣脱垂呈"连枷样"运动时，左室流出道 E 峰之前，可见到脱垂的主动脉瓣反射。
■ 二尖瓣波群上左室扩大，室间隔活动增强伴有主动脉瓣关闭不全时，二尖瓣前叶可出现舒张期扑动波。

多普勒超声心动图
■ 当伴有主动脉瓣反流时，彩色多普勒显示与频谱多普勒探查类同于主动瓣关闭不全。
■ 反流束偏心（图 5-6-3）。

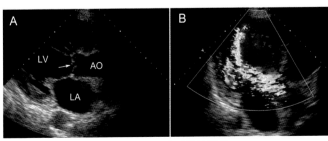

图 5-6-1 主动脉瓣脱垂

A. 左心长轴切面见主动脉瓣舒张期脱入左室流出道；B. 彩色多普勒显示舒张期由主动脉瓣口进入左室的偏心性反流信号

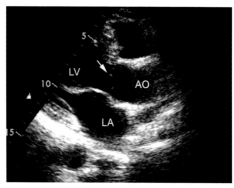

图 5-6-2　主动脉瓣脱垂

左心长轴切面见主动脉瓣舒张期脱入左室流出道（箭头）

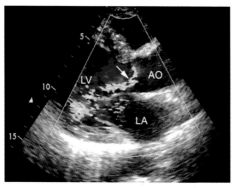

图 5-6-3　主动脉瓣脱垂

彩色多普勒显示舒张期由主动脉瓣口进入左室的偏心性反流信号（箭头）

【诊断要点】

- 二维超声心动图上主动脉瓣舒张期向左室流出道脱出，超过了主动脉瓣附着点连线以下，收缩期又返回主动脉内。
- 定量诊断
  - 轻度脱垂：舒张期主动脉瓣叶的结合点轻度向下移位。
  - 中度脱垂：舒张期主动脉瓣叶的结合点明显向下移位至主动脉瓣环水平以下。
  - 重度脱垂：舒张期一个或多个瓣叶脱向左室流出道。
- 主动脉瓣反流程度的评估详见主动脉瓣关闭不全（图5-6-4）。

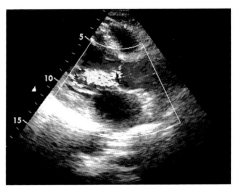

图 5-6-4　主动脉瓣脱垂

测量缩流颈宽度对主动脉瓣反流进行定量分析

【知识要点】

- 主动脉瓣脱垂的病因。
- 主动脉瓣脱垂超声特征及判断标准。
- 主动脉瓣脱垂的定位分析。

【新技术应用】

- 主动脉瓣三维超声成像：通过三维超声可对主动脉瓣进行多个方位的观察，直观地显示主动脉瓣的立体结构。
- 主动脉瓣反流的三维成像：通过三维超声可观察收缩期从主动脉瓣口反流入左室内的反流束和反流口。
- 主动脉瓣的 xPlane 成像：三维超声 xPlane 功能方便快捷地对脱垂进行定位。

第 7 节　三尖瓣狭窄

【疾病简介】

- 三尖瓣狭窄（tricuspid stenosis，TS）多为器质性，以风湿性多见，往往合并二尖瓣或主动脉瓣病变。
- 单纯性三尖瓣狭窄少见，约占风湿性心脏病的 1.7%，女性多于男性。

- 其他罕见病因有右房黏液瘤、类癌综合征、心内膜弹力纤维增生症、系统性红斑狼疮、心包或心外肿瘤等可导致右室流入系统梗阻。

【病理解剖】

- 三尖瓣狭窄多为器质性，以风湿性多见。风湿性可形成瓣膜结构的增厚、粘连和钙化，瓣膜开放和关闭受限。多同时合并二尖瓣和主动脉瓣病变。
- 先天畸形时瓣膜发育不良，短小，瓣膜附着位置下移。
- 感染性心内膜炎时瓣膜上可形成赘生物，多导致关闭不全，较少引起狭窄，严重时可引起腱索及乳头肌断裂。

【血流动力学改变】

- 右房排血受阻，右房及体静脉扩张、压力升高。
- 三尖瓣狭窄时右房与右室之间的舒张期压差增高，当三尖瓣口舒张期平均压差大于 2mmHg（0.27kPa），即可诊断为三尖瓣狭窄。
- 关闭不全时反流可使右房扩张，右室扩大，严重时也可导致体循环淤血。

【临床表现】

- 三尖瓣狭窄的症状多为风湿性心脏病瓣膜改变之一，常被二尖瓣病变掩盖。
- 有的可有明显的腹水、肝大、下肢水肿症状。查体可见颈静脉怒张，心脏收缩期前搏动增强。
- 听诊时在三尖瓣区可闻及舒张期杂音，杂音低调呈"隆隆样"，深吸气末增强。
- 临床上单纯三尖瓣狭窄很少见，多同时合并二尖瓣和主动脉瓣病变，有二尖瓣和主动脉瓣病变的临床表现和体征。

【超声心动图表现】

二维超声心动图
- 主要从四心腔、心底短轴和右室流入道等切面观察三尖瓣的形态结构。
- 瓣叶增厚、回声增强，瓣尖明显。

- 舒张期瓣膜开放活动受限，前叶呈"圆顶状"改变；瓣膜开口减小，开口间距多 < 2cm。与同一切面的三尖瓣瓣环的直径相比较，瓣口直径缩小。
- 腱索和乳头肌也可有不同程度的增厚、回声增强和粘连征象。
- 右房明显扩大，上下腔静脉明显增宽。
- 如合并二尖瓣或主动脉瓣的病变，可显示相应的超声征象，有二尖瓣和主动脉瓣形态和血流动力学的改变，左房增大，左室也可增大。

M 型超声心动图
- 三尖瓣前叶活动曲线斜率减慢，类似城墙样改变，形态与二尖瓣狭窄相似。

多普勒超声心动图
- 舒张期三尖瓣口以红色为主的五彩镶嵌射流信号进入右室，中心处常呈黄色或呈蓝色的斑点，在三尖瓣口的右房侧可出现血流汇聚区。
- 其射流显色的亮度受呼吸影响，吸气时显色亮度增加。
- 脉冲和连续多普勒在瓣口可记录到舒张期高速湍流频谱，频谱增宽，内部实填，与二尖瓣狭窄相似（图 5-7-1）。
- 多数的三尖瓣狭窄患者其瓣口舒张期血流流速较二尖瓣狭窄者低。
- 单纯的三尖瓣狭窄或不伴明显的三尖瓣反流者，其频谱曲线的 E 峰下降速度减慢，压力减半时间延长。
- 三尖瓣口舒张期血流速度受呼吸的影响，吸气时血流加快。
- 连续波多普勒可记录到血流峰值，由此可计算出跨瓣压差，可对狭窄的严重程度做出评估。合并关闭不全时可见收缩期起源于瓣口的蓝色反流信号。

声学造影
- 右心声学造影时：右房内造影剂排空延迟，可在右房内盘旋。

经食管超声心动图
- 经食管超声可见三尖瓣增厚，回声增强，瓣尖粘连，开口减小。
- 右心房增大，房间隔往往向左房侧膨出。
- M 型可见三尖瓣瓣叶增厚，回声增强，射血分数斜率减慢。
- 彩色多普勒舒张期在三尖瓣口出现射流束，频谱多普勒于三尖瓣口右室侧可探及舒张期负向射流频谱，速度加快，平均跨瓣压差增大，压力减半时间延长。

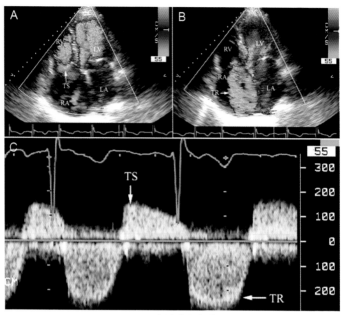

图 5-7-1　三尖瓣狭窄合并关闭不全

A. 彩色多普勒显示三尖瓣狭窄瓣口舒张期以红色为主的五彩镶嵌射流信号进入右室（箭头所示为三尖瓣狭窄形成的血流汇聚区，TS：三尖瓣狭窄）；B. 彩色多普勒显示收缩期起源于瓣口的蓝色反流信号（箭头所示为反流束，TR：三尖瓣关闭不全）；C. 连续多普勒显示三尖瓣狭窄和关闭不全（TR）的血流频谱

【诊断要点】

- 三尖瓣增厚、回声增强，开口减小，右房增大。
- 舒张期三尖瓣口的五彩射流信号，速度增快。

【三尖瓣狭窄的定量分析】

- 正常的三尖瓣口面积为 $6 \sim 8cm^2$。
- 一般以三尖瓣口舒张期平均压差 > 2mmHg 诊断为有血流动力学意义的三尖瓣狭窄。
- 当三尖瓣口舒张期平均压差 > 5mmHg，或瓣口面积 < $2.0cm^2$ 时被认为有外科手术治疗的指征。
- 二维超声难以完整显示三尖瓣口的横截面，不能用直接测量瓣口面积的方法对狭窄程度进行定量分析。
- 目前主要依靠频谱多普勒三尖瓣口舒张期峰值血流速

度、平均速度、峰值跨瓣压差和平均压差判断，但标准尚未统一。

- 三尖瓣口舒张期峰值流速和压差：一般以 ≥ 1.0m/s 代表轻度的三尖瓣狭窄；1.3 ～ 1.7m/s 为中度三尖瓣狭窄；> 1.7m/s 时为重度的三尖瓣狭窄。也可通过峰值跨瓣压差，进行分析：轻度狭窄时为 2 ～ 6mmHg；中度时为 7 ～ 12mmHg；重度时 > 12mmHg。
- 三尖瓣口舒张期平均流速和压差：轻度平均流速 < 1m/s，平均压差 2 ～ 3 mmHg；中度 1 ～ 1.2 m/s，平均压差 3 ～ 5mmHg；重度流速 > 1.2 m/s，平均压差 > 5mmHg。
- 压差减半时间：压力减半时间 ≥ 190ms 意味着重度狭窄。压差减半时间是估测二尖瓣狭窄瓣口面积的一种经验公式，仅适用于较为严重的二尖瓣狭窄。一般三尖瓣狭窄的程度比二尖瓣狭窄的程度轻，且多伴有不同程度的三尖瓣反流，结果产生的测量误差必然较大。因此采用压差减半时间估测三尖瓣狭窄的瓣口面积有待进一步的探讨。
- 彩色血流会聚法：彩色血流会聚法主要用于二尖瓣狭窄瓣口面积的计算，由于三尖瓣狭窄瓣叶之间角度较难准确测定，该方法的应用有局限性。
- 连续方程：通过二维超声测量主肺动脉内径，多普勒测得的该部位的流速积分和三尖瓣口舒张期的流速积分，即可通过连续方程求出三尖瓣口面积。$TVA=PAA \times TVI_{PA}/TVI_{Tv}$（TVA：三尖瓣口面积；PAA：主肺动脉面积；$TVI_{PA}$：肺动脉流速积分）。此方法优于压力减半时间估测法。但由于三尖瓣狭窄多数与三尖瓣反流并存，其实用性也有限（表5-7-1）。

表 5-7-1 超声心动图对三尖瓣狭窄程度的评估

狭窄程度	瓣口面积（cm²）	峰值速度（m/s）	平均速度（m/s）	最大压差（mmHg）	平均压差（mmHg）
轻度	> 3.0	1 ～ 1.3	< 1	4 ～ 6	2 ～ 3
中度	1.8 ～ 3.0	1.3 ～ 1.7	1 ～ 1.2	7 ～ 12	3 ～ 5
重度	< 1.7	> 1.7	> 1.2	> 12	> 5

【鉴别诊断】

- 右室流入系统梗阻的病因鉴别：右室流入系统梗阻多为风

湿性三尖瓣狭窄，诊断时应注意区分导致右室流入系统梗阻的疾病，如右房黏液瘤、类癌综合征、心内膜弹力纤维增生症和心内膜纤维化、系统性红斑狼疮、心包或心外肿瘤等。

■ 导致三尖瓣口血流速度加快的原因鉴别：三尖瓣狭窄可使三尖瓣口血流速度加快，诊断时应注意与三尖瓣口流量增大的一些疾病，如房间隔缺损、肺静脉异位引流入右房及三尖瓣明显反流等相鉴别。这些疾病三尖瓣的形态无变化，整个右室流入道流速均增高，彩色血流流速相对较低，流束宽大，频谱多普勒的 E 波下降斜率无明显减慢。

【知识要点】

■ 三尖瓣狭窄的病因。
■ 三尖瓣口面积的测量方法。
■ 三尖瓣狭窄程度的定量分析。

【新技术应用】

■ 三尖瓣三维超声成像：通过三维超声可对三尖瓣进行多个方位的观察，直观地显示三尖瓣的立体结构。
■ 三尖瓣口舒张期三维血流成像：通过三维超声可观察舒张期三尖瓣口的彩色血流束。
■ 三尖瓣的 xPlane 成像：三维超声 xPlane 功能同时显示左室长轴及二尖瓣口短轴两个切面，在该功能状态下能将右图的切面准确定位为三尖瓣瓣尖的水平，以保证瓣口面积测量的准确性。
■ PISA 的三维成像：可准确的评估三尖瓣瓣口面积。

第8节 三尖瓣关闭不全

【疾病简介】

■ 三尖瓣关闭不全多为功能性，可继发于各种可以引起右室扩张、三尖瓣瓣环扩张，或右室收缩压升高、肺动脉高压、右侧心力衰竭的心肺疾患等，以风湿性二尖瓣病变最为常见，右心室心肌梗死、肺动脉狭窄与艾森曼格综合征、原发性肺动脉高压和肺源性心脏病等也可导致三尖瓣关闭不全。

■ 原发性或器质性的三尖瓣反流相对少见，风湿性三尖瓣关闭较为少见，且常合并狭窄。

■ 其他还有先天性的瓣膜畸形，感染性心内膜炎等。

【病理解剖】

■ 三尖瓣关闭不全（tricuspid regurgitation，TR）多见于风湿性心脏病左心瓣膜病的继发性改变。

■ 器质性三尖瓣反流瓣叶发育不良、畸形、附着位置偏移，瓣叶裂孔或瓣叶脱垂或瓣膜松弛综合征等。

■ 功能性三尖瓣反流，瓣叶本身无明显的形态学异常，主要为瓣环扩张。

【血流动力学改变】

■ 右房扩张，上、下腔静脉也可扩张，严重时也可导致体循环淤血。右室因舒张期充盈增多，负荷加重而扩大，重度的三尖瓣反流因体循环淤血常引起周围水肿和腹水。

【临床表现】

■ 轻到中度关闭不全多无明显症状，重度常有活动后心悸气短、肝大、下肢水肿等症状。

■ 多数风湿性三尖瓣关闭不全都在二尖瓣狭窄的基础上发生，患者有二尖瓣狭窄的一系列临床症状，初为劳力性呼吸困难，随着病情的发展，出现休息时呼吸困难、端坐呼吸、阵发性夜间呼吸困难，甚至发生肺水肿。也可有咯血、胸痛、心绞痛等。

■ 听诊时在三尖瓣区可闻及收缩期杂音，杂音较多为吹风样，柔和，吸气时增强，强度在 3/6 级以下。三尖瓣反流较重时，杂音较响，且粗糙。

【超声心动图表现】

二维超声心动图
■ 风湿性瓣膜改变与狭窄类似，瓣叶有增厚、增强。
■ 感染性心内膜炎时瓣膜有团块状、息肉状或绒毛状赘生物附着，腱索和乳头肌可断裂，断裂瓣叶活动呈"连枷样"运动。

- 瓣膜发育不良时，瓣膜短小，隔瓣和后瓣附着点下移，与二尖瓣前叶距离＞1.5cm。
- 瓣环扩张，瓣膜关闭时可见裂隙。

M型超声心动图

- 当前叶冗长时可见活动幅度增大，关闭延迟。

多普勒超声心动图

- 右房内可见收缩期起源于三尖瓣口的反流信号，多沿房间隔，也可朝右房中央或侧壁方向流动。
- 轻度时，反流束局限于瓣环附近，中度时可达右房中部或后壁，重度时反流束远达右房顶部或进入腔静脉（图5-8-1，图5-8-2）。

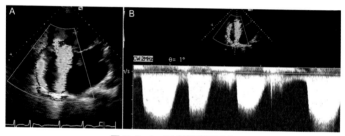

图5-8-1　三尖瓣关闭不全

A.心尖四心腔切面三尖瓣右房侧见大量反流信号；B.连续多普勒三尖瓣右房侧探及收缩期反流频谱

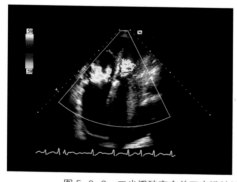

图5-8-2　二尖瓣狭窄合并三尖瓣关闭不全

- 三尖瓣关闭不全主要采用连续多普勒可记录血流频谱，表现为频谱增宽，呈单峰，内部实填，上升支和下降支均陡直，顶峰圆钝；速度常＞2m/s 或更快，速度的快慢与右室和右房间的压力差有关（图 5-8-3）。

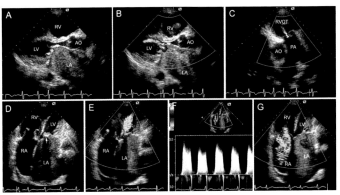

图 5-8-3　风湿性心脏病二尖瓣重度狭窄，三尖瓣重度关闭不全

A. 左室长轴切面见二尖瓣增厚粘连，开口明显减小；主动脉瓣增厚，回声增强，开放尚可；左房内可见浓密的自发性显影回声；B. 彩色多普勒：二尖瓣口左室侧可见明亮湍流信号；C. 彩色多普勒：大动脉短轴切面肺动脉瓣下可见少量反流信号；D. 心尖四心腔切面见二尖瓣增厚钙化（箭头），左房内见自发性显影回声；E. 彩色多普勒：舒张期二尖瓣口可见高速湍流信号；F.CW 测二尖瓣口频谱为高速充填湍流频谱；G. 心尖四心腔切面见三尖瓣开放尚可，右房侧见大量反流信号

- 由于三尖瓣关闭不全收缩期血液由右室反入右房，舒张期通过三尖瓣口的血流量增加，血流速度可加快。

声学造影

- 三尖瓣反流时造影剂于收缩期和舒张期在三尖瓣口往返穿梭，提示三尖瓣反流和右心排空时间延迟。

- 大量的三尖瓣反流可使右房压升高，甚至导致上下腔静脉的反流，故在造影时剑下矢状切面上下腔静脉和肝静脉内可见造影剂回声。

- 右心声学造影还有助于先天性心脏病右向左分流性疾病的诊断。

- 大量三尖瓣反流可导致右房压明显升高，使卵圆孔开放，造影可见除右心系统显影以外，左心以及主动脉也可见造影剂回声。

经食管超声心动图

- 能更清楚地显示三尖瓣形态的血流动力学变化，通过右室流入道切面和四腔心切面能够直接显示三尖瓣三个瓣叶的附着点，因而对导致三尖瓣关闭不全病因的诊断具有重要价值。

【诊断要点】

- 二维图像上可见瓣叶增厚、回声增强。瓣叶关闭时见裂隙。
- 彩色多普勒右房内可见源于瓣口的反流信号。
- 75% 的健康人群中可有轻微的三尖瓣反流。

【三尖瓣反流程度的定量评估】

- 临床上广泛是利用二维彩色多普勒血流显像对三尖瓣关闭不全进行半定量评估。将右房以三尖瓣环到房顶人为划为三个等分，观察三尖瓣反流束分布的范围，也可测量反流束的最大面积或反流束面积与同一切面上右房面积的比值对三尖瓣关闭不全的程度进行分析（表 5-8-1）。

表 5-8-1　超声心动图对三尖瓣反流程度的评估

反流程度	反流束宽度 / 瓣环宽度	反流束长度 / 右房长度	反流束面积 / 右房面积
轻度	< 1/3	< 1/3	< 20%
中度	1/3 ~ 2/3	1/3 ~ 2/3	20% ~ 40%
重度	> 2/3	> 2/3，反入下腔静脉	> 40%

- 轻度关闭不全反流束只分布于右房的一部分，不超过右房的近三尖瓣侧的 1/3，反流束面积与右房面积之比 < 20%；中度关闭不全反流束达右房中部或后壁，反流束面积与右房面积之比 > 20% 而 < 40%；重度关闭不全反流束远达右房顶部或进入腔静脉，反流束面积与右房面积之比 > 40%。
- 反流分数：在三尖瓣反流时，舒张期通过三尖瓣口的血流量比正常增加，收缩期由于部分血流返回右房，使肺动脉的射血量减少。舒张期三尖瓣口的血流量为右室的全部心搏量，而肺动脉口的血流量为右室的有效心搏量，两者之差即为反流量。利用脉冲式多普勒探测三尖瓣口的血流频谱，测量流速积分，采用二维超声测量三尖瓣环的直径计算面积，二者的乘积为三尖瓣口的血流量。同样方法计算肺动脉口的血流量。反流量除以右室全部心搏量即为反流分数。反流分数 = 反流量 / 右室全部心搏量 =（三尖瓣口血流量 － 肺动脉口血流量）/ 三尖瓣口血流量。

- ＝（$TVI_{Tv} \times TVA - TVI_{PA} \times PAA$）／$TVI_{Tv} \times TVA$。（TVA：三尖瓣口面积；PAA 主肺动脉面积；$TVI_{Tv}$：三尖瓣流速积分；$TVI_{PA}$：肺动脉流速积分）。

【鉴别诊断】

- 三尖瓣关闭不全的病因鉴别：区分导致三尖瓣关闭不全的病因，是相对性、风湿性还是感染性等。
- 与产生右房内异常血流的先天性心脏病相鉴别：诊断三尖瓣关闭不全时应注意与产生右房内异常血流的先天性心脏病相鉴别，如三尖瓣裂、左室-右房通道、Valsalva 窦瘤破入右房、冠状动脉-右房瘘等。

【知识要点】

- 三尖瓣反流的病因。
- 三尖瓣反流血流动力学改变。
- 三尖瓣反流程度的定量分析。

【新技术应用】

- 三尖瓣三维超声成像：通过三维超声可对三尖瓣进行多个方位的观察，直观地显示三尖瓣的立体结构。
- 三尖瓣反流的三维成像：通过三维超声可观察收缩期从三尖瓣口反流入右房内的反流束和反流口。
- 三尖瓣的 xPlane 成像：三维超声 xPlane 功能同时显示两个切面，在该功能状态下能观察不同切面二尖瓣反流的情况。
- PISA 的三维成像：可准确的评估三尖瓣反流口的面积。
- 三尖瓣疾病右室功能的评估亦十分重要，通过三维超声评估右室功能更为准确（图 5-8-4）。

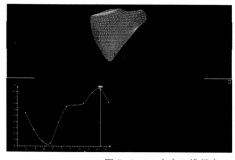

图 5-8-4 右室三维超声

第 9 节 感染性心内膜炎

【疾病简介】

■ 感染性心内膜炎（infective endocarditis，IE）是指由病原微生物直接侵袭心内膜而引起的炎症性疾病，在心脏瓣膜或心室壁内膜表面形成的血栓中含有病原微生物。

■ 根据病程及严重程度可分为急性和亚急性两类。

【病因】

■ 心血管基础病变：成年人中风湿性心脏病和二尖瓣脱垂是最主要的基础心脏病变；近年来，老年性瓣膜退行性变合并本病的比例有所增加。儿童患者中则以先天性心脏病为最主要的基础心脏病变。

■ 防御机制的抑制：如肿瘤患者使用细胞毒性药物和器官移植患者用免疫抑制剂时。

■ 其他：如人工瓣膜置换术后、先天性心脏病缺损修补或介入封堵术后、起搏器植入术或自动心律转复除颤器植入术后、静脉毒品的滥用等。

【病原菌】

■ 急性感染性心内膜炎起病急剧，多由毒力较强的化脓菌引起，其中大多为金黄色葡萄球菌，其次为化脓链球菌。

■ 亚急性感染性心内膜炎病程经过在 6 周以上，通常由毒力较弱的细菌引起。最常见的是草绿色链球菌（约占 75%），其次为牛链球菌、表皮葡萄球菌、肠球菌和革兰阴性菌。
- 真菌性心内膜炎最常由白色念珠菌引起。

【临床表现】

- 急性感染性心内膜炎常有败血症的表现，起病急骤，进展迅速，病情凶险。常有寒战、高热、皮肤黏膜出血、休克、血管栓塞等表现。新出现心脏杂音。
- 亚急性感染性心内膜炎起病缓慢，有全身感染的表现，如发热、乏力、消瘦、进行性贫血等。多数病例有原发病变的心脏杂音并有新出现的杂音。

【Duke 诊断标准】

- 主要标准：
  - 赘生物或活动性赘生物的组织学检查或心腔内脓肿血培养阳性：如草绿色链球菌、金黄色葡萄球菌、肠球菌、HACEK 菌群。
  - 细菌持续时间：≥ 2 次血培养阳性且间隔 ≥ 12 小时或 ≥ 3 次血培养阳性且间隔 ≥ 1 小时；培养 ≥ 4 次，70% 血培养阳性。
  - 有心内膜感染的证据：如超声心动图发现有活动的赘生物、脓肿、新出现的部分人工瓣膜撕裂、新出现的瓣膜反流等。
- 次要标准：
  - 心脏基础病变：风湿性心脏病、二尖瓣脱垂、老年退行性瓣膜病变、先天性心脏病、静脉注射毒品等。
  - 发热。
  - 栓塞现象及血管病损：大动脉栓塞、脓毒性肺梗死、真菌性动脉瘤、颅内出血、Janeway 损害。
  - 免疫学异常：肾小球肾炎、Osler 结节、Roth 斑、类风湿因子阳性。
  - 其他：包括杵状指、脾大、片状出血、瘀点、中央静脉及外周静脉塌陷、镜下血尿、红细胞沉降率增快（60 岁以下患者红细胞沉降率 > 30mm/h 或 60 岁以上患者红细胞沉降率 > 50mm/h）。
- 具备两个主要标准，一个主要标准和三个次要标准或五个次要标准就可以临床诊断 IE。

【超声心动图表现】

赘生物（图 5-9-1 ～图 5-9-10）

■ 赘生物是诊断 IE 的必要条件且是最常见的异常表现。

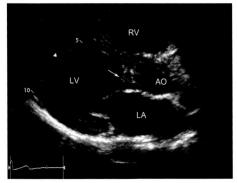

图 5-9-1　感染性心内膜炎

室间隔缺损修补术后左室流出道赘生物（箭头）

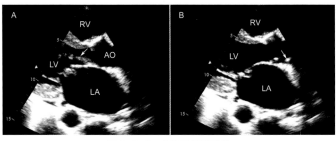

图 5-9-2　主动脉瓣赘生物

A. 主动脉脉瓣长条状赘生物舒张期进入左室（箭头）；B. 赘生物收缩期进入主动脉内（箭头）

■ 部位：赘生物多发生于血流冲击或局部产生涡流的部位，如二尖瓣关闭不全的心房面、主动脉瓣关闭不全的心室面、室间隔缺损的右心室面及动脉导管未闭的肺动脉内膜面等。

■ 大小：赘生物大小不一，但通常＞ 3mm。

■ 形态：赘生物的形状各异；它们通常是球状的但也可以是息肉状、管状、叶状、长形、带蒂的和单房或多房的。

■ 回声

● 新形成的赘生物回声与心肌回声类似（与同种软组织回声相似）。

- 赘生物的回声比心肌回声高，或赘生物部分或全部钙化表示赘生物形成时间较长或可能为已治愈的损害。
- 在新形成的较大的赘生物中可发现回声不连续的区域提示赘生物内有脓肿形成。

■ 活动度
- 带蒂的或是下垂的赘生物其活动性大。
- 长形的赘生物有部分活动度。
- 紧紧附着于瓣叶上的赘生物随瓣叶的活动而活动。

并发症的观察

■ 瓣膜穿孔
- 二维图像上表现为受感染的瓣叶组织有程度不同的连续性中断。
- 彩色多普勒在瓣叶的连续中断部位可发现高速的射流信号。

■ 脓肿
- 二维图像上表现为形状不固定的软组织回声团块（若为实质性）或大小可变的无回声团块（若为囊性）。
- 在心动周期中不随心脏的收缩和舒张而有所变化。
- 彩色多普勒未见彩色血流通过。

■ 假性瓣膜瘤（图 5-9-11）

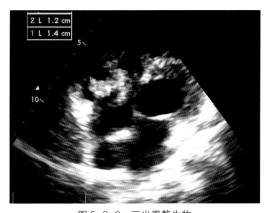

图 5-9-3　三尖瓣赘生物

三尖瓣可见 12mm×14mm 的赘生物附着

- 是由于感染和血流的剪切力对瓣膜或瓣环的直接扩展和侵蚀，或是主动脉瓣反流的射流束对二尖瓣前叶的心室面所造成的转移性感染而形成的。

- 二维图像表现为通过一个细的连续中断处（瘤颈部）与一囊状或袋状结构相交通。
- 假性瓣膜瘤的颈部开口于左室流出道，囊袋状的结构在心脏收缩期扩张，在舒张期回缩。

■ 瘘

- 瓣膜或瓣环的感染扩展形成假性瓣膜瘤并最终引起主动脉破裂或主动脉和左房、右房或右室之间形成交通。
- 彩色多普勒对瘘的诊断有极其重要的价值。

■ 人工瓣环撕裂

- 表现为缝合环的外缘和相应的瓣环间连续中断。
- 彩色多普勒可在此区域发现射流，通过识别缝合环周围彩色多普勒射流的程度可评价瓣环撕裂的程度。

■ 瓣膜反流：脉冲和连续多普勒尤其是彩色多普勒对评价瓣膜反流损害的严重程度和机制有重要的价值。

经食管超声心动图

■ 对赘生物及并发症的观察要优于 TTE，尤其是对于肺气肿、肥胖、胸廓畸形的患者。经食管超声心动图能检出更小的直径在 1～1.5mm 的赘生物；

■ 不受机械瓣造成的回声的影响；

■ 能更好地探查各种心内并发症，并有助于判定原来的心脏病变，对瓣膜反流的严重程度和左室功能的评估，可作为判断预后和确定是否需要手术的参考。

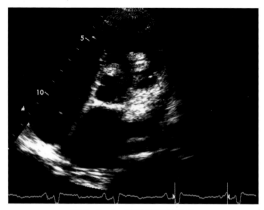

图 5-9-4　肺动脉瓣赘生物
肺动脉瓣可见赘生物附着

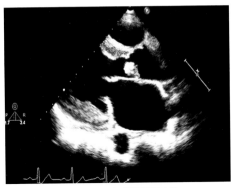

图 5-9-5 主动脉瓣赘生物

左室长轴切面主动脉瓣可见赘生物附着

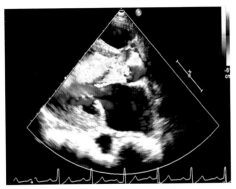

图 5-9-6 主动脉瓣赘生物

左室长轴切面见主动脉瓣大量反流信号

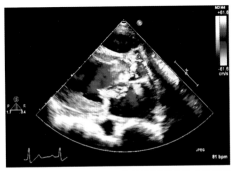

图 5-9-7 主动脉瓣赘生物主动脉瓣反流

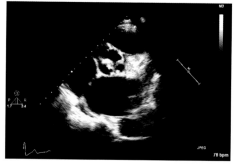

图 5-9-8　主动脉瓣赘生物
主动脉短轴切面

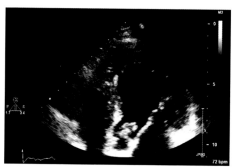

图 5-9-9　主动脉瓣赘生物
五心腔切面

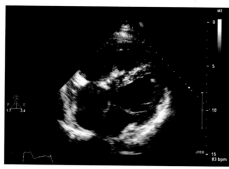

图 5-9-10　法洛四联症术后
室间隔补片右室面赘生物

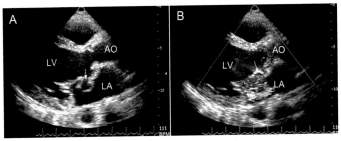

图 5-9-11 二尖瓣前叶瓣膜瘤

A.二尖瓣前叶见一囊状结构（箭头所示为瘤颈部）；B.彩色多普勒见血流信号经瘤颈进入瘤内（箭头）

【诊断要点】

- 赘生物：心腔出现赘生物和瓣膜上附着赘生物。
- 并发症：出现感染性心内膜炎的各种并发症，包括瓣膜穿孔、脓肿，假性瓣膜瘤、瘘，人工瓣环撕裂，瓣膜反流等。
- 结合 Duke 诊断标准分析判断。

【鉴别诊断】

- 瓣膜钙化
  - 多见于老年人或风湿性心脏病患者。
  - 通常为无活动性的强回声。
- 腱索断裂
  - 断裂的腱索比较长，活动度大，收缩期脱垂入心房侧。
  - 通常伴有相应瓣叶的脱垂和黏液样变性，并有明显的偏心性房室瓣反流。
- 乳头状弹力纤维瘤
  - 是非常少见的良性肿瘤，主要发生在主动脉瓣（主动脉侧）和二尖瓣（心房侧）。
  - 通常较小（< 2cm）；与瓣膜回声不同；叶状；通过蒂附着于瓣膜上，通常远离瓣叶关闭线；活动度大。
  - 相应的瓣叶正常或轻度增厚，通常不伴有瓣膜反流。
  - 它们通常偶然被发现，或是首先表现为体循环栓塞而被诊断。

【注意事项】

- 超声发现赘生物是诊断 IE 的必要条件且是最常见的异常

发现，诊断时一定要结合临床表现。经食管超声心动图较 TTE 对赘生物及其相关并发症的观察更为敏感。

- 人工机械瓣的声影和混响降低了 TTE 和经食管超声心动图观察人工瓣膜赘生物的敏感性。
- 在超声上并不能将赘生物与局限性的或结节样的瓣膜增厚以及钙化、良性的瓣叶结节（Arantii 结节）、瓣膜纤维条索、缝合环（尤其是二尖瓣置换术后）周围的缝合物质、瓣膜血栓或淋巴结炎完全区分开来，需要结合病史及其他实验室检查来提高 IE 的诊断正确性。
- 经有效的治疗赘生物可变小，形态可发生改变。对无明显变化的赘生物应追踪观察。

【知识要点】

- 感染性心内膜炎的病因。
- 感染性心内膜炎的临床诊断标准。
- 感染性心内膜炎的超声特征。

【新技术应用】

- 瓣膜病变评估的新技术均可应用。
- 包括三维超声成像、二尖瓣的 xPlane 成像、PISA 的三维成像等。

第 10 节　心脏人工瓣膜

【简介】

心脏人工瓣膜（prosthetic valve）是指用于替代严重受损瓣膜的人工制造的具有瓣膜功能的器具，心脏瓣膜置换的目的是最大程度的提高患者的生活质量，并使与瓣膜有关的并发症降至最低。

【分类】

生物瓣

- 异种生物瓣
  - 使用生物材料或与人工材料合成而制成的心脏瓣膜代用品。

- 制作生物瓣的材料常用的有牛心包和猪主动脉瓣两种。
- 同种异体瓣
  - 同种异体主动脉瓣和肺动脉瓣经过消毒、抗菌、低温保存的称为同种瓣膜。
  - 只能用于主动脉瓣和肺动脉瓣的替换。
    - 自体瓣：采用患者自己的肺动脉瓣移植到主动脉瓣位（ROSS 手术）。

机械瓣

- 全部使用人工材料制成的心脏瓣膜代用品称为机械瓣膜，有球瓣、单叶碟瓣、双叶碟瓣。目前临床应用最多的是双叶碟瓣。

【临床表现】

- 人工瓣膜功能正常时，患者可无明显的临床症状及自觉症状。
- 人工瓣膜瓣周漏：微量至少量时，可无明显症状；中度以上常出现溶血性贫血，症状类似于瓣膜关闭不全。主动脉瓣瓣周漏临床症状明显，主要有头昏、心慌、胸闷等，主动脉瓣听诊区可闻及舒张期杂音；二尖瓣瓣周漏时在心尖区可闻及收缩期杂音；三尖瓣瓣周漏时临床症状较轻。
- 瓣膜脱位患者突发心前区不适、胸闷、胸痛和心力衰竭的症状和体征。
- 瓣膜感染时患者出现长时间高热，听诊区可闻及新出现的杂音，或发生体循环的栓塞。
- 血栓形成：较小的血栓形成时，患者可无明显的临床症状；较大血栓形成时可因阻塞的部位不同而各异。

【正常人工瓣膜的超声心动图表现】

（1）异种生物瓣

二维超声心动图

- 二尖瓣位生物瓣在左室长轴、四腔心切面见伸向左室的瓣架回声，一般仅能显示两个瓣架（图 5-10-1，图 5-10-2）。
- 主动脉瓣位生物瓣在大动脉短轴切面可见圆形瓣环和三个瓣架，三个瓣叶大小均匀，瓣叶启闭正常。
- 生物瓣瓣架内的瓣叶活动有良好的柔韧性，回声一致，开放充分，对合缘无错位或脱垂。

M 型超声心动图

- 瓣架表现为强回声，运动幅度较低。
- 瓣膜回声与自体瓣膜相似，运动幅度较大。
- 彩色多普勒显示瓣口前向血流为层流，脉冲多普勒瓣口流速正常或轻度增快，血流性质为层流。
- 与正常自体瓣膜相比，人工生物瓣口面积小于自体瓣膜。
- 流经瓣口的最大血流速度一般在 1.5m/s 左右，很少超过 2.0m/s，根据流经二尖瓣位生物瓣血流多普勒频谱的压力减半时间所计算的有效瓣口面积多为 2.0 ～ 3.0cm² 。
- 瓣口中心和交界处可有少量反流信号。

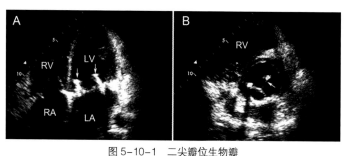

图 5-10-1 二尖瓣位生物瓣

A. 生物瓣瓣架的强回声（箭头）；B. 收缩期关闭的瓣叶，同正常自然瓣膜（箭头）

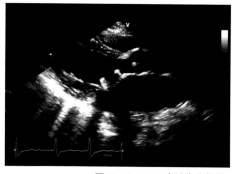

图 5-10-2 二尖瓣位生物瓣

（2）同种瓣（主动脉瓣位和肺动脉瓣位）

二维超声心动图

- 瓣叶纤细，活动柔软。
- 大动脉短轴切面显示三个窦和三个瓣叶大小均匀，瓣叶启闭正常

M 型超声心动图

■ 正常同种瓣其形态与自体瓣膜相同。

■ 主动脉瓣收缩期开放呈六边形，关闭线居中。

■ 主动脉前后壁厚度在窦管交界部位较正常稍厚。

多普勒超声

■ 舒张期瓣口中心和交界处可有少量源于瓣口的反流信号。

■ 收缩期瓣口流速正常或轻度增快，血流性质为层流。

（3）机械瓣

二维超声心动图

■ 双叶碟瓣开启时瓣叶与瓣环应呈近乎垂直状态，收缩期瓣叶复位至瓣环内（图 5-10-3）。

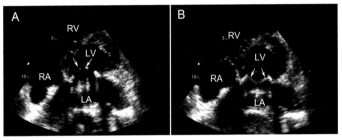

图 5-10-3　二尖瓣位双叶机械瓣

A. 四心腔切面显示舒张期二尖瓣位双叶瓣开放（箭头）；B. 四心腔切面显示收缩期二尖瓣位双叶瓣关闭（箭头）

■ 二尖瓣位单叶瓣瓣叶回声长，开启时与瓣环呈大约 70°，大口多朝向左室流出道方向。

多普勒超声

■ 机械瓣膜的血流状态与瓣的结构密切相关。由于瓣膜类型和大小不同，有效瓣口面积和跨瓣压差略有不同。

■ 双叶碟瓣舒张期瓣口呈中心性血流，有 3 束血流（图 5-10-4，图 5-10-5）。

■ 单叶碟瓣呈偏心性血流，呈一宽一窄两束血流，宽口血流朝向左室流出道。

■ 大多数正常的人工瓣膜有一定的血流受阻，造成瓣口流速轻度增加，呈现少量湍流频谱。

■ 彩色多普勒显示瓣膜有少量反流信号，色彩较浅淡，为正常机械瓣反流。

【人工瓣膜的多普勒超声定量分析】

■ 当二尖瓣位机械瓣口最大流速 ≤ 250cm/s，舒张期平均跨瓣压差 ≤ 8mmHg，有效瓣口面积 ≥ 1.8cm² 视为机械瓣功能正常。

■ 有作者提出二尖瓣流速积分与左室流出道流速积分比值 < 2.2，提示瓣膜功能正常。该比值不受左室功能影响，与瓣的大小关系不大。

■ 主动脉瓣位机械瓣最大流速 ≤ 300cm/s，最大跨瓣压差 ≤ 36mmHg。

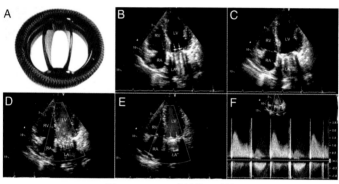

图 5-10-4　二尖瓣位双叶瓣

A. 双叶瓣实物图；B. 四心腔切面显示舒张期二尖瓣位双叶瓣开放（箭头所示为开放的两个瓣叶）；C. 四心腔切面显示收缩期二尖瓣位双叶瓣关闭；D. 彩色多普勒显示舒张期左房血流经二尖瓣位双叶瓣开放形成的3个孔流向左室（箭头所示为开放的3个孔）；E. 彩色多普勒显示收缩期二尖瓣位双叶瓣左房侧轻度反流信号（箭头）；F. 二尖瓣口舒张期血流频谱

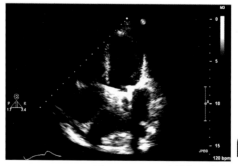

图 5-10-5　二尖瓣位双叶瓣

【人工瓣膜并发症的超声心动图表现】

（1）瓣周漏

- 二维超声心动图可直接显示缝合环与组织间的断裂。
- 轻度者血流动力学改变轻微，中—重度者反流明显，最终发生心力衰竭。
- 房室瓣位瓣周漏彩色多普勒表现为心房内侧壁或外侧壁可见源于缝合环以外的异常血流信号。
- 主动脉瓣位瓣周漏彩色多普勒表现为反流信号沿着室间隔侧或沿二尖瓣反流。反流束来自缝合环以外（图5-10-6～图5-10-8）。

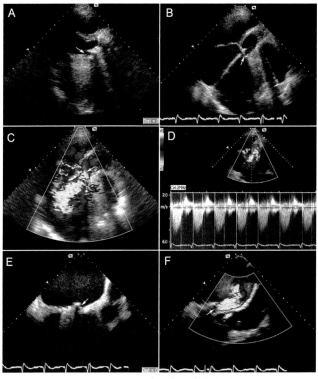

图 5-10-6　二尖瓣位双叶瓣瓣周漏

A. 左室长轴切面显示前叶瓣环外回声中断（箭头）；B. 心尖四心腔切面显示前叶瓣环外回声中断(箭头)；C.彩色多普勒在瓣外侧出现收缩期反流信号（箭头）；D.连续多普勒探及收缩期反流频谱；E.经食管超声心动图显示二尖瓣瓣周漏（箭头）；F.经食管超声心动图显示二尖瓣瓣周漏的血流（箭头）

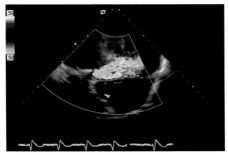

图 5-10-7　二尖瓣位机械瓣瓣周漏

经食管超声心动图观察

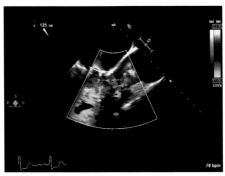

图 5-10-8　主动脉瓣位机械瓣瓣周漏

经食管超声心动图彩色多普勒收缩期瓣口血流速度明显加快

（2）血栓和栓塞

- 机械瓣和生物瓣均会发生。机械瓣发生率明显高于生物瓣。
- 血栓大多附在心房壁。并可见心房内血流缓慢，有自发显影征象。
- 瓣膜血栓形成可致瓣膜增厚、僵硬、狭窄，也可导致瓣膜关闭不全。

（3）生物瓣老化、撕裂与毁损

- 生物瓣膜替换术后中晚期瓣膜钙化、撕裂和毁损是生物瓣功能受损的主要原因。
- 瓣膜钙化主要导致狭窄和关闭不全。
- 二维超声显示瓣叶增厚，回声增强或不同程度的钙化，活动僵硬，有效瓣口面积缩小和出现相伴随的瓣口流速和平均压力阶差的增加。

- 当有效瓣口面积 ≤ 1.1cm^2，舒张期平均跨瓣压差 ≥ 14mmHg，提示瓣口狭窄。
- 瓣叶撕裂导致瓣膜关闭不全加重(图5-10-9，图5-10-10)。
- 病势一般来势突然、凶猛，二尖瓣或主动脉瓣撕裂会导致急性左心衰竭。三尖瓣撕裂出现右心衰竭明显加重。
- 超声心动图检查显示心脏内径较前明显增大和植入瓣膜关闭不全加重。

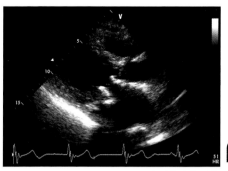

图5-10-9　二尖瓣位生物瓣撕裂

左室长轴切面见瓣叶脱入左房

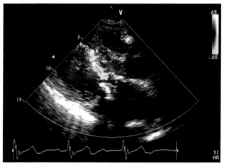

图5-10-10　二尖瓣位生物瓣撕裂

彩色多普勒见大量反流信号

（4）机械瓣功能障碍

- 二维超声瓣叶固定于舒张期，心房心室增大（图5-10-11）。
- 房室瓣功能障碍时收缩期心房侧可见源于瓣环与瓣叶的异常反流信号；单叶瓣失灵或双叶瓣两个瓣叶同时失灵时，舒张期前向血流与收缩期反向血流束宽度相似；双叶瓣一个瓣叶失灵时，舒张期前向血流束宽度略大于反流束宽度。主动脉瓣功能障碍时见瓣叶活动受到限制，彩色多普勒显示收缩期瓣口血流速度加快（图5-10-12）。

■ 频谱多普勒显示瓣口血流速度加快。

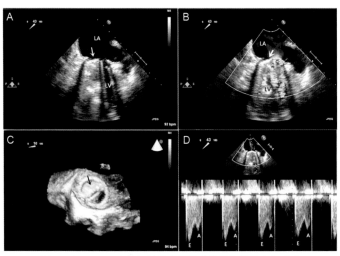

图5-10-11　二尖瓣机械瓣功能障碍的经食管超声心动图

A.食管中段不标准两腔心切面显示前外侧瓣叶活动良好，后内侧瓣叶无明显活动（箭头）；B.食管中段不标准两腔心切面的彩色多普勒显示二尖瓣口前向血流呈偏心型，前外侧瓣叶前向血流充盈良好，后内侧瓣叶处无明显前向血流（箭头）；C.三维超声显示后内侧瓣叶活动不佳（箭头）；D.频谱多普勒显示二尖瓣口前向血流速度增快（LA：左心房；LV：左心室；E：二尖瓣E峰；A：二尖瓣A峰）

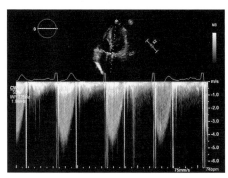

图5-10-12　主动脉瓣位机械瓣功能障碍

收缩期瓣口血流速度明显加快

（5）其他并发症

■ 除置换的人工瓣膜外，手术可能产生并发症，如假性室壁瘤等（图 5-10-13）。

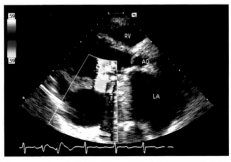

图 5-10-13　主动脉瓣和二尖瓣位机械瓣置换术后左室假性室壁瘤形成

左室后壁可见连续中断，其后方见瘤样结构包裹。CDFI 示收缩期血流由左室进入瘤腔

【诊断要点】

■ 首先询问病史，了解手术和置换瓣膜的类型。

■ 机械瓣表现为强回声，瓣叶后方可伴有多重反射声影。

■ 生物瓣有三个瓣架，瓣架内的瓣膜回声同自体瓣。

■ 主要是观察二维切面上瓣叶的活动度，利用彩色和频谱多普勒判断是否存在瓣膜异常。

【鉴别诊断】

■ 正常情况下任何机械瓣都有少量反流，主动脉瓣位机械瓣的正常反流 TTE 比较容易诊断。房室瓣位正常反流受机械瓣叶强回声反射在左心房内的干扰，有时不易被发现。

■ 瓣周漏应与正常瓣膜反流相鉴别：前者位于缝合环与组织之间，彩色多普勒有助于鉴别，后者为位于瓣环内的少量反流。

■ 血栓形成应与赘生物相鉴别：一般来讲，赘生物活动度较大，另外与临床病史密切结合，将有助于鉴别。

【注意事项】

■ 较小的瓣周漏裂隙无论经胸、经食管超声均难探测，当超声能探测到裂隙时，一般瓣周漏较大。

- 经食管超声探测瓣周漏较 TTE 敏感，能清晰显示机械瓣周边部的小裂隙和以红色为主的反流束。
- 有关瓣周漏的定量，与一般瓣口反流的定量相似。
- 正常情况下任何机械瓣都有少量反流，主动脉瓣位机械瓣的正常反流 TTE 比较容易诊断。房室瓣位正常反流受机械瓣叶强回声反射在左房内的干扰，有时不易被发现。通过多角度多切面探察能避开瓣叶强回声反射干扰。采用经食管超声是很好的选择。

【知识要点】

- 人工瓣的类型。
- 人工瓣的并发症和超声评估。

【新技术应用】

- 三维超声成像：通过三维超声可对人工瓣进行多个方位的观察，直观地显示人工瓣的立体结构（图 5-10-14，图 5-10-15）。
- 人工瓣反流的三维成像：通过三维超声可观察收缩期从人工瓣口和瓣周漏的反流束和反流口。
- xPlane 成像：三维超声 xPlane 功能同时显示两个切面，在该功能状态下能观察不同切面人工瓣的功能状况的情况。
- PISA 的三维成像：更为准确的评估人工瓣狭窄和反流口的面积。

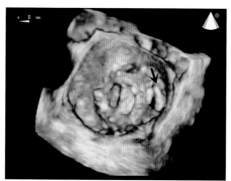

图 5-10-14　二尖瓣人工机械瓣瓣周漏 3D-TEE 表现

3D-TEE 外科术者视野观（左心房面观），可见二尖瓣人工机械瓣瓣周裂隙（箭头，相当于 6～8 点方位）

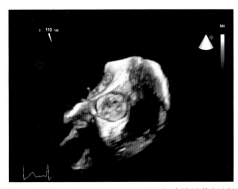

图 5-10-15　3D-TEE 示主动脉瓣位机械瓣功能障碍
瓣叶活动受限

第 6 章

主动脉病变

第 1 节　主动脉瘤

【疾病简介】

主动脉瘤包括真性主动脉瘤（aortic aneurysm）和假性动脉瘤（pseudoaneurysm of the aorta）。

【病理解剖】

- 真性主动脉瘤
  - 主动脉壁薄弱所引起的主动脉局限性管腔显著扩张或膨胀，可发生于主动脉的任何部位。
  - 真性主动脉瘤是由于肌性弹力性中层病变所致。主动脉壁中层薄弱或坏死，代之以结缔组织，使主动脉壁进行性变薄，受累部位扩大，逐渐形成动脉瘤，终至破裂。
  - 先天性动脉瘤包括起于主动脉窦的动脉瘤和伴发于马方综合征的动脉瘤。获得性动脉瘤病因包括动脉粥样硬化、高血压、感染、创伤等。
  - 病理形态分类：
    - 梭形或纺锤形主动脉瘤：主动脉呈梭形扩张，与正常主动脉分界不清。
    - 囊状主动脉瘤：主动脉壁局限性向外突出产生囊状扩张，瘤体与正常主动脉分界清楚。瘤体可有血栓形成。
    - 混合性动脉瘤：梭形和囊状两种病变并存。
- 假性主动脉瘤
  - 主动脉壁部分破裂，血液溢至血管外被局部周围组织纤维包裹形成的囊性搏动性血肿。
  - 主动脉全程均可发生，最常见的部位是主动脉峡部。

- 常见原因为外伤，还包括肿瘤、感染、主动脉炎和穿透性粥样硬化溃疡等。

【血流动力学改变】

- 较大主动脉瘤可压迫周围组织出现相应的血流动力学改变。
- 明显扩张的真性主动脉瘤和假性动脉瘤瘤体内血流缓慢，可形成血栓。
- 主动脉瘤破裂时产生大出血、胸腔积液、心包积液、心脏压塞等而危及生命。

【临床表现】

- 主动脉瘤瘤体较小时可无临床表现，较大时常出现胸痛、腹痛、声音嘶哑、呼吸困难、吞咽困难等周围组织压迫症状。
- 主动脉破裂临床表现凶险，出现剧烈疼痛、休克、心脏压塞而死亡。其他可有咯血、呕血、便血或心慌、气短、不能平卧等心功能不全等表现。

【超声心动图表现】

二维超声心动图

- 真性主动脉瘤（图6-1-1，图6-1-2）
  - 主动脉呈梭形或囊袋状局限性扩张，内径≥正常值的1.5倍。
  - 瘤体边缘与主动脉壁延续，瘤壁内膜，中膜和外膜都完整存在，其厚度、反射特性和构成特征与主动脉壁基本一致。
  - 瘤体内可见云雾状影和血栓形成。

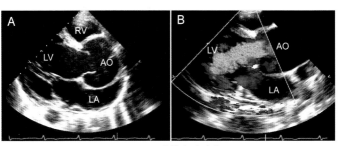

图6-1-1 真性主动脉瘤

A. 左室长轴切面见主动脉根部呈囊状扩张；B. 彩色多普勒见主动脉瓣明显反流

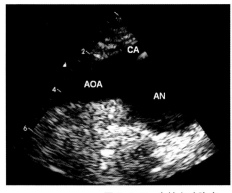

图6-1-2 真性主动脉瘤

主动脉弓降部。CA：主动脉；AOA：主动脉弓；AN：动脉瘤

- 假性主动脉瘤（图6-1-3）
  - 主动脉壁出现连续中断，其外周有一液性暗区的腔室包绕。
  - 瘤壁由血栓和周围组织所构成，厚薄不一、回声不均，与主动脉壁不延续。
  - 瘤腔通过主动脉壁上的连续中断处与主动脉腔相通，瘤腔内可见云雾状影或血栓。

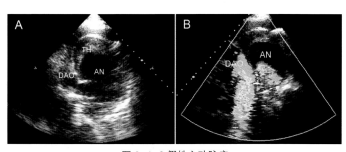

图6-1-3 假性主动脉瘤

A. 胸骨上窝切面探查示胸降主动脉左外侧管壁连续中断，其外周为液性暗区的瘤腔包绕，瘤腔顶部见血栓；B. 彩色多普勒收缩期见高速血流信号自降主动脉破口进入瘤腔内，降主动脉因管腔受压血流速度加快

M型超声心动图

- 主动脉根部扩张。
- 动脉瘤壁有搏动现象，前后壁活动方向相同。

多普勒超声心动图

- 主动脉瘤体内血流缓慢,彩色多普勒显示瘤体内色彩暗淡。
- 假性动脉瘤时除瘤体与动脉腔交通,收缩期动脉腔内血流进入瘤腔,舒张期瘤腔内血流进入主动脉。
- 主动脉根部动脉瘤可见主动脉瓣反流。

【诊断要点】

- 真性主动脉瘤:主动脉呈梭形或囊袋状局限性扩张,瘤壁为主动脉壁。
- 假性主动脉瘤:动脉瘤壁由血栓和周围组织所构成,瘤腔与主动脉腔相通。

【鉴别诊断】

- 真性动脉瘤与假性动脉瘤
  - 真性动脉瘤瘤壁由主动脉壁构成,瘤壁回声与主动脉壁相同。
  - 假性动脉瘤的瘤壁由血栓及周围机化软组织构成,其厚度、回声强度与主动脉壁差异较大。瘤腔与主动脉腔相通。
- 主动脉夹层
  - 主动脉腔内出现撕裂的内膜回声,该内膜将主动脉腔分为真腔和假腔。
  - 内膜回声连续中断出现破口。

【注意事项】

- 主动脉瘤可发生于主动脉全程的任何部位,应全面显示主动脉。
- 检查时除对主动脉瘤的观察外,还应注意主动脉瘤对周围组织的压迫征象、瓣膜反流、心包和胸腔积液等的观察。
- 经食管超声心动图相对 TTE 对胸主动脉的显示更为敏感。

【知识要点】

- 主动脉瘤的病因及病理改变。
- 真性与假性主动脉瘤的鉴别。
- 主动脉瘤与主动脉夹层的鉴别。

【新技术应用】

■ RT-3DE 技术能够直观主动脉瘤的位置、大小、形状及其毗邻结构关系等，克服了传统二维图像的限制，并能根据需要从多角度进行剖切观察，使诊断信息更丰富准确。

■ 通过先进的软件系统对瘤体进行体积和面积的测定，进而模拟手术路径等，对主动脉瘤的临床治疗方案的选择及术后疗效的监测具有重要意义。

第 2 节　主动脉夹层

【疾病简介】

主动脉夹层（aortic dissection）是主动脉内膜撕裂导致血流进入中层使主动脉壁形成夹层。主动脉夹层是主动脉最常见的灾难性事件，急性主动脉夹层是威胁生命的疾病。发病率约为每年 0.3%，未经处理的早期死亡率每小时递增 1%。

【病理解剖】

■ 其基本病变是主动脉内膜损伤、中层弹力纤维黏液性变及囊性坏死，血液渗入主动脉中层形成夹层血肿，致使主动脉壁从中层剥离并可有一定范围延伸扩展。

■ 主动脉夹层的形成与主动脉中层病变有明显关系，任何累及中层的疾病均可诱发主动脉夹层。其发病的可能原因有高血压、遗传因素、妊娠、创伤等。

■ 夹层血肿一旦形成，可沿主动脉壁及其分支在长度上或宽度上延伸一定的距离范围，形成平行于主动脉的假腔（false lumen），夹层血肿起源处的内膜伴有撕裂，形成入口（entry），借此与主动脉夹层的真腔（true lumen），即主动脉腔相通。

■ 在原发性内膜撕裂部位的基础上夹层可向近端或远端扩展，以后者多见。部分患者的夹层血肿可通过再入口（reentry）与主动脉腔相通。

■ 主动脉夹层的发生部位：可发生于主动脉的任一部位，最常见的部位为主动脉瓣上 5cm 处和左锁骨下动脉起源处的主动脉弓。

【主动脉夹层的病理分型】

主动脉夹层常根据内膜撕裂的部位和夹层血肿所波及范围进行分型，临床常用的是 DeBakey 分型和 Stanford 分型。随着外科手术的发展，临床提出改良的 Stanford 分型。

- DeBakey 分型
  - Ⅰ型：内膜破口位于升主动脉，夹层可累及升主动脉、主动脉弓和降主动脉。
  - Ⅱ型：内膜破口位于升主动脉近端；夹层局限于升主动脉。
  - Ⅲ型：内膜破口位于左锁骨下动脉远端；夹层常向下扩展至胸降主动脉或腹主动脉。如血肿向上逆行扩展到主动脉弓和升主动脉，则称逆行性夹层。
    - Ⅲa 型：夹层累及胸降主动脉（膈肌以上）。
    - Ⅲb 型：夹层累及腹主动脉（膈肌以下），甚至髂动脉。
- Stanford 分型
  - A 型：近端夹层，所有累及升主动脉的夹层。
  - B 型：远端夹层，所有未累及升主动脉的夹层。
- 主动脉夹层的改良分型：孙氏分型，主动脉夹层 Stanford 分型基础上的细化分型方法。
  - Stanford A 型主动脉夹层：
    - 根据主动脉根部病变情况，分为 A1、A2、A3 型。

      A1 型：主动脉窦部正常型，窦管交界和其近端正常或仅有一个主动脉瓣交界撕脱，无明显主动脉瓣关闭不全；

      A2 型：主动脉窦部轻度受累型，主动脉窦部直径 < 3.5cm，夹层累及右冠状动脉导致其开口处内膜部分剥离或全部撕脱，有 1 个或 2 个主动脉瓣交界撕脱导致轻至中度主动脉瓣关闭不全；

      A3 型：主动脉窦部重度受累型，窦部直径 > 5.0cm，或 3.5 ~ 5.0cm，但窦管交界结构因内膜撕裂而破坏，有严重主动脉瓣关闭不全。

    - 根据主动脉弓部病变情况，分为 C 型、S 型。

      C 型：复杂型（complex type），符合下列任意一项者：

      (1) 原发内膜破口在弓部或其远端，夹层逆行剥离至升主动脉或近端主动脉弓部；

      (2) 弓部或其远端有动脉瘤形成（直径 > 5.0cm）；

      (3) 头臂动脉有夹层剥离；

（4）病因为马方综合征。

　S 型：单纯型（simple type），原发内膜破口在升主动脉，
　　　　不合并 C 型的任何病变。

- Stanford B 型主动脉夹层
  - ◆ 根据主动脉扩张（≥ 4.0cm）的部位分为 B1、B2、B3 型：
    B1 型：降主动脉近端型，主动脉无扩张或仅有降主动脉
    　　　　近端扩张，中、远段直径接近正常；
    B2 型：全胸降主动脉型，整个胸降主动脉均扩张，腹主
    　　　　动脉直径接近正常；
    B3 型：全胸降主动脉、腹主动脉型，胸降主动脉和腹主
    　　　　动脉均扩张。
  - ◆ 根据主动脉弓部有无内膜撕裂累及，分为 C 型、S 型：
    C 型：复杂型（complex type），内膜撕裂累及左锁骨下
    　　　　动脉及远端主动脉弓部；
    S 型：单纯型（simple type），远端主动脉弓部未受累，
    　　　　夹层位于左锁骨下动脉开口远端。

【血流动力学改变】

- 真腔中血流灌注原主动脉腔，血流速度与正常人基本相
  同，血流速度快；而假腔中血流缓慢，两种血流由撕裂的
  内膜相隔离。
- 在入口与再入口的部位，真腔与假腔间血流相交通。入口
  处，血流收缩期由真腔流入假腔，舒张期则很少流动或由
  假腔流向真腔。
- 在入口处，血流流动的情况则与入口处相反，收缩期由假
  腔流向真腔，而舒张期由真腔流向假腔或很少流动。
- 无灌注的假腔内由于血流淤滞缓慢可形成阻塞或血栓。
- 夹层血肿波及冠状动脉时，影响其血流灌注，导致相应区
  域心肌缺血。
- 受累主动脉分支血管时出现相应的缺血表现。

【临床表现】

- 主动脉夹层患者常有明显而严重的临床症状与体征。急性
  期常出现突发性的、难以忍受的剧烈胸背痛，并可进行性
  加重；严重者可出现休克。
- 当累及冠状动脉，可出现心绞痛。

■ 受累主动脉分支血管时出现相应的缺血表现。

■ 当累及主动脉瓣，出现左心功能不全所致心慌、气短等。

■ 如瘤体继续扩大，可向动脉壁外破裂引起大出血而危及生命。

【超声心动图表现】

二维超声心动图

■ 直接征象

● 主动脉夹层患者受累主动脉节段常呈不同程度的增宽。

● 多个切面显示细长、活动的、线状回声为撕裂的主动脉内膜（图 6-2-1）。

● 撕裂的内膜将主动脉腔分为真腔和假腔，收缩期真腔扩张，假腔受压（图 6-2-2 ～图 6-2-4）。

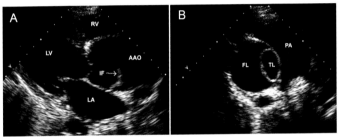

图 6-2-1 主动脉夹层（传统分型：DeBakey I 型，Stanford A 型）

A. 左室长轴切面于升主动脉内见撕裂的内膜回声；B. 升主动脉短轴切面见撕裂的内膜将主动脉腔分为真腔（TL）和假腔（FL）

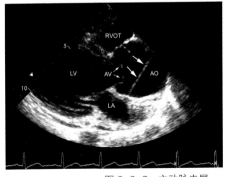

图 6-2-2 主动脉夹层

左室长轴切面于升主动脉内见撕裂的内膜回声（大箭头为撕裂的内膜，小箭头为主动脉瓣）

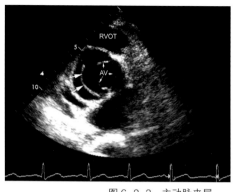

图 6-2-3　主动脉夹层

升主动脉短轴切面见撕裂的内膜将主动脉腔分为真腔和假腔（大箭头为撕裂的内膜，小箭头为主动脉瓣）

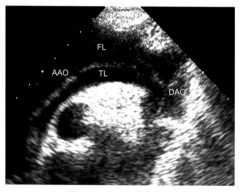

图 6-2-4　主动脉夹层

主动脉内撕裂的内膜回声从升主动脉延续至主动脉弓和降主动脉

- 假腔内可见云雾影和血栓形成。
- 破口：内膜回声带可见连续中断，断端呈飘带样运动。
- 钙化内膜中心移位，主动脉内膜反射明显增强增粗并向主动脉腔内移位或向主动脉腔中央靠拢。
  - 伴发征象
    - 主动脉瓣脱垂和主动脉瓣收缩中期关闭。
    - 主动脉瓣反流时二尖瓣可出现收缩期震颤。
    - 主动脉压迫左房。
    - 心包积液，有或无压塞征象。
    - 左侧胸膜腔积液。

● 如病变延及冠状动脉可引起左室壁运动异常。

M 型超声心动图

■ 主动脉多增宽，升主动脉内径＞42mm，主动脉弓和降主动脉内径＞40mm。

■ 主动脉前壁、后壁或前后壁增厚，厚度＞15mm。

■ 扩张的主动脉腔内可见漂浮的内膜，该内膜随心动周期呈有规律的活动。

多普勒超声心动图

■ 彩色多普勒显示真腔血流速度快，颜色鲜艳，脉冲多普勒取样容积置于真腔中时可记录到类似于正常人相应部位所记录到的多普勒频谱。

■ 假腔中血流缓慢，颜色暗淡，取样容积置于假腔中时可记录到低于真腔中的血流速度，有时延迟出现，有附壁血栓形成时，则仅显示血栓反射，而无血流信号出现。

■ 可见真腔与假腔间相交通的血流信号。入口处，血流收缩期由真腔流入假腔，舒张期则很少流动或由假腔流向真腔。再入口处，收缩期由假腔流向真腔，而舒张期由真腔流向假腔或很少流动（图 6-2-5，图 6-2-6）。

■ Ⅰ型和Ⅱ型可见不同程度的主动脉瓣反流（图 6-2-7 ～图 6-2-9）。

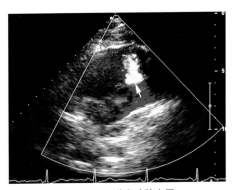

图 6-2-5　升主动脉夹层

瘤样扩张的升主动脉内见剥脱内膜回声，其上见破口。彩色多普勒见收缩期经破口进入假腔的血流信号

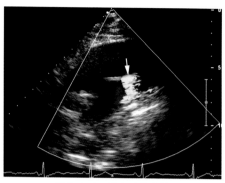

图6-2-6　升主动脉夹层

瘤样扩张的升主动脉内见剥脱内膜回声，其上见破口；彩色多普勒见舒张期经破口回到真腔的血流信号

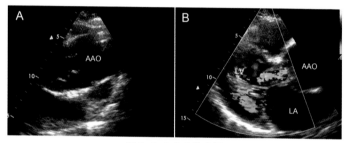

图6-2-7　主动脉夹层

A. 升主动脉长轴切面内见撕裂的内膜回声；B. 左室长轴切面舒张期见主动脉瓣反流信号

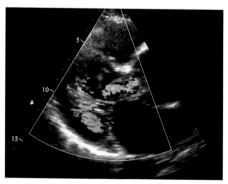

图6-2-8　主动脉夹层

左室长轴切面于升主动脉长轴切面内见撕裂的内膜回声，舒张期见主动脉瓣反流信号（箭头）

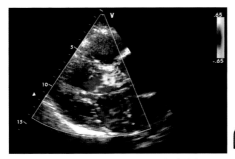

图6-2-9　主动脉夹层

舒张期见主动脉瓣大量反流信号

经食管超声心动图

由于食管紧邻胸降主动脉，经食管超声心动图可得到高质量的主动脉图像，对主动脉夹层的诊断、分型和指导治疗起很大的作用。

- 主动脉扩张。
- 主动脉内线状、呈漂浮样活动的内膜，分离主动脉的真假腔。
- 撕裂的内膜大多数在升主动脉内，少数在降主动脉。
- 如果真假腔交通，收缩期和舒张期内膜的漂浮活动会更明显。
- 收缩期真腔会扩张，假腔可受压。
- 部分患者能找到入口和再入口，此处内膜瓣回声带可见有连续中断现象，断端呈飘带样运动。
- 可确定冠状动脉是否累及。

【声学造影】

左心声学造影有助于识别主动脉真假腔和内膜撕裂口，有一定的实用性。

【诊断要点】

- 主动脉腔内见细长、活动的、线状撕裂的主动脉内膜回声，撕裂的内膜将主动脉分为真腔和假腔。
- 真腔收缩期扩张，血流速度较快；假腔收缩期受压，血流速度较慢，可有云雾影和血栓形成。
- 破口处内膜回声带连续中断。
- 主动脉多扩张。
- 其他可有主动脉瓣脱垂、主动脉瓣反流、左室扩大、左房受压等征象。

【鉴别诊断】

- 升主动脉内的伪像
  - 此回声带较平直，有一定厚度，反射模糊，主动脉走向完全一致。不似撕裂内膜般纤细、冗长，呈波浪状。
  - M 型曲线示此回声带其活动方向及幅度与主动脉壁完全一致。
  - 彩色多普勒血流图上可见血流信号穿过此回声带，回声带两侧的色彩一致。
- 主动脉瘤
  - 主动脉瘤仅表现为主动脉单纯瘤样扩张，其内无撕裂的内膜回声。
  - 如主动脉夹层假腔中充满血栓，并与撕裂的内膜融为一体时，其声像图与单纯主动脉瘤伴附壁血栓形成类似，应注意鉴别。
  - 主动脉瘤伴血栓形成时，钙化的内膜无中心移位，位于血栓的基底部。
- 主动脉壁间血肿
  - 主动脉壁内血肿定义为主动脉壁内局限性血肿。
  - 主动脉内无撕裂内膜存在。
  - 主动脉壁局限性增厚是主动脉壁间血肿的最特征性改变，典型的血管壁增厚分布呈新月形，少数也可呈不对称环形增厚。
  - 主动脉壁呈现不均匀的多层回声或分层现象。
- 假性动脉瘤
  - 假性动脉瘤表现为主动脉壁连续中断。
  - 动脉壁中断常为动脉壁全层，破口局限，其残端短小，不随血管舒缩活动。
  - 假性动脉瘤病变范围较局限。

【注意事项】

- 主动脉夹层可发生于主动脉全程的任何部位，应注意结合多个声窗，尽可能连续地观察主动脉的不同节段。需将二维、M 型、频谱及彩色多普勒、经食管超声心动图等技术相结合，才能做出正确诊断。

- 部分病例首先发现主动脉瓣反流，应注意寻找导致主动脉瓣关闭不全可能的原因并予以鉴别，进一步探查才显示主动脉夹层。
- 主动脉夹层属于心血管疾病的急重症，死亡率高。因此可疑急性主动脉夹层超声检查过程中应高度注意患者病情与血流动力学变化。尤其在经食道超声检查时，偶然引发心动过缓、房室传导阻滞、高血压等严重不良反应，对主动脉夹层的病情进展可能出现不利影响。经食道超声检查时间以不超过 20 分钟为宜。
- TTE 对于诊断升主动脉夹层有一定诊断价值，经食管超声心动图更为敏感。

【知识要点】

- 主动脉瘤的病因及病理分型。
- 主动脉夹层超声心动图表现。
- 主动脉夹层真假腔的鉴别。
- 主动脉瘤与主动脉夹层的鉴别。

【新技术应用】

- RT-3DE 技术能够直观主动脉夹层的位置、破口结构等，克服了传统二维图像的限制，并能根据需要从多角度进行剖切观察，使诊断信息更丰富准确；通过三维准确测量瓣环，术前选定人工瓣的型号。
- 通过先进的软件系统对主动脉夹层进行分析，进而模拟手术路径等，对主动脉瘤的临床治疗方案的选择及术后疗效的监测具有重要意义。

第 3 节 主动脉窦瘤

【疾病简介】

- 主动脉窦瘤（aneurysm of aortic sinus 又称 aneurysm of sinus of valsalva）是指因各种先天性或获得性原因导致的主动脉窦壁的肌肉和弹力纤维部分中断或柔软，在血流的长期冲刷下扩大而明显变薄，局限性向外呈囊袋状突出。

- 主动脉窦瘤的发生率较低，通常发生于右冠状动脉窦（65%～85%）或无冠状动脉窦（10%～30%），较少于左冠状动脉窦。
- 主动脉窦瘤占全部先天性心脏病患者的1.4%～3.5%，亚洲人群较欧美人群发病率高。

【病因】

- 主动脉窦瘤多数为先天性原因，也可能合并其他先天性心脏病，其病因尚不完全清楚，可能源于主动脉瓣环上方附着点胚胎发育不良、结构薄弱或主动脉根部中层与主动脉瓣纤维间连接缺陷，并在血流冲击下形成瘤样突出，这种类型发病早，窦瘤易破裂。
- 获得性主要由梅毒、感染性心内膜炎、动脉硬化、主动脉夹层、创伤及医源性损害等原因破坏窦壁组织引起，这种类型患者多为中老年人，且不易破裂。

【病理解剖】

- 主动脉窦瘤为主动脉窦壁的肌肉和弹力纤维部分中断或柔软，在血流的长期冲刷下扩大而明显突出、变薄形成囊袋状物。
- 99%为单个主动脉窦发生窦瘤，以右冠状动脉窦瘤（占81%）最常见，极少数发生于两个或三个主动脉窦。
- 窦瘤内口直径约10mm，瘤体直径5～28mm，长4～40mm。
- 冠状动脉窦瘤有先天性与获得性两种
  - 先天性原因为发育过程中主动脉窦的中层与瓣环分离，缺乏肌肉与弹力纤维组织，形成结构上的薄弱点，形成囊样物，最后壁薄破裂，出现由左向右分流。
  - 获得性者可由于梅毒、感染性心内膜炎、动脉硬化、主动脉夹层、创伤及医源性损害等原因破坏窦壁组织引起，其后果与先天性相似。
- 囊内压力增大、囊壁变薄致使窦壁破裂，血流进入与破口相通的心腔即主动脉窦瘤破裂。
  - 破口多在瘤体顶端，一般为一个，也可呈筛孔状。
  - 右冠状动脉窦瘤80%以上破裂到右室，其次为右房，少部分破入室间隔形成室间隔夹层，或经夹层破入心室。
  - 无冠窦瘤92%以上破入右房。

- 左冠状动脉窦瘤可破入左室、右房、左房或心包。
- 两个以上窦瘤可同时破入某一个腔室或分别破入两个以上腔室。
- 其他少见破入部位为肺动脉、胸腔、上腔静脉与心包。
- 病理分型（Sakakibara 分型）
  - Ⅰ型：窦瘤起源于右冠状动脉窦的左部，突入右室流出道最上部即肺动脉左、右瓣之下，突出的瘤体可阻塞右室流出道，造成漏斗部狭窄；合并室间隔缺损的主要为此型，且其中高位室缺占 50.62%；由于主动脉瓣环缺乏支持，此型亦易产生主动脉瓣关闭不全。
  - Ⅱ型：窦瘤起源于右冠状动脉窦的中部，突入右室室上嵴上。
  - Ⅲ型：窦瘤起源于右冠状动脉窦的右部，突向室间隔膜部或右房。
  - Ⅳ型：窦瘤起源于无冠状动脉窦，突入右房。

【血流动力学改变】

- 舒张期动脉血大量涌入则明显扩张，收缩期变小。主动脉窦瘤未破裂无明显血流动力学和房室腔大小的改变。
- 瘤体较大时可压迫周围的传导系统如房室结或希氏束时产生心律失常和传导阻滞。
- 瘤体突入右室流出道、三尖瓣口、冠状动脉口等引起局限性梗阻。
- 窦瘤破裂时左向右分流量比较大，如伴有主动脉瓣移位和脱垂，导致主动脉瓣反流，可引起心腔容量负荷过重和心肌工作量增加，可致左心扩张和心功能不全。
- 破口越大、压差越大、分流越大，对血流动力学影响越大。
- 主动脉内血液大量分流可导致冠脉供血不足或猝死。
- 若破入心包，可立刻因心脏压塞致死。
- 合并畸形：室间隔缺损、主动脉瓣脱垂、二瓣化、肺动脉瓣狭窄、反流或动脉导管未闭等。

【临床表现】

- 较小及未破裂的主动脉窦瘤无明显临床表现。
- 瘤体较大者可引起完全性房室传导阻滞甚至心室纤颤等心律失常。

- 梗阻位于冠状动脉起源处则可导致心肌缺血表现。
- 发生在邻近主动脉瓣水平的窦瘤可引起主动脉瓣口狭窄或主动脉瓣反流。
- 窦瘤破裂 50% 以上有明显的诱发因素，如负重、剧烈活动、突然用力、分娩或感染发热等。
- 窦瘤破裂患者心前区常突然出现连续性杂音，或原有杂音性质改变与加重，伴有气促、心悸、胸痛及水肿等心力衰竭症状和体征。
- 窦瘤可合并感染性心内膜炎、血栓形成和外周血管栓塞等病变。

【超声心动图表现】

二维超声心动图
- 主动脉窦呈瘤样向外局限性扩张，瘤体可呈指状改变，随着心动周期摆动（图 6-3-1）。

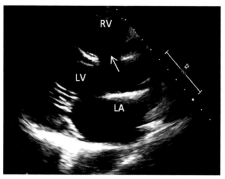

图 6-3-1　主动脉右冠窦瘤破入右室

左室长轴切面见主动脉右冠窦呈瘤样膨向右室流出道，可见破口（箭头）

- 瘤壁多纤细、光滑、少数可增厚、钙化；舒张期瘤体变大，收缩期瘤体变小；瘤体内可形成血栓。
- 窦瘤破裂后，通常在瘤壁上可见连续中断。
- 破口常位于瘤体顶端，宽 0.3 ~ 0.6cm，少数可有多个破口。
- 在破口的边缘可见游离、残存的瘤壁组织呈活瓣样飘动，以舒张期更为明显。
- 房、室腔可有不同程度扩大。
- 当破入室间隔时，形成室间隔夹层。

M型超声心动图

■ 主动脉增宽，活动幅度增大，部分病例可见主动脉窦壁连续中断。

■ 主动脉瓣关闭线向窦瘤侧偏移，主动脉瓣在收缩期可嵌入中断处。

■ 窦瘤破入的相应房室腔扩大。

■ 冠状动脉窦瘤破入室间隔可见室间隔左、右室面分开，其间有一液性暗区。

多普勒超声心动图

■ 冠状动脉窦瘤未破时，彩色多普勒于瘤体内可见舒张期呈现五彩镶嵌血流信号，但壁完整，无穿壁的血流信号。

■ 窦瘤破裂

● 彩色多普勒可见穿过瘤壁的多色镶嵌的湍流信号（图6-3-2，图6-3-3）。

● 多普勒在窦瘤之破口处或破口的下游，可记录到特征性的连续性湍流，常以舒张期更明显（图6-3-4）。

● 脉冲和连续多普勒在破口处或破口下游可探及高速湍流频谱，峰值速度多为 3.5 ～ 4.75m/s。

● 窦瘤破入左室和室间隔者为舒张期分流，破入其他部位者为连续性分流。

● 合并畸形者有相应的表现。

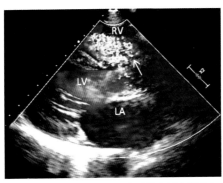

图6-3-2 主动脉右冠窦瘤破入右室

彩色多普勒于破口显示主动脉右冠窦瘤破入右室

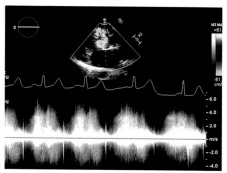

图6-3-3　主动脉右冠状动脉窦瘤破入右室
连续多普勒在破口处探及高速湍流频谱

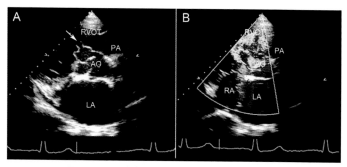

图6-3-4　主动脉右冠状动脉窦瘤破入右室流出道
A.主动脉短轴切面见主动脉右冠状动脉窦瘤样膨向右室流出道，可见破口（箭头）；B.彩色多普勒于破口处见连续性分流血流信号

【声学造影】

- 窦瘤突向右心者，右心声学造影时可见窦瘤形成的囊性负性造影区。
- 窦瘤破入右心者，右心声学造影时可见囊性负性造影区和（或）分流形成的射流负性造影区。

【诊断要点】

- 主动脉窦呈瘤样向外局限性扩张，破裂后可见瘤壁回声中断。
- 窦瘤破裂彩色多普勒可见穿过瘤壁的分流信号，在破口处或破口下游可探及高速湍流频谱，多为连续性。
- 右心声学造影时可见囊性负性造影区和(或)射流负性造影区。

【鉴别诊断】

- 室间隔膜部瘤或瘤样室间隔缺损
  - 在室间隔上端出现扩大的瘤样结构,膜部瘤靠近三尖瓣隔瓣。
  - 分流多数为收缩期湍流。
- 室间隔缺损伴主动脉瓣脱垂
  - 右冠瓣可经过室间隔缺损进入右室流出道,反流的主动脉血流除进入左室外,尚可经室间隔缺损进入右室。此时在临床上于胸前区可闻及双期杂音,甚至呈连续性。
  - 在二维超声显像中也可见一瘤状结构突向或进入右室。
  - 多普勒探测该处既可记录到室间隔缺损所致的收缩期湍流,又可记录到主动脉瓣的舒张期反流,可被误诊为冠状动脉窦瘤破裂。
  - 多普勒血流信号虽为双期但非连续性。
- 室间隔缺损伴肺动脉瓣关闭不全
  - 较大的流出道部位室间隔缺损,如伴有肺动脉瓣反流时可记录到双期湍流而与窦瘤破入右室流出道相混淆。
  - 其双期湍流并非连续性,彩色血流显像可清晰显示右室流出道内收缩期湍流系源于流出道部位室间隔缺损,舒张期湍流系源于肺动脉瓣反流。
- 室间隔缺损合并主动脉瓣膨胀瘤穿孔
  - 主动脉瓣膨胀瘤可以经室间隔缺损进入右室。
  - 在瓣环下膨出的为主动脉瓣瘤,在瓣环上突出的为主动脉窦瘤。
- 冠状动脉瘘
  - 冠状动脉瘘时冠状动脉多扩张,表现为主动脉瓣环水平以上的异常扩张的结构,其内也有连续性湍流信号。
  - 扩张的冠状动脉为管状,可追踪显示扩张的冠状动脉直至瘘口。
- 主动脉窦假性动脉瘤
  - 主动脉窦假性动脉瘤为创伤性所致,有外伤史。
  - 主动脉窦部位瘤样扩张,窦的形状仍正常,其壁上出现细小连续中断,瘤体围绕此中断向心外大血管结构凸出,壁厚,且反射不均。
  - 假性动脉瘤内血流信号不丰富,与心腔的交通不明显。

【注意事项】

■ 主动脉窦瘤常合并室间隔缺损，应注意判断。
■ 经食管超声心动图更为敏感，尤其是窦瘤破入右房者（图6-3-5）。
■ 三维超声心动图能更为直观地显示窦瘤的形态结构和血流变化。

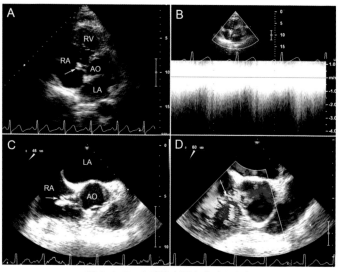

图6-3-5　主动脉右冠窦瘤破入右房

A.TTE见主动脉右冠窦呈瘤样突向右房（箭头）；B.连续多普勒在破口处探及高速湍流频谱；C.经食管超声心动图见主动脉右冠窦呈瘤样突向右房，壁上见一较小的破口；D.彩色多普勒自破口处见自主动脉向右房的连续性分流信号

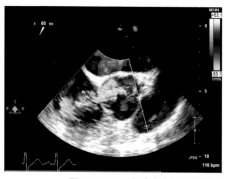

图6-3-5D　主动脉右冠窦瘤破入右房

【知识要点】

- 主动脉窦瘤是一种较少见的心脏病，破裂后病情凶险，应尽早明确诊断。
- 各种原因导致的主动脉壁退变或中层弹力纤维和平滑肌病变是主动脉夹层的内因，而主动脉腔内血流动力学变化（如高血压）是夹层形成的外因。
- TTE 可实时观察主动脉，准确诊断主动脉窦瘤及部分合并症，并对窦瘤进行准确的测量和病理分型；实时三维超声心动图（RT-3DE）克服了传统二维图像的限制，可以从任意角度、全方位立体观察和显示主动脉窦瘤的立体结构图像，直观了解主动脉窦瘤的位置、大小、形状、破口数量和大小以及其毗邻结构情况等。

【新技术应用】

- RT-3DE 技术一方面能够直观了解主动脉窦瘤的位置、大小、形状、破口数目和大小以及其毗邻结构关系等，克服了传统二维图像的限制，并能根据需要从多角度进行剖切观察，使诊断信息更丰富准确。
- 另一方面通过先进的软件系统对瘤体进行体积和面积的测定，进而模拟手术路径等，对主动脉窦瘤的临床治疗方案的选择及术后疗效的监测具有重要意义。

第4节　马方综合征

【疾病简介】

- 马方综合征（Marfan syndrome）亦称为 Marchesani 综合征、蜘蛛指（趾）征、肢体细长症等。
- 最初由法国小儿科医师安东尼·马凡（Antoine Marfan）于 1896 年发现并描述，为一种以结缔组织为基本缺陷的遗传性疾病。
- 该病为染色体显性遗传病，3/4 患者多遗传自父母，另一部分来自个体基因突变，其外显率虽高，由于存在表现度的差异，致使其临床表现多样化，主要涉及心血管，其中

75% 患者可发生主动脉夹层。

- 根据孟德尔遗传定律，杂合子患者有 50% 的概率遗传给后代，患病率与种族、性别无关，人群中发病率为 0.02% ～ 0.03%。

【病因】

- 马方综合征致病原因其中约 90% 由定位于 15 号染色体长臂（15q21.1）负责编码结缔组织原纤蛋白（fibrillin-1；一种对结缔组织非常重要的蛋白）的 FBNN1 基因突变（15q15 ～ q21.3）所致。
- 该病染色体异常主要导致机体内硫酸软骨素 A 或 C 等黏多糖堆积，致弹力纤维和其他结缔组织纤维的结构和功能异常，发生先天性中胚层发育不良，主要累及骨骼、眼和心血管等相应器官发育不良及功能异常。该病患者常因急性心血管因素猝死。

【病理解剖】

基本病变主要是机体弹力纤维和其他结缔组织纤维的结构和功能异常，导致心血管、骨骼、眼睛等结缔组织成分高的全身相应器官系统发育不良及功能异常。心血管系统异常占 40% ～ 60%。

- 心血管系统
  - 心脏主动脉瓣、二尖瓣叶和腱索可出现黏液变性，酸性黏多糖增多，瓣叶变长，腱索延伸导致瓣叶脱垂，瓣膜关闭不全，左心增大等一系列病理改变。
  - 主动脉壁可出现弹力纤维减少、变性和断裂，导致管壁平滑肌破坏和胶原纤维增生，伴随长期的血流动力学效应，升主动脉较易形成梭形或囊性瘤样扩张，主动脉窦部可呈典型蒜头样扩张。当管壁中层发生囊性坏死时，可导致主动脉内膜剥脱，假腔形成。当剥脱内膜进一步累及冠状动脉时，可造成心肌缺血甚至心肌梗死。
- 骨骼系统：骨骼中正常原纤蛋白单体聚合障碍，引起组织弹性纤维异常、结缔组织脆弱，从而使其机械结构的不完整，发生脊柱、指（趾）、胸廓结构异常等情况。
- 视觉系统：结缔组织异常，致悬韧带松弛或断裂，胶原纤维发育不良，引起双侧对称性晶状体脱位或半脱位、视网膜剥离等情况。

- 其他
  - 肺实质结缔组织的改变，黏液样变性物质沉着，可诱发呼吸细支气管及终末细支气管壁软弱，最终导致肺气肿、肺大泡等肺实质的病理改变。
  - 皮下脂肪稀少、硬脊膜膨出等病理改变。

【血流动力学改变】

主要为主动脉夹层（本章第 2 节）和瓣膜脱垂（第五章第 1 节至第 6 节）的表现。

【临床表现】

- 骨骼异常为马方综合征最明显的特点
  - 身材瘦长、臂指间距超过身长。
  - 下部量超过上部量、蜘蛛样指（趾）、关节韧带松弛、脊柱畸形等。
- 心血管改变
  - 主动脉根部中度及重度增宽时可出现活动后呼吸困难、心绞痛等。
  - 体检：心界向左下扩大、主动脉瓣区吹风样舒张期杂音、脉压增宽、水冲脉、毛细血管搏动及枪击音。
  - 合并主动脉夹层患者常有明显而严重的临床症状与体征。急性期常出现突发性的、难以忍受的剧烈胸背痛，并可进行性加重；严重者可出现休克。
  - 合并二尖瓣脱垂可有胸痛、心悸及二尖瓣听诊区收缩期喀喇音。
  - 可伴有感染性心内膜炎。
- 眼部改变
  - 晶状体脱位及半脱位，占 50% ～ 80%。
  - 并发近视和视网膜剥离。
  - 角膜呈扁平形。
- 其他改变
  - 肺部改变：常有先天性肺部异常。易患脓胸、肺脓肿、气胸等。
  - 皮肤改变：胸腹及臀部可见膨胀性萎缩纹，皮下脂肪稀少，肌营养不良等。

【超声心动图表现】

二维超声心动图

- 主动脉瘤：主动脉呈瘤样扩张，尤以窦部为著，呈"蒜头样"或"梨状"，管壁变薄（图6-4-1，图6-4-2）。
- 主动脉夹层：主动脉内见剥脱内膜回声，分离主动脉的真假腔（图6-4-3）。
- 主动脉瓣脱垂：主动脉瓣脱入左室流出道，彩色多普勒舒张期见反流信号（图6-4-4～图6-4-6）。
- 二尖瓣脱垂：二尖瓣脱入左房，彩色多普勒收缩期见偏心反流信号。
- 其他：冠状动脉受累、心包积液、纵隔血肿、室壁运动障碍。

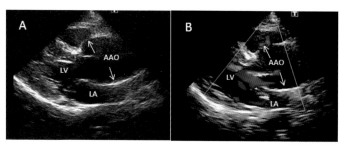

图6-4-1　马方综合征

左室长轴切面显示主动脉窦部"蒜头样"扩张（箭头）

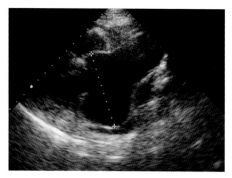

图6-4-2　马方综合征

主动脉窦部扩张，呈"梨状"

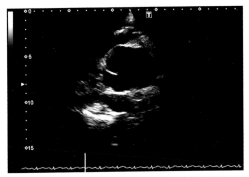

图 6-4-3 马方综合征
显示主动脉窦部

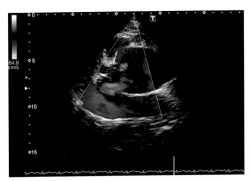

图 6-4-4 马方综合征
显示少量主动脉瓣反流

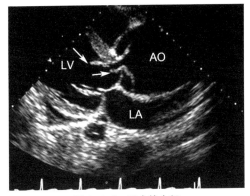

图 6-4-5 马方综合征
左室长轴切面显示主动脉根部前后壁的内膜均剥脱并断裂,舒张期甩入左室(箭头)

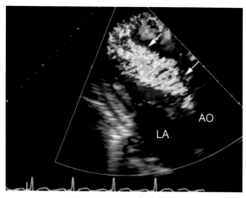

图 6-4-6　马方综合征

彩色多普勒显示大量主动脉瓣反流

M 型超声心动图

■ 主要为主动脉内径增宽和夹层的表现。

彩色及频谱多普勒

■ 主要为夹层和瓣膜脱垂的相应表现。

经食管超声心动图

■ 由于食管紧邻胸降主动脉，经食管超声心动图可得到高质量的主动脉图像，对马方综合征的诊断、分型和指导治疗起很大的作用。

■ 主动脉窦部瘤样扩张。

■ 升主动脉内线状、呈漂浮样活动的剥脱内膜回声，分离主动脉的真假腔，判断入口与再入口。

■ 主动脉瓣、二尖瓣脱垂及伴随血流反流信号。

■ 其他：可确定冠状动脉是否累及，左心是否增大等改变。

声学造影

■ 左心声学造影有助于识别升主动脉真假腔和内膜撕裂口，有一定的实用性。

【诊断要点】

■ 典型表现
  ● 按 Wilner 等提出的四项诊断标准：
    ◆ 心血管系统损害
      ➢ 主动脉窦扩张、主动脉瘤、主动脉夹层；
      ➢ 主动脉瓣脱垂；

　　　➢ 二尖瓣脱垂。
　　◆ 骨骼系统损害；
　　◆ 视觉系统异常；
　　◆ 青壮年家族史。
　● 符合两项或两项以上者可确诊。
■ 马方综合征的不全型或顿挫型：心血管、骨骼、眼部病变表现不典型或很轻，症状隐匿者。

【鉴别诊断】

■ 高胱氨酸尿症：骨骼改变和晶状体脱位类似马方综合征，但其心血管改变少见。通过尿生化检查可以鉴别。
■ 先天性主动脉窦瘤：常为主动脉窦的孤立性一窦局限性向外膨出，范围较小，主动脉瓣环、主动脉瓣和升主动脉内径均在正常范围内，不伴有马方综合征的特异性骨骼及眼部改变。
■ 主动脉瓣狭窄后升主动脉扩张：主动脉瓣增厚、回声增强，开放受限，瓣上血流速度增快。
■ 其他导致主动脉扩张和瓣膜脱垂的病变：无马方综合征的临床表现和体征。

【注意事项】

■ 马方综合征的诊断一定应结合临床表现和体征。
■ TTE 诊断主动脉夹层和瓣膜脱垂有较高的敏感性和特异度。必要时采用经食管超声心动图。

【知识要点】

■ 马方综合征是一组先天性结缔组织缺陷导致的临床综合征，临床表现复杂多样，可累及骨骼系统、心血管系统、视觉系统、肺及中枢神经系统等。
■ 大多数患者发生主动脉夹层，病情凶险、进展快、死亡率高。
■ 二维超声心动图可实时观察心脏和主动脉；彩色多普勒可显示真假腔内血流、内膜撕裂部位，评价主动脉瓣、二尖瓣脱垂及关闭不全；经食管超声心动图可得到均匀、高质量的心脏和主动脉图像，能清晰勾画主动脉窦部、升主动脉和主动脉弓的形态结构，并能详细显示主动脉的微细病变及腔内的血流情况。

■ 马方综合征患者应定期行超声心动图随访复查。

【新技术应用】

■ 由于马方综合征在心血管系统主要表现为主动脉疾病，3D-TEE 对马方综合征的评估以及治疗的监测也具有重要意义。

第 7 章

肺动脉病变

第 1 节　肺动脉高压和肺栓塞

【疾病简介】

- 肺动脉高压是由于心脏、肺及肺血管疾病导致的肺动脉压力增高。可分为原发性肺动脉高压及继发性肺动脉高压。继发性肺动脉高压远较原发性肺动脉高压多见。
  - 原发性肺动脉高压是无法解释或原因不明的肺动脉高压。
  - 继发性肺动脉高压是因心脏、血管及呼吸系统疾病导致的肺动脉高压。
- 肺动脉栓塞：来自体循环静脉及右心腔的各种栓子机械性阻塞肺动脉系统而引发的一组疾病，形成肺动脉高压，主要包括肺动脉血栓栓塞等。
- 正常肺动脉压力（静息时）
  - 收缩压：18 ～ 25mmHg；
  - 舒张压：6 ～ 10mmHg；
  - 平均压：12 ～ 16mmHg。
- 肺动脉高压
  - 静息时收缩压：＞ 30mmHg；
  - 静息时平均压：＞ 20mmHg；
  - 运动时平均压：＞ 30mmHg。

【病因】

- 原发性肺动脉高压是无法解释或原因不明的肺动脉高压；
- 继发性肺动脉高压是因心脏、血管及呼吸系统疾病导致的肺动脉高压。

【病理解剖】

- 各种导致肺动脉高压的疾病引起的病理改变不同，但均有肺血管中层肥厚、内皮细胞增生、管腔狭窄等病理变化，肺血管张力明显增高和总横截面积明显减少。
- 原发性肺动脉高压是因动脉中层肥厚、向心或偏心性内膜增生及丛状损害和坏死性动脉炎等构成。
- 肺动脉血栓栓塞的栓子可来自上、下腔静脉系统或右心，多源于下肢深静脉；肺动脉血栓栓塞可发生于单一或多部位，并可在局部进一步继发血栓形成；栓塞的动脉及其分支达到一定程度后，通过机械阻塞作用和神经体液、低氧血症引起的肺动脉收缩，导致肺循环阻力增高、肺动脉高压。

【血流动力学改变】

- 长期肺动脉高压（后负荷增加）使右室壁张力增高、室壁肥厚。肺动脉高压超过右心代偿能力后，右心排出量下降，右室收缩末期残留血量增加、舒张末压增高，右心扩大，直至右侧心力衰竭。
- 急性肺动脉高压，右室壁尚未发生代偿性增厚，右室搏出量明显减少，右室舒张末期容量增加，心腔明显扩大，最终收缩功能衰竭。
- 右室收缩压升高导致右室射血时间延长，致收缩晚期和舒张早期右室压力超过左室压力；同时右心扩大致室间隔左移，左室舒张受限，排血量降低。
- 体循环回心血量减少，体循环静脉淤血。

【临床表现】

- 原发心、肺、血管病的症状和体征。
- 肺动脉高压早期无明显症状，乏力或仅剧烈活动时感不适；随肺动脉压力不断增高逐渐出现呼吸困难、气促、活动后尤为明显，胸痛、咯血、头晕或晕厥。查体：呼吸急促，发绀；颈静脉充盈或异常搏动，肺动脉瓣区第二心音亢进或分裂、收缩期喷射性咯喇音，三尖瓣收缩期杂音；右心扩大；肝大，双下肢水肿，腹水。
- 肺动脉血栓栓塞轻者可无症状，或有不明原因的上述症状；多数有咳嗽、心悸、烦躁不安、惊恐、濒死感，甚或猝死等。查体除上述体征外，还可有肺部偶可闻哮鸣音和（或）细湿啰音及血管杂音、胸膜摩擦音；心动过速，血压不稳、严重时出现血压下降甚或休克。

【超声心动图表现】

二维超声心动图

- 左心长轴观、心尖四腔心观、心室短轴观、肺动脉长轴及右室流出道观均可理想观察。
- 右心房、右心室扩大：舒张末期心尖四心腔观右室横径＞4.0cm。
- 慢性肺动脉高压右室壁肥厚，右室见粗大肌束（含右室调节束）。
- 急性肺动脉高压仅见右心扩大，可不伴右室壁增厚。
- 中-重度肺动脉高压收缩晚期及舒张早期室间隔向左室运动、低平或弯曲，心室短轴观左室呈"D型"；左室舒张末压力增高者可无此征象（图 7-1-1，图 7-1-2）。
- 右室流出道和肺动脉增宽、扩张（＞3cm），右心容量负荷过重引起的慢性肺动脉高压肺动脉扩张明显，原发性肺动脉高压主肺动脉及左、右肺动脉可仅轻度均匀增宽。
- 右房大小或面积≥左房提示右房扩大，重度右房高压房间隔膨向左房。
- 下腔静脉扩张（＞20mm），肺栓塞者体静脉系统（下腔静脉常见）可见血栓回声。

M 型超声心动图

- 右室游离壁厚度＞0.5cm 提示右室肥厚。
- 肺动脉瓣收缩中期关闭，正常 A 波消失，开放曲线呈"W"／"V"型。
- 下腔静脉塌陷指数减低（正常情况吸气时下腔静脉直径应小于呼气时最大直径的 40%）。

多普勒超声心动图

- 三尖瓣中度或重度反流。根据三尖瓣反流频谱峰值速度估测肺动脉收缩压（PASP）。
- 多数有肺动脉瓣反流，程度不定。根据肺动脉瓣反流频谱舒张期峰值速度估测肺动脉平均压（PAMP），舒张期晚期速度估测肺动脉舒张压（PADP）。

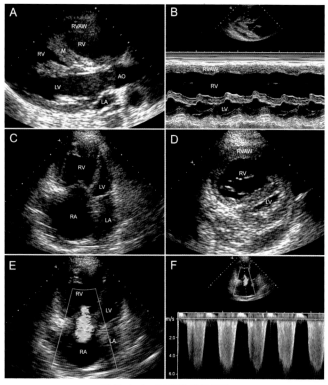

图 7-1-1　原发肺动脉高压

A. 左心长轴切面显示右室明显扩大、右室前壁明显肥厚及粗大的调节束(M)；B.M型显示右室明显扩大、右室前壁明显肥厚；C. 心尖四腔心切面示右心明显扩大，左心腔受压变小、房间隔向左房膨出、右室壁肥厚；D. 心室短轴切面示右心扩大、右室游离壁肥厚、左室形态呈"D"型；E. 彩色多普勒见三尖瓣反流；F. 连续多普勒探测三尖瓣反流频谱，估测收缩期肺动脉压力。RVAW：右室前壁

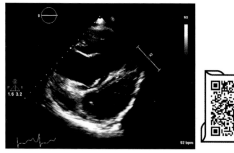

图 7-1-2　肺动脉高压动态图

心室短轴观左室呈"D型"

206

【声学造影】

观察有无房、室及主-肺动脉间隔缺损等病变，进行原发性肺动脉高压与先天性发绀型心脏病所致者鉴别。

【肺动脉压力的评估】

- 肺动脉收缩压：根据三尖瓣反流频谱峰值速度估测肺动脉收缩压（图 7-1-3）。
- 多数有肺动脉瓣反流，程度不定。根据肺动脉瓣反流频谱舒张期峰值速度估测肺动脉平均压，舒张期晚期速度估测肺动脉舒张压（图 7-1-4）。

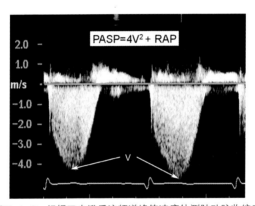

图 7-1-3　根据三尖瓣反流频谱峰值速度估测肺动脉收缩压

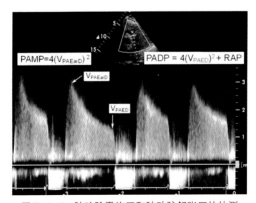

图 7-1-4　肺动脉平均压和肺动脉舒张压的估测

- 肺动脉瓣口收缩期前向血流频谱表现为阻力增高的特点：
  - 收缩早期突然加速，加速肢陡直，峰值流速前移至收缩早期，而后提前减速或瞬间暂停进而缓慢充盈；有时可于收缩晚期血流再次加速，出现第二个较低的峰。
  - 加速时间缩短，收缩期肺动脉瓣血流加速时间（起始至峰值时间）＜ 80ms 高度提示肺动脉高压。
- 先天性心脏病有相应的表现，可根据心室及大动脉水平分流频谱计算肺动脉压力（表 7-1-1，表 7-1-2，图 7-1-5）。

表 7-1-1　肺动脉压力的估测方法

	PASP	PADP	PAMP
三尖瓣反流	$4V_{TR}^2 + RAP$		
心室水平左向右分流	$SBP - 4V_S^2$		
心室水平右向左分流	$SBP + 4V_S^2$		
大动脉水平左向右分流	$SBP - 4V_S^2$		
大动脉水平右向左分流	$SBP + 4V_S^2$		
肺动脉瓣反流		$4 (V_{PAED})^2 + RAP$	
肺动脉瓣反流			$4 (V_{PAEarD})^2$

注：SBP：肱动脉收缩压；V_S：室间隔缺损（VSD）／未闭动脉导管（PDA）收缩期分流峰值流速；V_{TR}：三尖瓣反流（TR）峰值流速；PAED：肺动脉瓣反流（PR）舒张末期流速（最低值）；PAEarD：肺动脉瓣反流舒张早期峰值流速；RAP（mmHg）：右房压

表 7-1-2　右房压（RAP）的估测

右房压（mmHg）	右房大小	下腔静脉内径（cm）	（深）吸气时下腔静脉管腔塌陷率（%）
5	正常	正常，<1.5	＞ 50
5～10	轻度扩大	临界，1.5～2.0	＜ 50
10～15	中度扩大	扩张，>2.0	＞ 50
15～20	明显扩大		＜ 50

【诊断要点】

- 右心扩大，右室壁增厚，肺动脉扩张。
- 多数有三尖瓣反流和肺动脉瓣反流；肺动脉压力增高。
- 下腔静脉扩张。肺栓塞者肺动脉内和体静脉系统可见血栓回声。

■ 肺动脉高压分级
  ● 轻度：40 ～ 50mmHg。
  ● 中度：50 ～ 70mmHg。
  ● 重度：> 70mmHg。

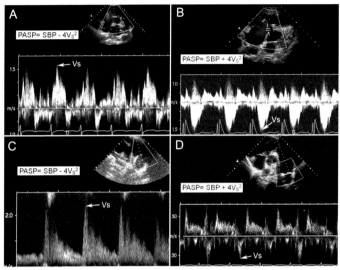

图7-1-5 肺动脉高压时根据室间隔缺损及未闭动脉导管的
分流频谱估测肺动脉压力

A. 室间隔缺损收缩期左向右分流；B. 室间隔缺损收缩期右向左分流；C. 动脉导管未闭收缩期及舒张期均为左向右分流；D. 动脉导管未闭收缩中晚期右向左分流、舒张期及收缩早期左向右分流

【鉴别诊断】

肺动脉高压的临床表现缺乏特异性，临床表现与急性心肌梗死、主动脉夹层类似，需要鉴别。
  ■ 急性心肌梗死
    ● 超声心动图表现为节段性室壁运动异常。
    ● 肺栓塞不表现为节段性室壁运动异常。
  ■ 主动脉夹层：主动脉扩张，并可见剥脱内膜回声。

【注意事项】

  ■ 根据三尖瓣反流频谱峰值速度估测肺动脉收缩压的条件是

无右室流出道和（或）肺动脉（瓣）狭窄，当存在右室流
出系统梗阻时根据公式计算的应是右室压力。

■ 根据三尖瓣反流频谱峰值速度常高估肺动脉收缩压，根据
国内外专家的共识，当估测的压力＞40mmHg 才认为存在
肺动脉高压。

■ 肺动脉平均压应根据肺动脉瓣反流频谱舒张早期峰值速度
估测，肺动脉舒张压应根据舒张晚期速度估测。

【知识要点】

■ 肺动脉高压可分为原发性肺动脉高压及继发性肺动脉高
压。继发性肺动脉高压远较原发性肺动脉高压为多见。

■ 二维超声心动图可实时观察心脏和肺动脉；彩色多普勒可
显示肺动脉主干及左右肺动脉主干内血流充盈情况；经食
管超声心动图可充分显示主肺动脉及左右肺动脉结构；根
据肺动脉瓣反流及三尖瓣反流频谱可以估测肺动脉压力，
对肺动脉高压进行分级。

【新技术应用】

■ 肺动脉高压患者右心功能的评估十分重要。通过三维超
声、组织多普勒成像和应变成像等技术可更准确的评估右
心功能。

■ 组织多普勒成像：通过三尖瓣环收缩期峰值速度（S'）反
应右室功能（图 7-1-6）。

■ 应变成像：右室应变和应变率分析反应右室功能（图 7-1-7）。

■ 右室三维射血分数（RVEF）：三维研究重复性好，结果更
可信（图 7-1-8）。

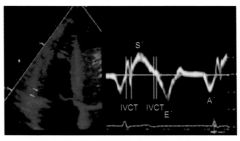

图 7-1-6　组织多普勒成像评估右室功能

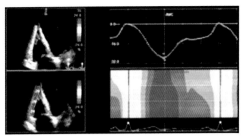

图 7-1-7　应变成像评估右室功能

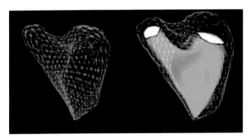

图 7-1-8　右室三维测量射血分数（RVEF）

第 2 节　肺栓塞

【疾病简介】

- 来自体循环静脉及右心腔的内源性或外源性栓子机械性阻塞肺动脉系统引起肺循环和呼吸功能障碍的临床和病理生理综合征。
- 肺动脉栓塞可导致肺动脉高压。
- 主要包括肺动脉血栓栓塞、其他原因导致的栓塞等。

【病因】

- 引起肺栓塞的原因很多，如血栓、脂肪栓、空气栓、瘤栓、羊水栓塞及其他异物等，其中以肺血栓栓塞最常见。
- 深静脉血栓形成是导致肺栓塞的主要因素，而深静脉血栓常见的易患因素包括制动、创伤、术后、上肢静脉插管、慢性心肺疾病、恶性肿瘤、肥胖症、妊娠期、口服避孕药等。

【病理解剖】

- 肺动脉血栓栓塞的栓子可来自上、下腔静脉系统或右心，多源于下肢深静脉；肺动脉血栓栓塞可发生于单一或多部位，并可在局部继发血栓形成。
- 栓塞的动脉及其分支达到一定程度后，通过机械阻塞作用和神经体液、低氧血症引起的肺动脉收缩，导致肺循环阻力增高，引起肺动脉高压。

【血流动力学改变】

- 急性肺栓塞形成急性肺动脉高压。
- 长期肺动脉高压（后负荷增加）使右室壁张力增高、室壁肥厚（详见本章第 1 节）。

【临床表现】

- 肺动脉血栓栓塞轻者可无症状。
- 多数有咳嗽、心悸、烦躁不安、胸痛、惊恐、濒死感，甚或猝死等。
- 肺部偶可闻哮鸣音和（或）细湿啰音及血管杂音、胸膜摩擦音；心动过速，血压不稳，严重时出现血压下降，甚至休克。

【超声心动图表现】

- 直接征象
  - 右心系统占位性病变，以血栓多见。下腔静脉扩张（＞20mm），肺栓塞者体静脉系统（下腔静脉常见）可见血栓回声。
  - 右房及右室、主肺动脉和（或）左、为右肺动脉内可观察到血栓，血栓可为附壁或活动的形式存在，附壁者常见。新鲜血栓多回声较低，形状不定(图 7-2-1，图 7-2-2)。
  - 右心系统肿瘤亦可导致肺栓塞 (图 7-2-3)。
- 间接征象
  - 肺动脉高压征象。
  - 急性肺栓塞引起急性肺源性心脏病，右室迅速扩大，心尖三角形形状消失而接近圆形；室壁厚度通常在正常范围；右心室游离壁运动明显减低，右室心尖收缩相对正常

（图7-2-4）。

- 慢性肺动脉高压右室壁肥厚，右室见粗大肌束（含右室调节束）。
- 彩色多普勒：三尖瓣和肺动脉瓣反流，通过反流可计算肺动脉压力。

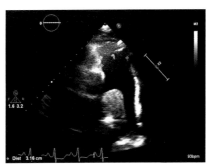

图7-2-1 肺动脉栓塞

肺动脉主干增宽，肺动脉融合部可见血栓回声

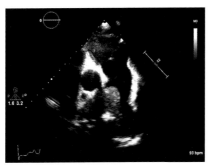

图7-2-2 肺动脉内血栓

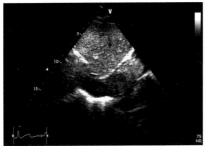

图7-2-3 转移性肿瘤

肾上腺恶性肿瘤通过下腔静脉至右房

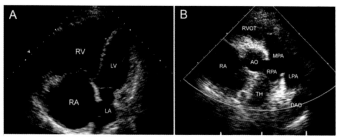

图 7-2-4　急性肺栓塞、肺动脉高压

A.心尖四腔心切面示右心明显扩大、左心腔受压变小、房间隔向左房膨出、右室壁未见明显增厚；B.肺动脉长轴切面示左、右肺动脉增宽，右肺动脉内见血栓回声。MPA：主肺动脉；LPA：左肺动脉

【诊断要点】

- 右心系统占位性病变：肺栓塞者肺动脉内、右心房、右心室及体静脉系统可见血栓回声。
- 肺动脉高压征象。

【鉴别诊断】

- 肺栓塞及肺动脉高压的临床表现缺乏特异性，临床表现与急性心肌梗死、主动脉夹层类似，需要鉴别。

【注意事项】

- 肺栓塞是肺循环和呼吸功能障碍的临床和病理生理综合征，诊断应密切结合临床。
- 主要超声直接和间接征象的观察。

【知识要点】

- 肺栓塞超声的直接和间接征象。
- 深静脉血栓形成是肺栓塞栓子的主要来源。
- 二维超声心动图可实时观察心脏和肺动脉；彩色多普勒可显示肺动脉主干及左右肺动脉主干内血流充盈情况；经食管超声心动图可充分显示主动脉、肺动脉及左右肺动脉结构；根据肺动脉瓣反流及三尖瓣反流频谱可以估测肺动脉压力，对肺动脉高压进行分级。

第 3 节 肺动脉夹层

【疾病简介】

肺动脉夹层（pulmonary artery dissection）是一种罕见的致命性疾病，Walshe 于 1962 年首次对其进行了报道。该病变主要继发于先天性心脏病所致的肺动脉高压，病情常迅速发展成休克状态或猝死。

【病因】

- 肺动脉夹层最常见病因是先天性心脏病合并肺动脉高压，以动脉导管未闭最常见，其次是原发性肺动脉高压。
- 其他原因有慢性阻塞性肺疾病、慢性炎症、结缔组织病等。

【病理解剖】

- 肺动脉夹层多发生于肺动脉瘤或肺动脉扩张处，主要累及肺动脉干及左右分支近端，少部分肺动脉夹层患者可见于肺内动脉。
- 肺动脉夹层可能与肺动脉高压、肺动脉中层黏液样变性以及弹力纤维断裂有关，由于肺动脉组织脆弱，难以承受肺动脉壁的压力，遂可导致肺动脉夹层。
- 53% 肺动脉夹层的剥离内膜有破口，而且破口常发生在一个部位。

【血流动力学改变】

- 剥脱内膜将肺动脉管腔分为真腔和假腔。
- 肺动脉夹层往往是透壁性的，主动脉夹层则常形成再入口，而非透壁性破裂。
- 肺动脉夹层常破入心包，继而到达肺实质、中纵隔甚至胸膜腔，最常破入的部位是心包腔，致急性心脏压塞，最终导致患者死亡。

【临床表现】

- 肺动脉夹层的临床症状多不典型。

- 常见的症状有胸痛、呼吸困难、发绀等。
- 肺动脉夹层或破裂发生前无明显、典型的临床表现，具有极高的死亡率。

【超声心动图表现】

二维超声心动图

- 引起肺动脉夹层的原发病的表现，如动脉导管未闭（图7-3-1，图7-3-2）。
- 直接征象
  - 肺动脉主干及左右分支不同程度的增宽。
  - 多个切面显示细长、活动的、线状回声为撕裂的肺动脉内膜（图7-3-3～图7-3-5）。
  - 撕裂的内膜将肺动脉腔分为真腔和假腔，收缩期真腔扩张，假腔受压。
  - 假腔内可见云雾影和血栓形成。
  - 破口：内膜回声带可见连续中断，断端呈飘带样运动。
- 伴发征象
  - 心包积液，有或无心脏压塞征象。
  - 左侧胸膜腔积液。

M 型超声心动图

- 无特异性。

多普勒超声心动图

- 彩色多普勒显示真腔血流速度快，颜色鲜艳，脉冲多普勒取样容积置于真腔中时可记录到类似于正常人相应部位所记录到的多普勒频谱。
- 假腔中血流缓慢，颜色暗淡，取样容积置于假腔中时可记录到低于真腔中的血流速度，有时延迟出现，有附壁血栓形成时，则仅显示血栓反射，而无血流信号出现。
- 在剥脱内膜破口，真假腔之间可见血流交通的彩色血流信号，收缩期由真腔进入假腔，舒张期则相反。
- 若存在动脉导管未闭，可记录到动脉导管内高速血流信号。

经食管超声心动图

- 因肺动脉夹层患者往往病情凶险且进展迅速，经食管检查可能加速病情发展。

声学造影

- 右心声学造影能够准确显示原发疾病。

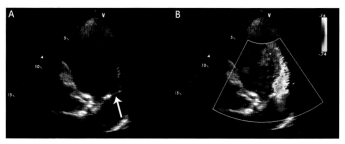

图 7-3-1 动脉导管未闭

A. 二维超声心动图非标准胸骨旁切面示降主动脉与肺动脉之间宽约 12.4mm 的动脉导管（箭头），肺动脉主干扩张；B. 彩色血流多普勒示血流经动脉导管进入扩张的肺动脉内

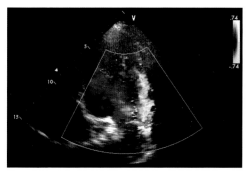

图 7-3-2 动脉导管未闭

左肺动脉与降主动脉可见血流信号

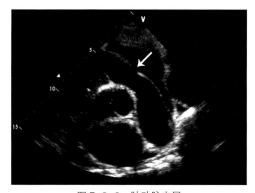

图 7-3-3 肺动脉夹层

近胸骨旁短轴切面示肺动脉主干增宽、剥脱内膜及破口所在位置（箭头）

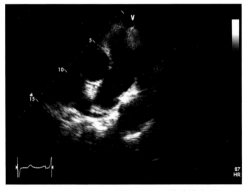

图 7-3-4　肺动脉夹层

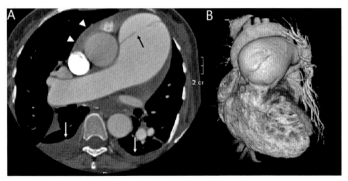

图 7-3-5　胸部 CT 肺动脉夹层

A. 增强 CT 示肺动脉主干及右肺动脉增宽，肺动脉主干内可见内膜片及破口（黑箭头）；B.CT 三维重建图像示增宽的肺动脉主干

【诊断要点】

- 肺动脉腔内见细长的、活动的、线状撕裂的肺动脉内膜回声，撕裂的内膜将肺动脉分为真腔和假腔。
- 真腔收缩期扩张，血流速度较快；假腔收缩期受压，血流速度较慢，可有云雾影和血栓形成。
- 破口处内膜回声带连续中断。
- 肺动脉多扩张。
- 注意原发疾病的检查。

【鉴别诊断】

- 肺动脉瘤样扩张：仅表现为肺动脉单纯瘤样扩张，其内无撕裂的内膜回声。
- 单纯肺动脉高压：肺动脉内无撕裂的内膜回声。

【注意事项】

- 肺动脉夹层属于心血管疾病的急重症，死亡率高。因此超声检查过程中应高度注意患者病情与血流动力学变化。
- 经食管超声心动图能够提供更多信息，但是因肺动脉夹层患者往往病情凶险且进展迅速，经食管检查应慎重选择。

【知识要点】

- 肺动脉夹层是一种罕见的致命性疾病，其临床表现不典型，病情进展迅速。
- 肺动脉夹层最常见病因是先天性心脏病合并肺动脉高压，以动脉导管未闭最常见，其次是原发性肺动脉高压。
- 二维超声心动图可实时观察心脏和肺动脉；彩色多普勒可显示真假腔内血流、内膜撕裂部位。

第 **8** 章
心脏占位性病变

第 1 节　心腔血栓形成

　　心腔内血流淤滞时有可能形成血栓。风湿性心脏病二尖瓣狭窄或心房纤颤时会形成左房血栓、右房血栓、扩张型心肌病、心肌梗死合并室壁运动障碍时常并发左室血栓、右室血栓。右心血栓多为下肢静脉系统血栓迁徙而来，右心心肌病或右心心内导管等异物存在时，右心腔内本身也可形成血栓（详见"肺栓塞"章节）。

1. 左房血栓

【病因、病理和血流动力学】

- 较常见，主要由心房血流排除受阻所致。
- 风湿性心脏瓣膜病二尖瓣狭窄为最常见病因，此外房颤亦是重要病因。
- 血栓脱落后会造成体循环栓塞。
- 超声心动图对血栓的检出具有很高的特异度和敏感性。
- 经食管超声心动图的应用明显提高了左房血栓的检出率。

【超声心动图表现】

二维超声心动图
- 部位（图 8-1-1）
  - 血栓多数发生在左房后壁、侧壁、左心耳，少数可延伸至房间隔。
  - 可单发或多发。
  - 大小不一，小的约 1cm，大的可占据心房大部分。
- 形态与活动度

- 多数为椭圆形或不规则形。
- 基底部常较宽，无蒂，游离面较大。
- 在心脏舒缩时不活动，陈旧血栓形态不随血流而改变，新鲜血栓可发生轻微改变，有飘浮感，与二尖瓣无粘连。
- 二尖瓣狭窄时，个别血栓脱落游离于左房内，随血流而无规则活动（图 8-1-2，图 8-1-3）。

※ 回声

- 新鲜血栓回声较弱。
- 陈旧性血栓回声较强，发生钙化时尤为明显。

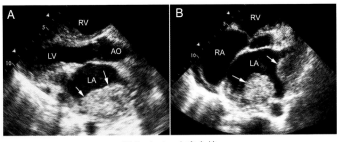

图 8-1-1　左房血栓

A. 左室长轴切面显示左房内巨大血栓（箭头）；B. 四心腔切面显示左房内两个大血栓（箭头）

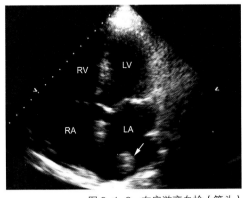

图 8-1-2　左房游离血栓（箭头）

M 型超声心动图

※ 左房内见异常回声，活动度小。

多普勒超声心动图

※ 血栓本身无特殊表现，主要为原发病变的表现。

经食管超声心动图

- 对于左房后壁，尤其左心耳以及较小血栓的敏感性大大高于 TTE（图 8-1-4）。
- 左心耳血栓可呈球形、椭圆形或楔形。
- 此外，多数患者可见到左房内超声自发显影，表现为"云雾状"紊乱的微细点状回声，其形态不固定，此为血栓形成的高危状态（图 8-1-5）。

【诊断要点】

- 左房内异常团块状回声，附着于左房壁和（或）左心耳内。
- 基底部较宽，附着面较大，游离面较小，椭圆形或不规则形，表面光滑或有不规则突起。
- 活动度小。
- 原发病变的表现：风湿性二尖瓣狭窄、心房纤颤等。

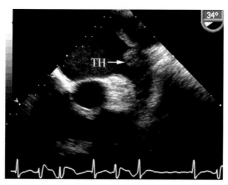

图 8-1-3 左心耳血栓：经食管超声心动图示血栓呈椭圆形（箭头）

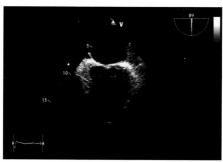

图 8-1-4 左心耳血栓

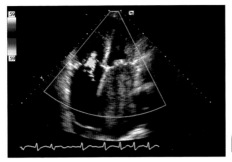

图 8-1-5　左房云雾影

【鉴别诊断】

- 左房黏液瘤
  - 多有蒂附着于卵圆窝附近。
  - 活动度较大。
  - 舒张期可通过二尖瓣口进入左室，收缩期返回左房。
  - 瘤体形态可改变。
- 左房云雾影（自发显影）
  - 应注意与新鲜血栓相鉴别。
  - 左房内见云雾影样回声。
  - 形态不固定，呈漩涡样流动。
- 左心耳梳状肌
  - 为左心耳内正常结构。
  - 经食管超声检查时左心耳梳状肌常显示为向左心耳腔内突出的 2 ～ 4 个齿样排列的条索状回声。
  - 无活动，位于左心耳角。

【注意事项】

- 新鲜血栓由于其声阻抗与血液相近，常易漏诊，经食管超声心动图可提高其检出率。
- 因左心耳角狭小，位于左心耳角的小血栓检出有一定困难，经食管超声心动图可提高其检出率。

【知识要点】

- 左房血栓的常见病因。
- 左房血栓的超声表现。

■ 左房血栓的的鉴别诊断。

【新技术应用】

■ 二尖瓣疾病方面新技术的应用（详见"瓣膜疾病"章节）。
■ 三维超声成像：通过三维超声可对左房血栓多个方位的观察，直观地显示血栓的立体结构（图8-1-6）。

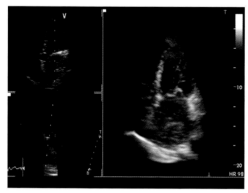

图8-1-6　左房血栓的三维超声成像

2. 左室血栓

【病因、病理和血流动力学】

■ 左室血栓常见于左室血液滞留和局部室壁运动异常的患者。
■ 病因常见为急性心肌梗死尤其并发室壁瘤，其次为扩张型心肌病患者。
■ 左室血栓的临床栓塞事件发生率不到1%，低于左房血栓。

【超声心动图表现】

二维超声心动图
■ 部位：多位于心肌梗死部位，室壁多无运动，室壁瘤内高发（图8-1-7）。
■ 形态（图8-1-8，图8-1-9）
  ● 附壁型：血栓扁平，分层状，表面与心内膜平行，基底广泛附着于左室壁。

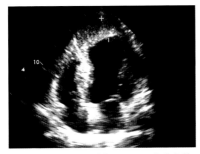

图 8-1-7 左室血栓

左室心尖部室壁瘤处形成血栓

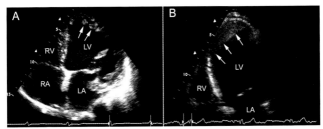

图 8-1-8 左室血栓

A. 左室内血栓突入左室腔；B. 左室内扁平血栓

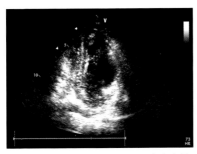

图 8-1-9 左室血栓

左室心尖部室壁瘤处形成血栓

- 伸探型：血栓呈球形或不规则形，突入左室腔，一般基底仍较宽，有蒂或活动很大的血栓极为罕见。
- 二型可同时存在。
- ■ 回声
  - 陈旧或机化血栓回声较高，与心内膜较易区分。
  - 新鲜血栓回声浅淡，有时有飘动感，与心内膜有时不易区分界限。

- 血栓中央可发生液化，表现为无回声区。

M 型超声心动图

- 左室内见异常回声，活动度小。

多普勒超声心动图

- 主要为原发病变的表现。

【诊断要点】

- 左室内有异常团块状回声，层样、球形或不规则形附着于室壁，多无明显活动，极少数带蒂者活动较大。
- 原发病变的表现：心肌梗死、扩张型心肌病等。

【鉴别诊断】

- 左室黏液瘤
  - 多有蒂，附着于左室壁，有一定活动度。
  - 与无蒂血栓较易鉴别，与有蒂血栓鉴别困难。
- 左室横纹肌瘤
  - 是婴幼儿最常见的心脏肿瘤，约 3/4 的患者年龄 < 1 岁。
  - 男性患病率是女性的两倍。
  - 本病多与结节性硬化密切相关，肿瘤可突入心腔引起梗阻，或引起心脏收缩或舒张功能异常。
  - 超声检查表现为回声强度明显增高，纹理粗糙的心肌内团块，边界清楚，可突入心腔，造成梗阻。
  - 绝大多数为多发性，最常累及左室。
- 异位肌束
  - 横跨于左室内的纤维或肌束，见于正常人。
  - 异位肌束位于乳头肌与室间隔之间或游离壁与游离壁之间，单发或多发。
  - 位于心尖部的异位肌束易与左室血栓混淆，多切面观察可见异位肌束与心尖仍有少许间隙。

【注意事项】

- 患者多有心肌梗死病史，可合并室壁瘤。
- 经食管超声心动图对于左室心尖血栓的显示并不优于 TTE，对于急性心肌梗死患者应慎重选择。

【知识要点】

- 左室血栓的常见病因。
- 左室血栓的超声表现。
- 左室血栓的鉴别诊断。

【新技术应用】

- 左室疾病方面新技术的应用（详见"冠心病和心肌病"章节）。
- 三维超声成像：通过三维超声可对左房血栓多个方位进行观察，直观地显示血栓的立体结构（图8-1-10）。

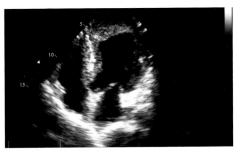

图8-1-10 左室血栓的三维超声成像

第2节 黏液瘤

【疾病简介】

- 黏液瘤（myxoma）是较为常见的心脏原发性良性肿瘤，占所有良性肿瘤的30%～50%，任何年龄均可发生，以30～60岁最为常见，大多散发。
- 超声心动图是确诊本病的重要检查方法。本章主要介绍左房黏液瘤。

【病理解剖】

- 黏液瘤多发生于心腔的心内膜面，极少数见于心脏瓣膜和大血管。
- 多有蒂附着。
- 75%位于左房，其次为右房（15%～20%）、右室（3%～

4%)、左室（3%～4%），多为单发。
- 少数于同一心腔多发或在不同心腔同时发生。
- 栓塞：左心系统黏液瘤导致体循环栓塞；右心系统黏液瘤导致肺循环栓塞，亦可产生矛盾性栓塞。

【血流动力学改变】

- 较小的黏液瘤血流动力学改变无变化。
- 较大的黏液瘤可导致心腔流入系统或流出系统梗阻、瓣膜关闭不全等。

【临床表现】

- 典型病例临床表现有栓塞、心内梗阻、全身性反应。
- 心脏听诊可有扑落音。
- 栓塞：肿瘤碎片或肿瘤表面血栓脱落，可导致体循环或肺循环栓塞，可反复发生。
- 心内梗阻的表现。
- 全身性反应：发热、乏力、贫血、体重减轻等，实验室检查呈现红细胞沉降率加快，血清球蛋白升高。

【超声心动图表现】

二维超声心动图
- 部位
  - 大多数附着于卵圆窝边缘（图8-2-1，图8-2-2）。
  - 极少数附着于房壁、房室环、瓣膜及腔静脉、肺静脉；另有少数黏液瘤无蒂而直接附着于房壁上（图8-2-3，图8-2-4）。
  - 左房、右房或其他心腔可同时发生（图8-2-5～图8-2-7）。
- 形态
  - 瘤体多为椭圆形或类圆形，少数有分叶。
  - 多数瘤体柔顺度大，收缩期多为类圆形，舒张期移向房室瓣口，瘤体伸长，呈椭圆形。
  - 黏液瘤一般为大致均匀的回声团，中心如出现钙化，表现为斑点状或强回声，液化则表现为液性暗区。
  - 瘤体表面光滑或有小的突起，呈穗状。
- 活动度
  - 有蒂的可随心动周期舒缩而活动，舒张期移向二尖瓣，甚至达左室腔，收缩期返回心房。

- 蒂长、瘤体大、附着部位低的黏液瘤对房室瓣口阻塞重，反之则轻。

M型超声心动图

■ 在心底波群中，左房中有一光团反射，收缩期出现或变大，舒张期消失或变小。

■ 二尖瓣口波群，舒张期二尖瓣前叶与后叶间可见团块状反射，前叶舒张中期关闭速度（射血分数斜率）下降，收缩期瓣口团块状反射消失。

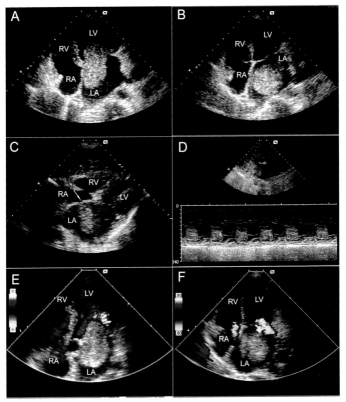

图 8-2-1 左房黏液瘤

A. 心尖四腔切面左房内见一中等强度、回声均匀的团块，舒张期通过二尖瓣口进入左室；B. 心尖四腔切面收缩期见瘤体返回左房；C. 剑下双房切面见瘤体借一蒂附着于房间隔卵圆窝处；D. M型超声心动图见舒张期二尖瓣水平前后叶间一团块状回声；E. 彩色多普勒瘤体与二尖瓣前后叶间舒张期出现明亮的红色射流束；F. 收缩期二尖瓣、三尖瓣心房侧见少量反流

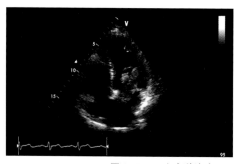

图 8-2-2　左房黏液瘤
蒂附着于房间隔卵圆窝处

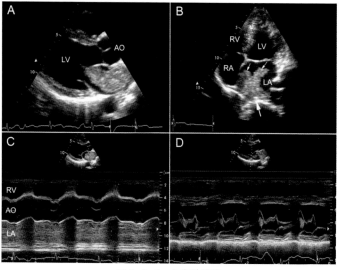

图 8-2-3　左房黏液瘤

A. 左室长轴切面左房内见一中等强度回声的团块，舒张期移向二尖瓣口；B. 心尖四腔切面瘤体左房内见中等强度回声的团块，表面呈穗状；近肺静脉入口处较有一回声较强的蒂附于左房顶部（箭头）；C. 心底波群 M 型超声左房内充满中等强度回声的团块；D.M 型超声二尖瓣口舒张期见异常回声出现，收缩期消失

多普勒超声心动图

■ 彩色多普勒超声心动图

● 瘤体较大，舒张期阻塞二尖瓣口时，彩色多普勒在瘤体与瓣叶间出现明亮的红色射流束，探及舒张期射流频谱。

● 影响房室瓣关闭时，可探及收缩期瓣膜反流信号。

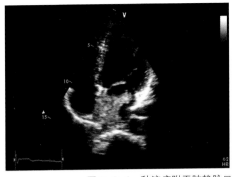

图 8-2-4 黏液瘤附于肺静脉口

【诊断要点】

- 心房内出现一中、低回声团块，形态随心动周期而变化。
- 有蒂附着于房间隔或左房壁等其他心内结构上，舒张期移向房室瓣口，收缩期返回心房。
- 可对房室瓣口造成不同程度的梗阻，有时合并关闭不全。

【鉴别诊断】

- 心房血栓
  - 多发生于房室瓣狭窄的基础上，极少有蒂，活动性差，形态固定，与房壁连接明显。
- 房室瓣赘生物
  - 多发生在有风湿性心脏病、感染性心内膜炎、先天性心脏病史的患者。
  - 赘生物表现为瓣叶上大小不等的强回声团块，回声一般高于黏液瘤。
  - 与瓣叶附着紧密，活动度较小。
- 房室瓣乳头状瘤
  - 与瓣叶附着面较宽，有利于与瓣叶上的黏液瘤相鉴别。
  - 房室瓣上的黏液瘤较为疏松，有一短蒂与瓣叶相连，本身有一定活动度。
- 冠状窦瓣
  - 出生后多退化，部分人残留。
  - 超声表现为一纤细的光带连于冠状静脉窦开口，另一端游离于右房。

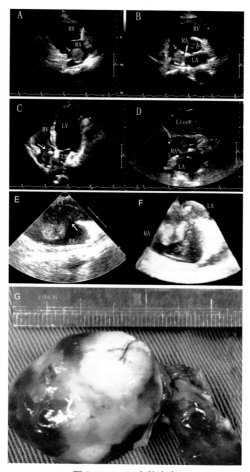

图 8-2-5　双房黏液瘤

A. 术前 TTE 右心室流入道切面可见右心房内类圆形稍强回声团块（箭头），未
累及三尖瓣；B. 术前 TTE 大动脉短轴切面可见右心房内类圆形稍强回声团块（箭
头），起自房间隔卵圆窝处，与房间隔关系密切；C. 术前 TTE 心尖四心腔切面
可见卵圆窝处稍强回声团块分别向左、右心房突起（箭头），右心房侧团块呈类
圆形且其内可见强回声钙化斑，左心房侧团块形态不规则，团块与房间隔关系密
切；D. 术前 TTE 剑下双房切面可见卵圆窝处稍强回声团块分别向左、右心房突起，
右心房侧团块呈类圆形，左心房侧团块形态不规则，团块与房间隔关系密切；E. 术
中经食管超声心动图双心房切面彩色多普勒示房间隔卵圆窝稍强回声团块分别向
左、右心房突起（箭头），右心房侧团块较大（23.5mm×23.6mm），左心房侧
团块较小（11.2 mm×16.4mm），均与房间隔未见明显分界，瘤体内未见明显
血流信号；F. 术中经食管超声心动图三维探查可见右心房、左心房瘤体起自房间
隔；G. 手术切除标本

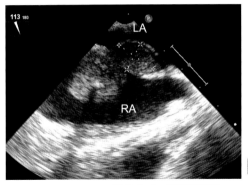

图 8-2-6 双房黏液瘤

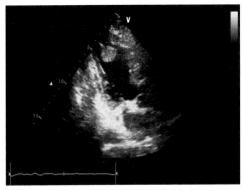

图 8-2-7 左室黏液瘤

- 希阿里网
  - 是从冠状窦瓣和下腔静脉瓣穿过右房内部延伸至界嵴的纤维网。
  - 超声上表现为右房内回声较强的膜性结构，由下腔静脉口延伸至房间隔或三尖瓣。

【注意事项】

- 由于食管探头位于左房后方，避开了胸壁与肺的干扰，且探头的频率高于 TTE 探头，因而分辨率较好，能更清晰地显示肿瘤特征。
- 由于黏液瘤易脱落导致栓塞，经食管超声检查对患者有机械刺激，TEE 如能确诊原则上不进行经食管超声。

【知识要点】

■ 黏液瘤的发生部位及表现。
■ 黏液瘤的超声表现。
■ 黏液瘤的鉴别诊断。

【新技术应用】

■ 三维超声成像：通过三维超声可对左房血栓多个方位的观察，直观地显示血栓的立体结构（图 8-2-8）。

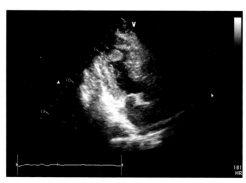

图 8-2-8 左房黏液瘤的三维超声成像

第 3 节 其他心脏肿瘤

【疾病简介】

■ 心脏肿瘤分为原发性与继发性，25% 的原发性心脏肿瘤属于恶性肿瘤，绝大多数为肉瘤，是仅次于黏液瘤的第二位最常见的原发性心脏肿瘤。
■ 最常见的肉瘤是血管肉瘤与横纹肌肉瘤，可发生于任何年龄，30 ～ 50 岁多见，无明显性别差异。
■ 右心系统继发性肿瘤较为常见。

【病理解剖】

■ 根据肿瘤性质的分类
  ● 良性肿瘤：黏液瘤、脂肪瘤、乳头状纤维瘤、血管瘤、纤维瘤、房室结间皮瘤、畸胎瘤、肉芽细胞瘤、神经纤维瘤、横纹肌瘤、心包囊肿、错构瘤等。
- 恶性肿瘤：血管肉瘤、横纹肌肉瘤、间皮瘤与间皮肉瘤、纤维肉瘤、恶性淋巴瘤、骨外成骨肉瘤、胸腺瘤、神经性肉瘤、平滑肌肉瘤、脂肪肉瘤、滑膜肉瘤等。

- 根据肿瘤组织的发生部位
  - 心腔肿瘤
    - 良性肿瘤：肿瘤呈卵圆形、圆形或息肉状，边缘整齐，表面光滑。常见为黏液瘤、脂肪瘤及错构瘤等。
    - 恶性肿瘤：形态多不规则，表面凸凹不平，如分化较低的畸胎瘤。
  - 心肌肿瘤
    - 良性肿瘤：规律的圆形、椭圆形结节状，纹理排列规律，心内外膜回声保持完整、连续。
    - 恶性肿瘤：分布不均匀，常伴有大小不同的出血性回声减弱区，心内外膜回声或肿瘤回声融合或有中断，边缘不清楚，分布不规律。
  - 心包肿瘤
    - 原发性：心包囊肿。
    - 继发性：白血病、肺癌和恶性淋巴瘤。

【血流动力学改变】

- 较小的肿瘤血流动力学改变无变化。
- 较大的肿瘤可导致心腔流入系统或流出系统梗阻、瓣膜关闭不全等。

【临床表现】

- 典型表现为栓塞、心内梗阻、全身性反应。
- 全身系统表现：发热、贫血等。
- 转移性肿瘤原发病变的表现。

【超声心动图表现】

1. 良性肿瘤

- 乳头状瘤（papilloma）

- 又称乳头状弹力纤维瘤，可发生于心脏的任何部位，多有蒂附着于瓣叶及其附属装置上。
- 超声心动图乳头状瘤表现为回声均匀的圆形或椭圆形团块，表面呈乳头状，多附着于心内瓣膜上。
- 位于房室瓣上的乳头状瘤于舒张期进入心室内，收缩期则回复至瓣叶的闭合处。

- 纤维瘤（fibroma）
  - 心脏纤维瘤可引起心室流出道或流入道梗阻、心力衰竭、心律失常或猝死。
  - 肿瘤多发生于心室，以室间隔和左室前壁最为多见，可向心内膜和心外膜生长，但心内膜和心外膜完整。
  - 超声心动图表现为左、右心室壁心肌内出现异常回声团块，没有包膜，回声反射较心肌为强。
  - 部分纤维瘤可向心腔内生长。
  - 位于流出道或形体较大的纤维瘤可导致左室或右室流出道梗阻，利用彩色多普勒可了解其梗阻程度。
  - 诊断时应注意与肥厚型心肌病、心室内肥厚和变异的乳头肌、心内膜、纤维化室壁瘤等相鉴别。

- 心脏肌纤维瘤病
  - 累及心脏外罕见。
  - 该肿瘤起源于心内膜，包括瓣膜组织，病理表现富含黏液样基质和表面纤维蛋白，部分有淋巴细胞浸润背景。
  - 肿瘤细胞是分化好的具有收缩功能的肌样细胞，属良性肿瘤，但后者肿瘤生物学行为的定性为中间类（局部侵袭性）。其组织形态学为良性，但生物学行为具有侵袭性、易复发，治疗首选广泛完整切除肿块。
  - 超声显示肿块形态不规则，无包膜，实质回声不均质，低或等于心肌回声，瘤体附着于房室瓣（二尖瓣）的心室面，无蒂，肿块随心脏不同时相活动度较大（图8-3-1，图8-3-2）。

- 脂肪瘤
  - 常发生于房间隔（脂肪瘤样房间隔肥厚），主要为孤立性脂肪瘤和浸润性脂肪瘤。
  - 脂肪瘤可发生于心脏其他任何部位，通常位于心腔外，但也可侵入心腔内。心肌内的脂肪瘤常较小且有完整包膜，也有生长于二尖瓣或三尖瓣上。脂肪瘤多发生于心室，可为单发，亦可多发。

- 超声心动图于心室内可见回声稍增强的团块，呈圆形或椭圆形，与室壁的附着面较大，活动度较小（图8-3-3）。
- 位于流出道附近的脂肪瘤亦可造成流出道的梗阻，利用彩色多普勒和频谱多普勒可观察脂肪瘤对流出道的梗阻程度。

■ 横纹肌瘤

- 心脏横纹肌瘤多见于15岁以下儿童，约50%的病例伴有结节性硬化。
- 肿瘤小者可无症状，大者可向心腔突起，引起阻塞症状，多发性肿瘤常引起严重的充血性心力衰竭。
- 超声表现为心腔内单个或多个圆形或椭圆形强回声团块，边界清晰，内回声均质，位于室间隔或心室壁内，最常累及左室，其次为右室和室间隔。肿瘤位于心室的流入道或流出道时可造成梗阻，彩色多普勒检查有助于评估梗阻严重程度，多发性者可影响心脏功能（图8-3-4）。

■ 心包囊肿（pericardial cyst）

- 最常见的心包囊性占位性病变，多为单房，也可为多房。
- 超声心动图探查可见囊肿位于心脏轮廓外，与心包相连，囊壁光滑，钙化时可见强反射带状或斑点状回声，囊腔内为液性暗区。
- 心包囊肿为心包的囊性突起，不随心脏活动，且心房壁、心室壁完整。

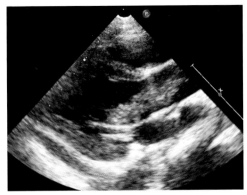

图8-3-1 心脏炎性纤维母细胞瘤

收缩期肿块探入左室流出道及主动脉内

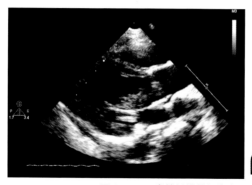

图 8-3-2　炎性纤维母细胞瘤

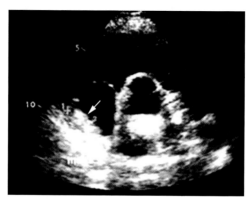

图 8-3-3　脂肪瘤

右房顶部稍强回声团（箭头）

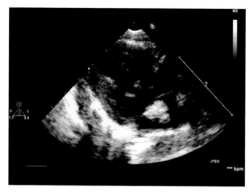

图 8-3-4　横纹肌瘤

结节性硬化患儿，左室内多发中等回声团。3 个月后消失

2. 恶性肿瘤

- 原发于心脏的恶性肿瘤多为肉瘤，其中以血管肉瘤较为常见，其次为横纹肌肉瘤、间皮肉瘤、纤维肉瘤、淋巴肉瘤等。

- 肿瘤可位于心室，也可发生于心房。

- 恶性肿瘤形体多数较大，呈分叶状或不规则形，内部回声不均匀。

- 肿瘤多呈浸润性生长，与心壁的附着面较广，多无蒂，活动度小。

- 肿瘤可侵及心壁内，并可累及心包，对瓣膜也有不同程度的破坏，亦可伴有心包积液。

- 较大的肿瘤多可造成不同程度的梗阻，恶性肿瘤在手术后可原位复发。

- 超声表现为心腔、心肌或心包内出现团块状不均匀回声，形状不规则，边缘欠清楚，活动度差，与瓣膜和房室壁广泛粘连（图8-3-5，图8-3-6）。

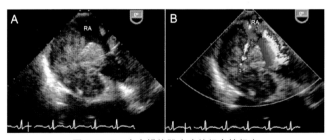

图 8-3-5 右房横纹肌肉瘤的经食管超声

A. 右房内见呈分叶状中等强度的团块；B. 彩色多普勒示团块内有血流信号

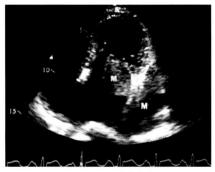

图 8-3-6 黏液肉瘤

左房黏液肉瘤

- 彩色多普勒检查示肿块内可见血流信号，彩色和频谱多普勒可较为直观地显示肿瘤对心腔的梗阻程度。
- 恶性肿瘤可根据肿瘤的形态、内部回声、与心壁的附着情况初步定性，超声上很难对恶性肿瘤做出诊断，必须依靠病理检查确诊。

3. 转移性肿瘤

- 其他系统肿瘤转移至心脏，以右心系统多见。
- 多为恶性，亦可为良性。
- 心内平滑肌瘤病：良性肿瘤，发生于28～80岁女性，常伴有子宫肌瘤或子宫切除术病史，在病理学上属良性肿瘤，但生长方式类似恶性肿瘤。子宫静脉内平滑肌瘤延伸入右心系统（图8-3-7，图8-3-8）。
- 恶性肿瘤如肾脏肿瘤、肾上腺肿瘤等亦可转移至右心系统（图8-3-9）。

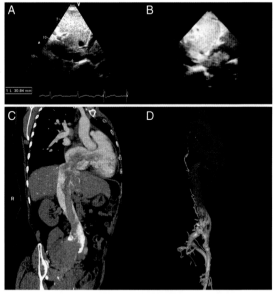

图 8-3-7　心内平滑肌瘤病

A. 超声剑下切面示下腔静脉增宽约30mm，下腔静脉内占位性病变延续至右心房；B. 三维超声心动图示下腔静脉内占位性病变向右心房延续；C.CT 成像矢状位重建示盆腔内低密度团块通过下腔静脉延伸到右心房内；D. 下腔静脉CT 静脉造影示下腔静脉内占位性病变

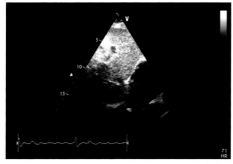

图 8-3-8　心内平滑肌瘤病

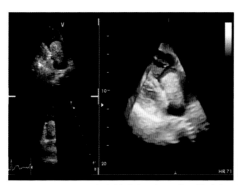

图 8-3-9　右房转移瘤：肾上腺恶性肿瘤三维超声成像

【诊断要点】

- 心腔、心肌或心包内出现异常团块状回声，活动度、与心壁的粘连情况依肿瘤的性质而定。
- 实质性团块内可有多普勒血流信号。
- 肿瘤对心腔有梗阻者彩色和频谱多普勒探及异常湍流信号。

【鉴别诊断】

- 注意良性与恶性肿瘤的鉴别（表 8-3-1）。

表 8-3-1　心脏良性与恶性肿瘤的鉴别

	良性肿瘤	恶性肿瘤
形态	规则	分叶状或不规则
内部回声	均匀	不均匀
基底	窄	宽

续表

	良性肿瘤	恶性肿瘤
蒂	多有	多无
浸润性	无	有
活动度	幅度大	幅度小或固定不动
长径／基底直径之比	多＞2	多＜2
心包积液	少数有积液	多数有积液

【注意事项】

■ 患者临床表现形式多样，但多无特异性，程度差别较大。

■ X线及心电图往往无特殊表现。

■ 虽然超声心动图容易发现心脏肿瘤，但除黏液瘤外，对其他心脏肿瘤较难做出准确的病理诊断，确诊需要病理检查。

■ TTE具有较高的敏感度。经食管超声心动图能更清楚地显示心脏的结构，尤其是心脏深部的结构，对心脏及邻近部位的占位性病变的探查具有重要的价值。

【知识要点】

■ 心脏肿瘤的超声表现。

■ 良恶性肿瘤的鉴别诊断。

【新技术应用】

■ 三维超声成像：通过三维超声可对左房血栓多个方位进行观察，直观地显示血栓的立体结构（图8-3-9）。

第 9 章

心包疾病

第 1 节　心包积液及心脏压塞

【疾病介绍】

- 心包积液：各种病因导致心包腔内液体增加超过正常（＞50ml）导致心包脏、壁层分离，同时伴有壁层心包运动的减低。
- 心脏压塞：短时间内心包腔内液体的积聚、大量积液或各种原因致心包腔内压力增高，限制心脏的舒张期充盈，导致每搏输出量降低。

【病理解剖】

- 结核及病毒感染、心脏外科术后、急性心肌梗死、甲状腺功能减低、恶性肿瘤心包转移等是常见病因。
- 心包积液可分为漏出性、渗出性、乳糜性、血性和脓性。炎性积液可见各种炎性细胞，受累心包可见炎性细胞浸润、纤维蛋白渗出、纤维素沉积、粘连。

【血流动力学改变】

- 心包积液对心包腔内压力及血流动力学的影响与积液的量、增长速度、性质、位置和心包病变等有关。少量心包积液或长时间缓慢增加的大量积液未致心包腔内压力明显增加，不限制心脏舒张，血流动力学可无明显变化。
- 心脏压塞：心包腔内液体致心包腔内压力增高，心脏受压，使左、右心室充盈减少、进而心室排出减少；左心输出量减少、血压降低，反应性心率加快、全身血管阻力升高。

- 奇脉：吸气时，心包腔内压力和右心压力仅轻度下降，体循环淤血，腔静脉压力增高，但右室充盈依然相对左室增加，室间隔向左移位，限制左室血液回流，进一步减少左室血流充盈，故吸气时左心输出量减低、每搏输出量减低，主动脉收缩压下降，脉搏减弱。

【临床表现】

- 少量心包积液或慢性心包积液无心脏压塞的患者可以没有任何症状，包括大量心包积液但心包腔内压力无显著升高者。
- 急性积聚的大量心包积液产生呼吸困难，胸部压迫感；缓慢积聚的大量心包积液产生咳嗽、吞咽困难、呃逆、声音嘶哑等症状。
- 心脏压塞：严重的气急、心悸、面色苍白或发绀、肢冷、前倾端坐呼吸、濒死感、意识丧失等。
- 体格检查可发现颈静脉怒张、呼吸急促、窦性心动过速、肝脏增大、心包摩擦音和心音低钝。
- 奇脉：吸气时脉搏减弱，血流动力学改变较严重。
- 大量心包积液时左肺底 Ewart 征、心浊音界扩大、心音遥远低钝、颈静脉怒张、肝颈静脉回流征阳性、奇脉、心动过速、低血压等。

【超声心动图表现】

二维超声心动图

- 二维超声心动图在识别积液量、心腔舒张期塌陷和是否存在心包增厚、粘连以及增厚和粘连的程度较 M 型超声心动图更准确。
- 左心长轴切面、心尖四腔心切面、心室短轴切面、剑下切面均可理想观察。
- 心包积液表现为心包脏、壁层分离，其间见无回声液性暗区（图 9-1-1，图 9-1-2）。
- 心包腔内可见纤维素渗出：心包脏、壁层常可见一些絮状、条带样中等回声附着，可交织呈网格状，位于局部或均匀分布在整个心包腔，可漂动。
- 非包裹性积液定量：液体分布随体位改变，故需具体问题具体分析（表 9-1-1）。

■ 心脏压塞
  ● 心包腔内见大量液性暗区,可见"心脏摆动征"(图 9-1-3)。
  ● 吸气时右室内径增大,左室异常减小。
  ● "舒张期塌陷征":一个或多个心腔舒张期向内运动的异常现象。
    ◆ 舒张晚期和收缩早期"右房塌陷征"(图 9-1-4,图 9-1-5)。
    ◆ 舒张早期至中期"右室塌陷征",右室流出道处易见。
    ◆ 严重时左心舒张亦受限,舒张晚期和收缩早期左房塌陷。
■ 包裹性积液:心包腔内局限性液性暗区,积液量和部位不定,不随体位变动而移动;常同时可见心包增厚或心包腔内大量网格状纤维条索回声。

表 9-1-1　心包积液的半定量分析

心包积液	估计液量 (ml)	心包腔无回声区宽 (mm)
少量	$50 \sim 100$	$3 \sim 5$
中量	$100 \sim 500$	$5 \sim 10$
大量	$500 \sim 1000$	$10 \sim 20$
极大量	> 1000	> 20

M 型超声心动图
■ 对于很少量的液体很敏感,一般仅用于测量左室后壁后方积液的深度。
■ 心脏压塞
  ● 吸气时二尖瓣前叶 DE 振幅减小,射血分数斜率降低。
  ● 剑下切面可见下腔静脉内径增宽,深吸气时塌陷减小程度 < 50%,甚至消失(图 9-1-6)。

多普勒超声心动图
■ 彩色多普勒各瓣口彩色血流信号黯淡。
■ 心脏压塞
  ● 吸气时右房室瓣口彩色血流信号的宽度、长度及面积相对增大,左房室瓣口的彩色血流信号面积则明显减小。
  ● 深吸气时三尖瓣口 E 峰增高,二尖瓣口 E 峰减低。
  ● 深呼气时三尖瓣口 E 峰减低,二尖瓣口 E 峰增高。

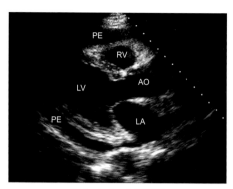

图 9-1-1　心包积液

左心长轴切面见心包腔无回声区环绕心脏（PE：心包积液）

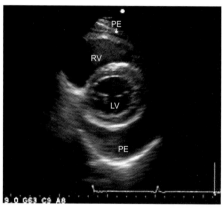

图 9-1-2　心包积液

左室短轴观察心包积液，主要在左室后壁处心包腔

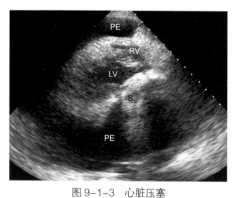

图 9-1-3　心脏压塞

二尖瓣机械瓣（S）置换术后大量液性暗区，出现"心脏摆动征"

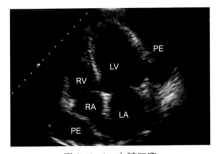

图9-1-4 心脏压塞

心尖四心腔切面见心包腔无回声区环绕心脏，并见"右房塌陷征"

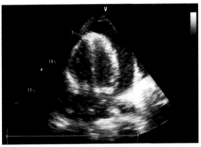

图9-1-5 心脏压塞

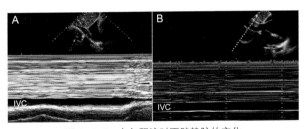

图9-1-6 心包积液时下腔静脉的变化

A.少量积液时M型示下腔静脉内径随呼吸变化；B.心脏压塞时M型示下腔静脉内径不随呼吸变化

【诊断要点】

■ 心包脏、壁层分离，心包腔内见液性无回声区，其内可见条索样或絮状中等回声。

■ 心脏压塞：心包腔内见大量心包积液，可见"心脏摆动征"，右室、右房舒张期塌陷，下腔静脉内径增宽，吸气时塌陷消失。

【知识要点】

- 心包积液的病因。
- 心包积液的定量分析。

第2节 缩窄性心包炎

【疾病简介】

- 缩窄性心包炎是由各种原因引起心包增厚、粘连、纤维化和（或）钙化，压迫心脏，导致心脏充盈压升高、心室舒张期充盈受限。
- 可伴或不伴有心包积液。

【病理解剖】

- 任何类型的心包炎症引起的纤维素渗出在心包积液吸收后，心包脏、壁层瘢痕形成，机化增厚，粘连。使心包脏、壁层完全融合，心包腔消失。
- 长期病变可发生钙质沉着而促进心包的增厚和钙化，形成坚硬的外壳限制心脏腔室的舒张和收缩。病变可局限或弥漫，并可累及心外膜下心肌。

【血流动力学改变】

- 心包粘连融合、纤维化、钙化及纤维条索限制压迫心脏各腔室及大血管（主要是腔静脉），各心腔舒张期充盈受限、充盈压增高。
- 吸气时由于心包僵硬，心包腔内压力不随胸腔内压力降低而减低，右心回心血流减少；舒张中晚期由于心室舒张受限导致心室舒张末压和心房平均压快速、明显的升高并相等，使心室充盈进一步受限，心输出量降低。
- 体循环静脉淤血、肺淤血。

【临床表现】

- 体循环静脉淤血：腹胀、纳差、乏力、尿少、下肢浮肿等。
- 肺淤血和心输出量减低：胸闷、气短、乏力及劳力性呼吸困难等。

- 体征：颈静脉怒张，Kussmaul 征阳性（吸气时颈静脉压升高），肝、脾大，肝-颈静脉回流征阳性，移动性浊音阳性，下肢水肿等；听诊可闻及心包叩击音；收缩压及脉压减低。

【超声心动图表现】

二维超声心动图
- 左心长轴切面、心尖心四腔切面（图 9-2-3）、心室短轴切面(图9-2-2)、剑突下的一系列切面等均可观察心包的情况。
- 心包明显增厚、回声增强，有时可见钙化的强回声，尤以房室沟处增厚、钙化显著；心包厚度＞ 3mm 或钙化高度提示缩窄性心包炎。心包的增厚或钙化呈片状或弥散分布。
- 可伴有心包积液，含包裹性积液。
- 双房明显扩大，左室腔正常或缩小，有时可呈"葫芦征"；心脏轮廓亦可僵硬、扭曲变形。
- 心室舒张明显受限，严重时心室收缩受限。
- 室间隔异常运动-间隔弹跳征：舒张早期异常地向左室腔内摆动并在舒张中期立即向右室侧反弹。
- 室间隔"呼吸性漂移"运动：室间隔呼气时移向右室、吸气时移向左室。
- 下腔静脉明显增宽，内径呼吸周期性变化减低甚至消失（图 9-2-1）。

M 型超声心动图
- 室间隔异常运动：舒张期早期异常向左室腔内摆动并立即反弹形成室间隔舒张早期"V"形切迹（与间隔弹跳对应）。
- 由于左室充盈减少和左室舒张末压升高使二尖瓣提前关闭。
- 左室充盈突然停止导致舒张中、晚期左室后壁突然变平坦。
- 二尖瓣射血分数斜率变陡是特征性的表现。
- 右室舒张末压升高使肺动脉瓣提前开放。
- 下腔静脉扩张且深吸气时不能缩小。

多普勒超声心动图
- 房室瓣口的脉冲多普勒有特征性的表现
  - 二尖瓣口 E 峰高尖而 A 峰低小，射血分数斜率快速下降，E/A 比值明显增大。
  - 吸气时二尖瓣口 E 峰减低，呼气时 E 峰增高。
  - 吸气时三尖瓣口 E 峰增高，呼气时 E 峰减低。
- 吸气时主动脉血流速度也明显减低。

■ 彩色多普勒见房室瓣反流。

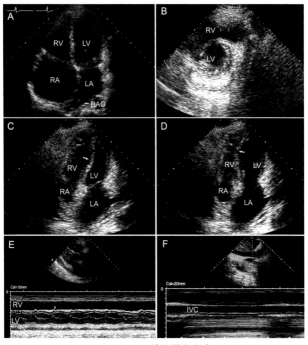

图 9-2-1　缩窄性心包炎

A. 心尖四腔心切面示整个心包明显增厚，双房明显扩大，左、右心室缩小；B. 左室短轴切面示左室下、后及外侧壁心包明显增厚、回声增强、钙化；C、D. 心尖四腔心切面示：左室外侧壁及右房壁心包增厚、回声增强，同时可见间隔弹跳（箭头）；E.M 型示左室后壁后心包明显增厚，回声增强并可见室间隔切迹征象；F.M型示下腔静脉内径增宽且不随呼吸而变化

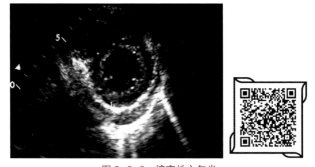

图 9-2-2　缩窄性心包炎

左室短轴切面左室后壁后心包明显增厚，回声增强

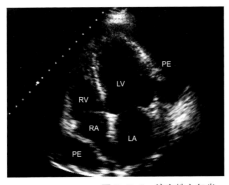

图 9-2-3　缩窄性心包炎

四心腔切面心室外侧壁及房室环处心包明显增厚，回声增强，心房扩大

【诊断要点】

■ 心包增厚钙化，可有心包积液。

■ 双房明显扩大，心室舒张受限。

■ 室间隔异常运动-间隔弹跳征和室间隔"呼吸性漂移"运动。

■ 二尖瓣口 E 峰增高，A 峰减小，E/A 比值增大。

■ 吸气时二尖瓣口血流 E 峰减低，呼气时 E 峰增高；三尖瓣口血流与之相反。

【鉴别诊断】

■ 缩窄性心包炎应注意与限制性心肌病相鉴别（见第四章）。

【知识要点】

■ 缩窄性心包炎的临床和超声特征。

■ 缩窄性心包炎与限制性心肌病的鉴别。

第10章
先天性心脏病

第1节 左室流入道病变

1. 二尖瓣畸形

【疾病简介】

先天性二尖瓣畸形主要是指二尖瓣装置中一个或多个部分发育异常，包括瓣上、瓣环、瓣叶、瓣下结构（腱索或乳头肌）等周围组织发生先天性病变，导致二尖瓣功能障碍，发生狭窄、关闭不全或两者同时存在。单纯先天性二尖瓣畸形很少见，常合并房室管畸形、左心室发育不良、大血管转位等。该病为一种少见、复杂而严重的先天性心脏畸形，在先天性心脏病尸检中占0.6%，临床上占0.21%～0.42%，多数预后较差。

（1）二尖瓣狭窄

【疾病简介】

凡累及瓣环、瓣叶、腱索和乳头肌结构的先天性病变均可导致二尖瓣狭窄。先天性二尖瓣狭窄十分少见，发病率占先天性心脏病的0.2%，多数合并主动脉狭窄、动脉导管未闭等其他心脏畸形，极少数孤立存在。

【病理解剖】

■ 瓣上狭窄环：瓣上环通常为坚韧的纤维组织环，紧邻二尖瓣，其上有大小不等的孔洞，孔洞狭小可造成梗阻；部分瓣上纤维环也可形成较大膜片，突入瓣口形成狭窄，引起血流障碍。瓣叶结构多正常。

- 瓣环畸形：瓣环发育细小，导致流入道狭窄。
- 瓣叶畸形：瓣叶交界融合或瓣叶发育不完全，仅为狭窄的偏心瓣口，瓣叶常显著畸形，呈倒圆锥状，活动度降低，导致瓣口缩小，常伴腱索或乳头肌异常。
- 腱索畸形：腱索缩短、增粗、融合导致瓣下狭窄，为先天性二尖瓣狭窄的重要原因。
- 乳头肌畸形：乳头肌附着位置异常、发育不良或异常肥大及乳头肌缺如等造成左室流入道梗阻。

【病理解剖】

Carpentier 将先天性二尖瓣狭窄分为四种类型：

- 交界融合型：瓣膜交界区先天性融合，导致瓣口狭窄，可同时有瓣叶增厚，腱索缩短、融合。
- 吊床型：瓣膜前、后瓣融合成一膈膜，中心遗有小孔，乳头肌肥厚与腱索融合成一片，除瓣膜狭窄外也有瓣下狭窄。
- 降落伞型：乳头肌肥厚，前后乳头肌融合，腱索融合缩短附着在单一乳头肌上，呈筛孔状，造成瓣下狭窄，瓣膜本身可无病变。
- 漏斗型：瓣膜交界融合，腱索融合缩短分别附着在前、后乳头肌上形成漏斗状狭窄。

【血流动力学改变】

- 血流动力学障碍与后天性二尖瓣狭窄相似，主要为舒张期左房血液充盈左室受阻，血流动力学改变程度取决二尖瓣狭窄的程度。
- 舒张期左房内血液不易通过狭窄的二尖瓣，左房内血容量增加，左房压升高，依次后传引起肺静脉和肺毛细血管压力升高，造成肺淤血和肺水肿。
- 肺动脉压力增高，右室压力负荷增大，使右室壁肥厚，最终导致右室功能受损。

【临床表现】

- 症状与后天性二尖瓣狭窄相似，由于为先天性病变，症状出现较早。
- 症状与瓣口狭窄程度及合并畸形有关，临床表现差异很大。

- 突出的症状是活动后心慌气短，产生呼吸困难。活动耐量与狭窄程度密切相关。
- 左侧心力衰竭时，可出现阵发性呼吸困难，发生急性肺水肿时咳泡沫样痰、咯血，并发心房纤颤后心功能明显降级。
- 病变后期肺动脉高压可造成右侧心力衰竭，可逐渐出现颈静脉怒张、肝大、甚至腹水及下肢浮肿等症状。

【超声心动图表现】

二维超声心动图
- 二尖瓣瓣器异常
  - 瓣上：紧邻二尖瓣可见坚韧的纤维组织环（详见"二尖瓣瓣上环"章节）。
  - 瓣环：瓣环发育不良，细小。
  - 瓣叶：瓣叶增厚，或者交界融合，甚至瓣叶仅发育为狭窄的偏心瓣口；瓣叶活动度减低，二尖瓣开放受限，但瓣膜回声增强不显著，交界粘连不显著，多数可见后叶发育不良（图 10-1-1）。
  - 腱索：挛缩、增粗、融合及附着异常。
  - 乳头肌：附着位置异常、发育不良、异常肥大或者缺如。
- 合并畸形
  - 动脉导管未闭。
  - 主动脉瓣狭窄。
  - 房室管畸形。

M 型超声心动图
- 典型表现：二尖瓣前后叶运动异常，呈同向运动，射血分数斜率明显下降；有些病例前后叶不同向运动，后叶运动幅度减低。
- 常伴有左心房增大。

多普勒超声心动图
- 二尖瓣血流可有彩色镶嵌的表现，频谱多普勒主要表现为 E 峰、A 峰血流速度增快（图 10-1-2，图 10-1-3）。
- 狭窄与关闭不全常合并存在。
- 伴发其他心脏畸形时，如动脉导管未闭、主动脉瓣狭窄，可见相应血流频谱。

【声学造影】

■ 无特殊意义，对存在的伴发畸形，可有助于辨别分流方向。

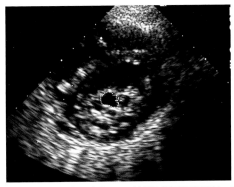

图 10-1-1　先天性二尖瓣狭窄：二尖瓣短轴见瓣膜增厚，开口减小

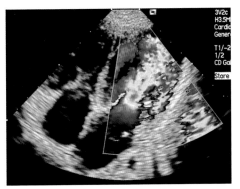

图 10-1-2　先天性二尖瓣狭窄：四心腔切面彩色多普勒见二尖瓣口血流
速度加快

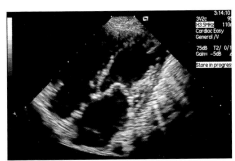

图 10-1-3　先天性二尖瓣狭窄

【诊断要点】

- 二尖瓣装置中一个或多个部分发育异常。
- 二尖瓣口血流速度增快，瓣膜开放幅度降低。
- 狭窄与关闭不全常合并存在。

【鉴别诊断】

- 功能性二尖瓣狭窄
  - 见于各种原因所致的左心室扩大，左心室功能减低时，二尖瓣开放幅度下降，可造成相对狭窄。
- 后天性二尖瓣狭窄
  - 绝大多数有风湿热史或者为老年退行性病变所引起的二尖瓣狭窄，症状出现较晚。
  - 后天性二尖瓣狭窄瓣膜增厚、钙化、粘连较先天性病变显著。

【注意事项】

- 合并其他畸形：先天性二尖瓣狭窄多数情况下与其他心血管畸形如主动脉缩窄、动脉导管未闭、房室间隔缺损并存。检查时应加以注意。
- 二尖瓣本身回声增强不如风湿性二尖瓣狭窄显著。

【知识要点】

- 先天性二尖瓣狭窄的超声特征。
- 先天性二尖瓣狭窄与后天性二尖瓣狭窄的鉴别诊断。

【新技术应用】

- 三维超声对二尖瓣进行形态学观察和定量分析（详见"二尖瓣疾病"章节）。

（2）降落伞型二尖瓣

【疾病简介】

降落伞型二尖瓣（parachute mitral valve，PMV）属于先天性二尖瓣畸形的一种，较罕见，是指二尖瓣下腱索附着于左室底部同一组乳头肌上，形如降落伞，故而得名。降落伞型二尖瓣如合并瓣上环、主动脉瓣狭窄和主动脉缩窄，称 Shone 综合征。

【病理解剖】

- 瓣膜病变不重，二尖瓣瓣叶及联合发育正常，阻塞主要在瓣下。
- 乳头肌肥厚，前后乳头肌融合，腱索融合缩短附着在单一乳头肌上，呈筛孔状。
- 单一乳头肌可以是两个乳头肌融合，也可以本身就是一组乳头肌，而另一组发育不良或直接与肌性室壁相连而没有任何腱索连接。
- 腱索短粗，故瓣叶活动受限，有效瓣口面积减小，并形成一种漏斗状左室流入道，血流通过腱索之间的缝隙到达左心室。
- 常合并左室流出道梗阻或主动脉缩窄，或二者均有。

【血流动力学】

- 血流动力学改变与后天性二尖瓣狭窄类似，单纯降落伞型二尖瓣患者婴幼儿期即可出现显著的血流动力学改变。
- 血流动力学改变取决于二尖瓣开放受限程度。
- 显著狭窄时，舒张期左房内血液不易通过狭窄的二尖瓣，左房内血容量增加，左房压升高，进而引起肺静脉和肺毛细血管压力升高，造成肺淤血和肺水肿。
- 严重时可导致肺动脉压力增高，右室压力负荷增大，右室壁肥厚，右室功能受损。

【临床表现】

- 临床表现与二尖瓣狭窄相似，与狭窄程度及伴发的先天性心脏畸形有关。
- 单纯降落伞型二尖瓣患者婴幼儿期血流动力学改变显著，临床症状出现早，预后很差，常在 1 年内死亡，很少存活至两岁。狭窄程度轻者，可存活至成年。

【超声心动图表现】

二维超声心动图
- 二尖瓣瓣叶：二尖瓣瓣叶形态异常，舒张期开放受限呈穹窿样。左室短轴切面显示二尖瓣口可偏向左室一侧。
- 瓣下腱索、乳头肌：瓣下腱索增粗、缩短，融合形成筛孔状结构，二尖瓣前后叶腱索均汇聚到左室腔单个巨大的乳头肌上，或附着于部分融合的两组乳头肌之上，二尖瓣开放时形如降落伞（图 10-1-4，图 10-1-5）。

- 心腔扩大：左心房明显扩大，左心室相对缩小，右心房、右心室扩大，肺动脉扩张。
- 合并的心脏畸形：可合并室间隔缺损、大动脉转位、主动脉狭窄、单心室、永存左上腔静脉。

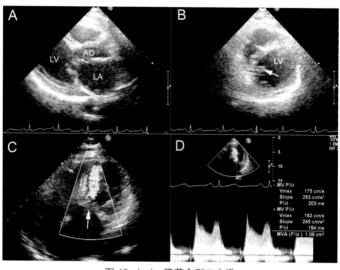

图 10-1-4　降落伞型二尖瓣

A. 左室长轴切面见二尖瓣开放受限；B. 乳头肌水平左室短轴切面仅见一组乳头肌；C. 四心腔切面彩色多普勒见二尖瓣口血流速度加快；D. 连续多普勒二尖瓣口血流频谱

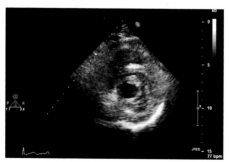

图 10-1-5　降落伞型二尖瓣

M 型超声心动图

■ 舒张期二尖瓣前叶运动曲线成方形波，A 波消失或射血分数斜率降低。

■ 后叶向前运动，幅度低平。

多普勒超声心动图

■ 舒张期二尖瓣口前向血流加速，呈五彩镶嵌状血流，加速血流信号起自腱索水平。

■ 可伴有二尖瓣少或中量反流。

■ 伴有其他心脏畸形时可见相应的异常血流信号。

【声学造影】

■ 无特殊意义。

【诊断要点】

■ 二尖瓣前、后叶的腱索均附着在同一组乳头肌上。

■ 左室长轴、心尖四腔及两腔心切面均可显示二尖瓣瓣叶形态异常，舒张期开放受限呈穹窿样。

■ 短轴切面显示二尖瓣口可偏向左室一侧，瓣下腱索、乳头肌增粗、缩短，融合形成筛孔状结构。

【鉴别诊断】

■ 风湿性心脏病

● 二尖瓣瓣尖增厚、回声增强，瓣下腱索挛缩，二尖瓣开放受限。

● 两组乳头肌，二尖瓣口开放朝向心室中间。

● 多不伴有其他心内畸形。

【注意事项】

■ 可单发，也可为其他畸形的组成部分。

■ TTE 图像较差者，可应用经食管超声心动图。

【知识要点】

■ 降落伞型二尖瓣的超声特征。

■ 降落伞型二尖瓣的鉴别诊断。

【新技术应用】

■ 三维超声对二尖瓣进行形态学观察和定量分析（详见"二尖瓣疾病"章节）。

（3）二尖瓣裂

【病情简介】

为胚胎发育缺陷所致的二尖瓣瓣叶裂缺，可分别发生于前、后叶，以前瓣叶裂缺多见，单独存在较少见，裂缺游离缘常附着异常腱索，有时二尖瓣有三处裂缺呈三个瓣叶，瓣叶交界扩大，导致关闭不全。

【病理解剖】

■ 前叶裂
  ● 二尖瓣装置结构正常，两个乳头肌位置正常，两交界位置正常。
  ● 异常的腱索常连接于裂叶的游离缘至室间隔。
  ● 裂缘可以卷曲、纤维化及回缩形成关闭不全。
  ● 瓣叶裂可部分或完全将前叶垂直分为两个瓣叶。
  ● 常与原发孔型房间隔缺损合并存在，也可独立存在。
■ 后叶裂
  ● 单纯后叶裂较少见。
  ● 常与继发于瓣环扩大后瓣叶的正常凹陷相混淆。

【血流动力学】

■ 血流动力学表现与二尖瓣关闭不全相同。

【临床表现】

■ 患儿发育迟缓。可出现活动后心悸、气短，易发生呼吸道感染。
■ 严重二尖瓣关闭不全者，早期可出现心力衰竭及肺动脉高压等症状。
■ 心脏扩大，心前区隆起。胸骨左缘及心尖区可听到响亮的收缩期杂音，肺动脉瓣区第二心音亢进和分裂。

【超声心动图表现】

二维超声心动图

- 裂隙多发生于二尖瓣瓣体，可从多个切面观察到裂隙部位回声减弱或者中断（图 10-1-6，图 10-1-7）。
- 左心室短轴切面于心室收缩期显示二尖瓣瓣口形似双口。

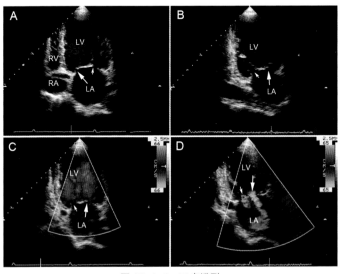

图 10-1-6　二尖瓣裂

A. 心尖四心腔切面于二尖瓣前叶近根部见连续中断；B. 心尖二心腔切面亦见二尖瓣前叶近根部的连续中断；C. 彩色多普勒舒张期见两束血流信号由左房进入左室；D. 彩色多普勒收缩期二尖瓣见两束反流信号；大箭头所示为二尖瓣前叶的裂隙，小箭头所示为正常二尖瓣口

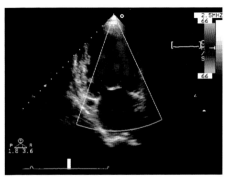

图 10-1-7　二尖瓣裂

M 型超声心动图

- 二尖瓣前瓣瓣叶裂较大时，可见二尖瓣前叶 CD 段呈多重回声。
- 心房增大时，可有相应的表现。

多普勒超声心动图

- 彩色多普勒可见二尖瓣反流信号经瓣叶裂隙处进入左心房。

【诊断要点】

- 二尖瓣瓣叶局部回声中断。
- 二尖瓣反流。
- 可合并室间隔缺损、大动脉转位。

【鉴别诊断】

- 二尖瓣穿孔
  - 多为后天性感染性心内膜炎所致。
  - 患者多有感染、发热史。
  - 瓣膜上可附有赘生物。

【注意事项】

- 单纯二尖瓣裂，裂隙通常朝向左室流出道，与心内膜垫缺损中的瓣裂朝向室间隔不同。

【知识要点】

- 二尖瓣裂的超声特征。
- 二尖瓣裂的鉴别诊断。

【新技术应用】

三维超声对二尖瓣进行形态学观察和定量分析（详见"二尖瓣疾病"章节）。

（4）双孔二尖瓣

【疾病简介】

双孔二尖瓣又称为双二尖瓣口，属较少见的二尖瓣畸形，是由于胚胎期二尖瓣瓣膜多余组织吸收不良所致，极少数为医源性双孔二尖瓣。双孔二尖瓣是指左心房和左心室之间出现两组二尖瓣，各有瓣环、瓣叶、腱索和乳头肌，形成两个瓣口。

【病理解剖】

- 完全桥型：一束纤维组织从二尖瓣瓣缘至瓣环将二尖瓣口完全分成两部分。
- 不完全桥型：此型仅在二尖瓣瓣缘水平由一束纤维组织将二尖瓣前后叶连接形成。
- 孔型：在二尖瓣外侧连合存在一个具有瓣下装置的附加孔。此时，两个乳头肌的位置多正常，前外侧瓣口的腱索连至前外侧乳头肌，后内侧瓣口的腱索连至后内侧乳头肌，可使二尖瓣病变形成类似两个降落伞型二尖瓣。

【血流动力学】

- 血流动力学改变取决于二尖瓣是否同时合并狭窄和（或）反流，以及心脏伴发的其他畸形。
- 瓣膜发生器质性改变，导致瓣膜狭窄和（或）关闭不全，产生血流动力学改变合并其他心脏畸形，如房室通道畸形等可产生相应血流动力学改变。

【临床症状】

- 症状不取决于双孔二尖瓣的类型，而与二尖瓣狭窄或反流的程度相关。

【超声心动图表现】

二维超声心动图
- 二尖瓣部位出现两个瓣口，左心室长轴瓣叶开放形态如同"三"字。
- 胸骨旁或剑突下二尖瓣水平短轴切面舒张期二尖瓣呈现两个瓣口，呈左右或者左前右后并列，酷似"眼镜"状或者"∞"形排列。两个瓣口几乎同等大小时，呈现左右并列或前后位的两个圆形或椭圆形开口，类似眼镜样孔口；瓣口大小不等时，开放程度不对称，类似"蝴蝶结状"（图 10-1-8，图 10-1-9）。
- 心尖四腔心切面：瓣口并列排列时，图像呈现"海鸥征"（图

10-1-10)。

- 瓣膜的开放情况取决于是否存在瓣膜狭窄,对于无瓣膜狭窄的患者,瓣膜开放正常。伴有瓣膜狭窄者,可见二尖瓣瓣叶增厚,回声增强。

M型超声心动图

- 无特殊表现,二尖瓣狭窄时可见"城墙样"改变。

多普勒超声心动图

- 舒张期左室短轴切面二尖瓣水平、心尖四腔心切面及左室长轴切面均可见两束血流信号,分别从两个瓣口由左心房进入左心室。
- 瓣膜狭窄时血流信号呈现五彩镶嵌的加速血流信号。
- 瓣膜关闭不全时表现为收缩期血流信号从两个瓣口进入左心房。

【声学造影】

- 无特殊意义,同时合并心脏其他畸形时可用于判断分流方向。

【诊断要点】

- 左室短轴切面二尖瓣水平显示二尖瓣开放时呈现为两个圆形或者椭圆形。
- 心尖四腔切面舒张期二尖瓣开放呈"海鸥征"。
- 彩色多普勒显示通过二尖瓣口为两束血流信号。

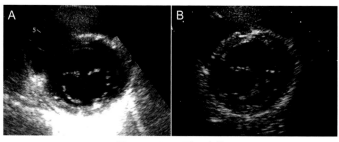

图 10-1-8 双孔二尖瓣

A.二尖瓣水平短轴切面显两个瓣口几乎等大,形状似"眼镜";B.二尖瓣水平短轴切面显示二尖瓣两个瓣口不等大

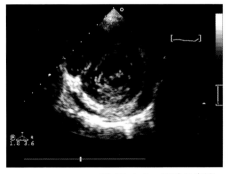

图 10-1-9　双孔二尖瓣

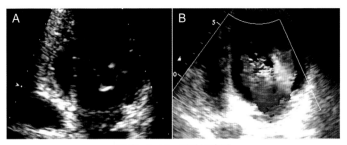

图 10-1-10　双孔二尖瓣

A. 心尖四腔心切面显示二尖瓣呈现两个瓣口，开放呈"海鸥征"；B. 彩色多普勒显示经二尖瓣口的血流束为两束

【鉴别诊断】

- 心内膜垫缺损二尖瓣瓣裂"双口征"
  - 心内膜垫缺损二尖瓣瓣裂"双口征"为收缩期出现的征象，与双孔二尖瓣舒张期的"双口征"时相显著不同。
  - 左心长轴切面、二尖瓣水平短轴切面和四腔心切面显示二尖瓣前叶连续中断。
  - 彩色血流多普勒二尖瓣前叶连续中断处异常血流信号。
- 二尖瓣脱垂行镜下二尖瓣成形术后
  - 成形术后二尖瓣可形成两个瓣口。
  - 患者有二尖瓣脱垂或者二尖瓣关闭不全病史。
  - 有二尖瓣成形手术病史。

【注意事项】

- 瓣膜钙化较显著，二维超声不易清楚地显示瓣叶数目从而造成漏诊，或者误诊为风湿性心脏病。

【知识要点】

- 双孔二尖瓣的超声特征。
- 双孔二尖瓣的鉴别诊断。

【新技术应用】

三维超声对二尖瓣进行形态学观察和定量分析（详见"二尖瓣疾病"章节）。

2. 二尖瓣瓣上环

【疾病简介】

二尖瓣瓣上环属于少见的左心室流入道梗阻的心脏畸形，为二尖瓣瓣环处出现环状纤维组织，纤维环可不影响二尖瓣瓣口血流；瓣上纤维环较宽时可遮盖一部分二尖瓣瓣口，形成二尖瓣狭窄。4%～17%的先天性二尖瓣狭窄患者有瓣上纤维环。瓣上环通常为坚韧的纤维组织环，瓣上环可能是非梗阻性，也可能突入瓣口形成狭窄，引起血流障碍，瓣膜可正常。

【病理解剖】

- 二尖瓣瓣上异常膈膜的根部与二尖瓣瓣环相连，于左房内二尖瓣瓣环上方数毫米处形成一纤维膈膜，将左房分为两部分，膜上有1～2个开口，膈膜开口大小决定了左心房与左心室之间血流梗阻的程度。
- 肺静脉口及左心耳均位于膈膜上方。
- 二尖瓣自身结构正常，部分患者尚合并有二尖瓣本身及瓣下结构的异常，如二尖瓣瓣叶增厚和狭窄，二尖瓣交界粘连、腱索缩短、乳头肌异位及降落伞形二尖瓣等。
- 常合并其他的心脏血管畸形，如主动脉缩窄、动脉导管未闭、室缺、法洛四联症和大动脉转位等。

【血流动力学改变】

- 血流动力学改变取决于狭窄环的大小和有无合并其他畸形。

- 窄边纤维环可不影响二尖瓣瓣口血流，瓣上纤维环宽时可遮盖一部分二尖瓣瓣口，产生二尖瓣狭窄，阻挡心房内血流排空，形成梗阻，使左房内压力升高，左房和肺静脉淤血。
- 当心脏收缩时，二尖瓣前后叶关闭，向心房内膨出，并与异常膈膜接触；而舒张时，二尖瓣前叶向前移动与膈膜分开，后叶与膈膜作同向运动。

【临床表现】

- 较轻的无任何临床表现。
- 严重可成类似二尖瓣狭窄的临床表现。

【超声心动图表现】

二维超声心动图
- 左房内二尖瓣瓣上可见一光带，与二尖瓣之间仅有很小的距离，舒张期可见二尖瓣前叶震颤（图 10-1-11）。
- 肺静脉口及左心耳均位于膈膜上方。
- 瓣叶一般无明显纤维性增厚，瓣叶的柔顺性较好，活动幅度较大，少数二尖瓣亦可有增厚和狭窄的改变。
- 左房明显增大。

M 型超声心动图
- 可见随心动周期运动的瓣膜曲线瓣上异常膈膜的波形：在瓣叶的心房面可出现附加回波，与二尖瓣前叶有连续关系，膈膜的后缘位于二尖瓣后叶的心房面，舒张期与二尖瓣后叶呈同向运动。
- 左心房增大。
- 肺高压后期可致右房、右室增大。

多普勒超声心动图
- 彩色多普勒超声显示异常膈膜开口下游左室流入道内出现多色镶嵌的湍流束。
- 频谱多普勒超声在异常膈膜开口侧下游可记录到舒张期正向湍流频谱。

【声学造影】

- 无特殊意义。

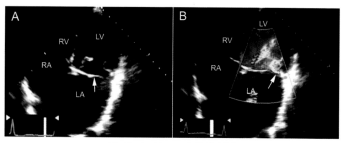

图 10-1-11 二尖瓣瓣上环

A. 四心腔切面二尖瓣环处见一膜性结构（箭头）；B. 彩色多普勒显示异常膈膜开口处出现多色镶嵌的湍流束

【诊断要点】

- 二尖瓣上可见条状光带，分隔左心房。
- 膈膜紧邻二尖瓣，肺静脉口及左心耳均位于膈膜上方。

【鉴别诊断】

- 三房心
  - 三房心左心房内亦可见膈膜。
  - 三房心的异常膈膜将左房分隔成两个腔，其近侧腔接收肺静脉血，再经过一个有梗阻的孔进入远侧腔，腔内有二尖瓣和左心耳。
  - 二尖瓣瓣上狭窄环者，四根肺静脉和左心耳都存在于近侧腔内；仅有二尖瓣存在于远侧腔内，即肺静脉口和左心耳均在膈膜的上方。

【注意事项】

- 二尖瓣瓣上环附着点位于二尖瓣根部。
- 瓣膜本身可有病变。

【知识要点】

- 二尖瓣瓣上环的超声特征。
- 二尖瓣瓣上环的鉴别诊断。

【新技术应用】

- 三维超声对二尖瓣进行形态学观察和定量分析（详见"二

尖瓣疾病"章节)。

3 . 三房心

【疾病简介】

三房心是胚胎心脏发育时左心房或右心房被纤维肌性膜隔成两个腔的先天性心脏畸形，发生率占先天性心脏病的0.1%～0.4%。男性多于女性，为 1.5：1。可分别发生于左、右心房，典型三房心一般是指左房三房心，右房三房心仅占三房心总数的8%，本节只涉及前者。

【病理解剖】

- 胚胎心脏发育障碍所致左心房被纤维肌性膈膜分隔，形成一个真性左房（或称近侧左房）和另一个附房（或称远侧左房）。
- 真性左房与二尖瓣口及左心耳相连，附房位于左房的后上方，接收两侧肺静脉的血流，经膈膜上一个或多个大小不等的孔道与真性左房相交通。
- 80%的三房心合并其他心内畸形，最常见为肺静脉的连接异常及房间隔缺损。
- 病理分型
  - 第一类：附房接收所有肺静脉血，通过膈膜上的开口与真房相通。
    - A 型：为典型三房心，房间隔完整，临床表现近似二尖瓣狭窄。
    - B 型：附房通过房间隔缺损与右房交通。
    - C 型：附房血经垂直静脉→左无名静脉→上腔静脉→右房。
  - 第二类：附房接收所有肺静脉回流，但与真房间没有直接交通，膈膜完整无开口。
    - D 型：附房经高位房间隔缺损与右房相通，附房内血分流到右房，右房血再经低位房间隔缺损或未闭卵圆孔流入真房。
    - E 型：附房内血液通过共同肺静脉向下引流入门静脉→下腔静脉→右房，再经房间隔缺损或未闭卵圆孔流入真性左房，此型与下腔型完全性肺静脉畸形引流类似。

- 第三类：部分肺静脉开口附房，其血液经狭窄开口与真性左房或右房相通，其余肺静脉正常回流入真性左房或异位引流入右房。
  - ◆ F 型：右肺静脉回流入附房，经狭窄开口进入真性左房，左肺静脉正常回流入真性左房。
  - ◆ G 型：右肺静脉回流入附房，再经狭窄开口进入真性左房，左肺静脉经垂直静脉→左无名静脉→上腔静脉异位引流入右房。
  - ◆ H 型：右肺静脉回流入附房，附房血经房间隔缺损进入右房，左肺静脉正常回流入真性左房。
- 前两类附房接收所有肺静脉回流，为完全三房心，第三类附房只接收部分肺静脉回流，为部分三房心。

【血流动力学改变】

- 三房心按其分类和是否伴有其他畸形，而表现为不同的血流动力学状态。血流动力学改变主要取决于附房与真性左房间交通口的大小、肺静脉引流情况、房间隔缺损的有无、大小和部位。
- 当膈膜开口小时，附房内的血流通过膈膜上狭窄开口进入真性左房，常引起肺静脉回流受阻，血流动力学改变与二尖瓣狭窄相同，可引起肺静脉回流淤滞、肺淤血、肺水肿和肺动脉高压。
- 附房血直接或间接分流到右房，则其血流动力学改变类似房间隔缺损或肺静脉畸形引流，即右心负荷增加。
- 房间隔缺损位于右房与真性左房之间，存在右向左分流，临床上可出现发绀。

【临床表现】

- 三房心患者的主要症状为活动后心慌、气急、咳嗽，甚至咯血，症状出现时间和严重程度与左心房血液回流受限程度有密切关系。
- A 型三房心患者的症状与真、附房间膈膜部开口大小有关，开口越小，症状出现越早、越重，开口大者可终生无症状。
- 婴幼儿患者多合并其他畸形较早就诊，常出现喂养困难，呼吸浅快。孔道狭小的严重病例，生后不久即可出现重度肺充血和呼吸急促，随之发生严重的肺炎及充血性心力衰竭。

■ 成年患者如果膈膜开口较大，合并畸形少，则症状轻、出现症状晚。随着年龄增长，钙化致膈膜开口变小，使附房血液排空受阻加重。

■ 二尖瓣可发生瓣膜黏液样变，导致二尖瓣关闭不全，成年人患者合并二尖瓣关闭不全的比例较高。

■ 心房增大，可出现心房纤颤，右侧心力衰竭时可有肝大、腹水、下肢浮肿。

■ 合并房间隔缺损或肺静脉畸形引流，则可出现相应症状。

■ 多数病例在心底部可闻及喷射性收缩期杂音和舒张期杂音，梗阻程度严重时，孔道近远端压力阶差高，可闻及连续性杂音，第二心音亢进。

【超声心动图表现】

二维超声心动图

■ 多切面扫查可见左房内线样膈膜回声，膈膜上有开口的病例可在线样回声上看到细小连续中断，膈膜开口可位于膈膜中部或一侧边缘（图 10-1-12）。

■ 膈膜位于肺静脉与左心耳之间，在心动周期中可发生摆动，即舒张早期移向二尖瓣，晚期背离二尖瓣。

■ 真房内径多小于附房。

■ 伴有房间隔缺损，可见房间隔连续中断。

■ 伴有肺静脉异位引流，肺静脉可直接开口于右心房或经垂直静脉引流入右心房。

M 型超声图像

■ 心尖左心长轴切面或四腔切面，膈膜回声 M 型曲线可见舒张期时与二尖瓣 E 峰同向，与 A 峰反向，缓慢充盈期曲线较平缓，收缩期时曲线可见一些小的波动。

■ 舒张期通过膈膜上狭窄口的高速血流冲击到二尖瓣瓣叶可见 M 型曲线表现为舒张期瓣叶的锯齿样运动。

多普勒血流显像

■ 典型三房心，心尖四腔心切面显示膈膜回声中断处有彩色血流束穿过，由血流束的宽窄程度可推测膈膜开口的大小。

■ 合并二尖瓣关闭不全，反流束可被膈膜阻挡而不会流至附房。偏心性反流束在膈膜与心房壁连续处发生偏折，形成沿着左房壁和异常膈膜的血流束，偏折时彩色血流可由蓝色为主变为红色为主的涡流信号。

■ 合并房间隔缺损，于房间隔水平可见分流。
　● B 型可见心房水平左向右分流。
　● E 型可见心房水平右向左分流。
　● D 型可同时见上述两种分流。

【声学造影】

■ 可有助于判断心房水平分流情况。

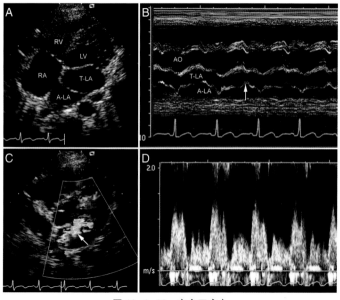

图 10-1-12　完全三房心

A. 四心腔切面于左房内见一膈膜样回声将左房分为上下两个腔；B. M 型超声于左房内见异常膈膜回声带（箭头）；C. 不典型五心腔切面见左房内膈膜有连续中断，彩色多普勒可见连续中断处较为快速的血流信号（箭头）；D. 脉冲多普勒于膈膜上彩色血流穿过处探及以舒张期为主的连续性血流信号

【诊断要点】

■ 心房内膈膜样回声，将心房分为真房、附房。
■ 膈膜位于左心耳上方。
■ 真房、附房间可有交通，交通口形态、大小差异较大。

- 真房、附房间无交通，则伴有房间隔缺损或肺静脉畸形引流。

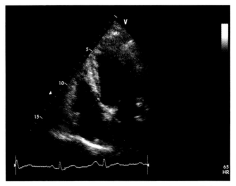

图 10-1-13　完全三房心

【鉴别诊断】

- 二尖瓣上环
  - 为紧邻二尖瓣环的左心房侧异常纤维肌性膜状结构。
  - 临床表现与典型三房心所致左房排空障碍、肺静脉压力升高、充血性心力衰竭相似。
  - 二尖瓣瓣上狭窄膈膜位于左心耳与肺静脉下方，未能将左心房分为两个腔室，是与三房心最主要的鉴别点。
- 完全型肺静脉异位引流
  - 肺静脉汇入共同静脉干，血流量大时，内径较宽，前壁回声类似于膈膜，与三房心相似。
  - 共同静脉干壁回声位于左心房腔之外。

【注意事项】

- 三房心病理解剖差异大，本身形态及其与房间隔缺损、肺静脉引流等之间关系复杂，检查时应多切面观扫查异常膈膜的位置、起止、开口大小及与肺静脉的关系，以帮助分型。
- 三房心以完全型多见，部分型较少见（图 10-1-13）。
- 诊断时注意与二尖瓣瓣上环鉴别，部分病例须与完全型肺静脉畸形引流鉴别。

【知识要点】

- 三房心的病理特征及分型。
- 三房心的超声特征。
- 三房心的鉴别诊断。

【新技术应用】

- 三维超声对二尖瓣进行形态学观察和定量分析（详见"二尖瓣疾病"章节）。

第 2 节 左室流出途径病变

【疾病简介】

左室流出途径病变主要为先天性主动脉口狭窄，是指主动脉瓣膜、瓣下、瓣上的狭窄性病变、可合并动脉导管未闭、主动脉缩窄等畸形（"主动脉缩窄和主动脉弓中断"详见本章 18 节）。

【病理解剖】

- 主动脉瓣狭窄
  - 占主动脉口狭窄的 75%。
  - 主要是由于瓣膜数目异常及瓣膜本身发育不良造成的，可分为单叶、二叶、三叶、四叶等畸形。二叶畸形较为常见。
- 主动脉瓣下狭窄
  - 占主动脉口狭窄的 20%。
  - 根据形态可分为两型
    - 膈膜型：主动脉瓣下的纤维膈膜样结构阻塞左室流出道。
    - 纤维肌型：主动脉瓣下出现肥厚的心肌纤维肌肉，造成局限性狭窄。
- 主动脉瓣上狭窄
  - 占主动脉口狭窄的 5%。
  - 主动脉瓣上方的主动脉壁局限性或弥漫性狭窄造成血流梗阻。根据形态可分为三型：
    - 膈膜型：主动脉窦上缘的主动脉壁上可见局限环状纤维膈膜，膈膜中部有一孔，此处主动脉管腔略变细。

◆ 沙漏型：即主动脉窦管与主动脉连接处，管腔节段性狭窄，血管内膜普遍增厚，由于没有狭窄后扩张，使正常与狭窄处的主动脉外观呈漏斗型。

◆ 弥漫性狭窄：整个升主动脉的均匀性狭窄，动脉内膜可增生。

【血流动力学改变】

■ 正常人主动脉瓣口面积约为 3.0cm²，在心输出量正常的情况下，收缩期主动脉平均跨瓣压差一般不超过 1.3kPa（10mmHg）。

■ 当主动脉瓣口面积轻度减小时，血流动力学无明显改变。

■ 主动脉瓣口面积小于正常的 1/4 时，流出道梗阻明显，左室收缩压显著升高，瓣口两端压差进一步加大，此时可出现左室向心性肥厚。

【临床表现】

■ 发病较早，可有心悸、气短、胸痛、阵发性呼吸困难等症状。

■ 胸骨右缘第二肋间可触及收缩期震颤，可闻及收缩期主动脉瓣喷射性杂音，多在Ⅲ级以上。

■ 狭窄较轻者可没有症状，仅在体格检查时发现心脏杂音。

【超声心动图表现】

1. 主动脉瓣狭窄

二维超声心动图
■ 左心长轴切面
● 主动脉瓣缘增厚，开放时呈圆顶状，关闭时闭合线偏离管腔中线或位于管腔中央（图 10-2-1）。
● 单叶主动脉瓣，长轴切面显示为一连续的膜状回声。
● 二叶瓣，可见一大一小的两条线状回声的瓣叶，开口偏心，收缩期瓣叶回声呈圆顶状（图 10-2-2）。
■ 心底短轴切面
● 主动脉瓣缘增厚，可显示主动脉瓣的数目。
● 单叶主动脉瓣呈片状的膜状回声，其上有一狭窄开口。
● 二叶瓣时，收缩期可见一"鱼口样"瓣口，舒张期可见单一闭合线；可见两个瓣叶融合的界嵴。

- 继发改变包括左室的向心性肥厚，晚期出现左心房、左心室扩大，升主动脉有狭窄后扩张等表现。

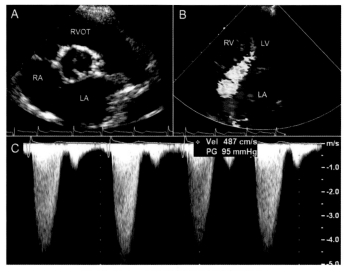

图 10-2-1　主动脉瓣狭窄（二叶畸形）

A. 心底短轴切面显示主动脉瓣为二叶；B. 五心腔切面彩色多普勒显示主动脉瓣口高速血流信号；C. 连续波多普勒探及主动脉瓣口高速血流频谱

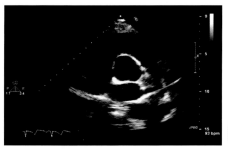

图 10-2-2　主动脉瓣狭窄（二叶畸形）

M 型超声心动图

- 收缩期和舒张期均可见主动脉瓣增厚，回声增强。
- 主动脉瓣开放间距减小，关闭线偏心。

多普勒超声心动图

- 可见收缩期高速彩色射流束经主动脉瓣口射向主动脉。狭窄程度越重，射流束越细。

- 连续波多普勒探及主动脉瓣口高速的血流频谱，峰值后移。
- 可合并主动脉瓣关闭不全。

2. 主动脉瓣下狭窄

二维超声心动图

- 膈膜性狭窄
  - 主动脉瓣下见膜样回声伸向左室流出道内，使流出道变窄。
  - 纤维膈膜样组织可以在左室流出道前缘或者后缘，多数呈偏心型，随心脏的舒张和收缩可以活动。
  - 左室流出道短轴切面可显示该纤维膈膜为半月形或环形。
- 纤维肌性狭窄
  - 动脉瓣下有纤维肌性组织突向左室流出道。
  - 左室流出道前缘或者后缘可见弓状向心腔凸起的对称性的管状狭窄，不随心脏舒张与收缩活动。
- 继发性左室肥厚及升主动脉增宽。

多普勒超声心动图

- 彩色多普勒收缩期左室流出道内出现高速紊乱的血流信号。
- 连续多普勒主动脉瓣下探及高速湍流频谱（图 10-2-3）。
- 左室舒张功能降低，舒张期二尖瓣血流频谱 A 波增高（A波＞E 波）。

3. 主动脉瓣上狭窄

二维超声心动图

- 膈膜性狭窄：主动脉窦上缘可见一线状回声，中间可见交通口。
- 沙漏样狭窄：主动脉窦管处有环状狭窄，同时有一段升主动脉变细，主动脉内膜增厚。
- 弥漫性狭窄：升主动脉均匀性狭窄，病变可累及主动脉弓（图 10-2-4）。

多普勒超声心动图

- 彩色多普勒收缩期主动脉瓣上出现五彩镶嵌射流信号。
- 连续多普勒主动脉瓣上探及高速湍流频谱。

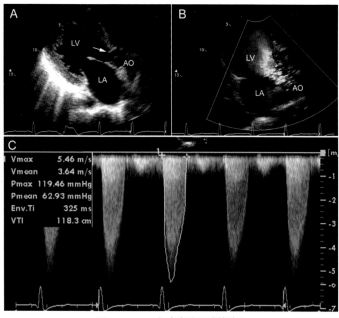

图 10-2-3 主动脉瓣下膜性狭窄

A. 心尖左心长轴切面显示主动脉瓣下膜性结构（箭头）；B. 彩色多普勒显示主动脉瓣下五彩镶嵌血流信号；C. 连续波多普勒探及主动脉瓣下膈膜处高速湍流频谱

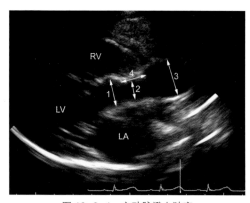

图 10-2-4 主动脉瓣上狭窄

1：主动脉窦部内径；2：主动脉瓣上狭窄处内径；3：升主动脉中段内径；4：主动脉瓣上狭窄的长度

【诊断要点】

- 主动脉瓣狭窄：主动脉瓣增厚，开口减小；主动脉瓣可为单叶、二叶、三叶、四叶等畸形。
- 主动脉瓣下狭窄：左室流出道见膜性或纤维肌性狭窄。
- 主动脉瓣上狭窄：升主动脉呈膜性、沙漏样或弥漫性狭窄。
- 彩色和连续多普勒主动脉口探及收缩期高速血流信号，根据狭窄部位异常血流信号出现于主动脉瓣口、瓣下或瓣上。
- 主动脉口狭窄程度的定量分析（参见表 5-2-1）

【鉴别诊断】

- 狭窄部位的鉴别：通过二维和多普勒明确狭窄部位。
- 肥厚型心肌病
  - 肥厚型心肌病可以造成主动脉瓣下室间隔肥厚引发左室流出道狭窄，易与主动脉瓣下纤维肌性狭窄混淆。
  - 肥厚型心肌病以室间隔基底肥厚为主，是非对称性，心室收缩期二尖瓣前叶前向运动，舒张期二尖瓣开放度减低。
  - 增厚的心肌回声不均匀，光点粗大，具有家族遗传性。
- 主动脉缩窄
  - 表现为主动脉峡部或其以下的降主动脉局限性缩窄。
  - 二维超声心动图可表现为左室肥厚。
  - 彩色多普勒显示升主动脉内无湍流信号，五彩血流起自主动脉峡部或降主动脉。

【注意事项】

- 全面观察左室流出系统，判断狭窄部位和程度。
- 经食管超声心动图对主动脉瓣口狭窄的形态观察和狭窄面积的评估较 TTE 更为敏感。

【知识要点】

- 左室流出道疾病的病理表现。
- 超声心动图特征。

【新技术应用】

- 三维超声对左室流出道病变进行形态学观察和定量分析（详

见"主动脉瓣疾病"章节)。

第3节　右室流入道病变

右室流入道病变包括：三尖瓣以及瓣下支持装置、右心房、体静脉（即上、下腔静脉）等病变，本节主要介绍三尖瓣病变。

1. 三尖瓣下移畸形

【疾病简介】

三尖瓣下移畸形（downward displacement of the malformed tricuspid valve）是一种罕见的先天性三尖瓣解剖结构异常疾病。1866 年由 Wilhelm Ebstein 首次报道，又称为 Ebstein 畸形。本病主要累及三尖瓣和右心系统，其解剖形态及临床表现多变。

【病理解剖】

- 三尖瓣隔瓣和后瓣下移
  - 隔瓣和后瓣附着点离开三尖瓣环下移至右室壁的心内膜上。前瓣附着点多正常，极少数下移。
  - 下移的瓣膜将右室分为位于瓣膜上方的房化右室和瓣膜下方的功能右室。
  - 房化右室明显扩大，可呈瘤样改变；功能右室变小。
- 瓣膜发育不全：下移的瓣膜短小、粘连融合、变形或部分缺如，前叶冗长如"蓬帆状"，导致狭窄与关闭不全。
- 病理解剖分型
  - A 型：三尖瓣隔叶和后叶轻度下移，三尖瓣前叶活动尚好。即房化右室较小，功能右室尚可。
  - B 型：三尖瓣隔叶和后叶明显下移，右室的房化部分较大，功能右室较小。
  - C 型：三尖瓣隔叶和后叶明显下移且前叶不运动，前叶因与右室壁粘连而活动受限，引起漏斗部的狭窄。
  - D 型：三尖瓣极度下移或者三个瓣叶交界粘连闭锁，整个右室几乎完全右房化。
- 合并畸形：常合并卵圆孔未闭或继发孔房间隔缺损(30%)，

其他可有室间隔缺损、动脉导管未闭、肺动脉瓣狭窄或闭锁等。

【 血流动力学改变 】

- ▫ 三尖瓣下移，功能右室变小，右室收缩性减低，右心排血量减少，右房压力升高，常造成卵圆孔开放。
- ▫ 三尖瓣下移及瓣环扩大产生关闭不全，右房压力升高，也导致卵圆孔开放。
- ▫ 卵圆孔开放或合并房间隔缺损产生心房水平右向左为主双向分流，出现发绀。

【 临床表现 】

- ▫ 患者临床症状轻重不一，轻者下移不明显可终身无症状，重者可幼年出现青紫、活动受限、心律失常。
- ▫ 听诊胸骨左缘有不典型收缩、舒张期杂音。

【 超声心动图表现 】

二维超声心动图
- ▫ 四心腔切面
  - • 此切面可清楚显示三尖瓣的发育情况、隔叶附着位置，并能准确测量房化右室、功能右室大小（图 10-3-1，图 10-3-2）。
  - • 正常情况下，三尖瓣隔叶附着点略低于二尖瓣前叶附着点，但二者相距不会大于 10mm。
  - • Ebstein 畸形患者，三尖瓣隔叶与二尖瓣前叶附着点距离 > 15mm。
  - • 房化右室扩大，功能右室变小。
- ▫ 心底短轴切面
  - • 三尖瓣隔叶下移。
  - • 房化右室扩大，右室流出道扩张。
- ▫ 右室流入道切面
  - • 可清楚显示三尖瓣前叶和后叶的附着点及运动情况。
  - • 三尖瓣后叶下移，前叶附着点多正常，极少数下移。
  - • 房化右室扩大，功能右室变小。
- ▫ 左室长轴切面

● 观察左右心的比例。

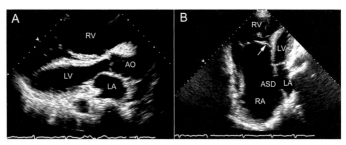

图 10-3-1　三尖瓣下移畸形

A. 左室长轴切面见右心明显扩大；B. 四心腔切面显示三尖瓣隔瓣下移（箭头），房化右室明显扩大

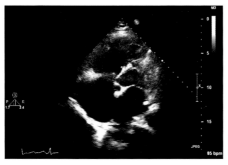

图 10-3-2　三尖瓣下移畸形

M 型超声心动图

■ 三尖瓣易探及，前叶宽大冗长，瓣叶活动度增大。

■ 三尖瓣关闭较二尖瓣明显延迟。

多普勒超声心动图

■ 三尖瓣反流

● 彩色多普勒于四心腔切面、心底短轴切面和右室流入道切面均可见三尖瓣反流信号，反流程度多较重。反流束起始于房化右室处，位置较低。

● 连续多普勒探及明显的三尖瓣反流频谱。

■ 因三尖瓣反流或狭窄，舒张期通过三尖瓣口的血流增多，血流加快。

■ 心房水平右向左分流：房间隔缺损或卵圆孔开放心房水平出现右向左分流。

【声学造影】

- 因三尖瓣的反流，右心排空时间延迟，造影剂于收缩期和舒张期在三尖瓣口往返穿梭，反流使右房压升高，导致上、下腔静脉可见造影剂。
- 因房间隔缺损或卵圆孔开放使心房水平出现右向左分流，见造影剂由右房进入左房。

【诊断要点】

- 三尖瓣隔瓣和后瓣下移，三尖瓣隔叶与二尖瓣前叶的附着点距离 > 15mm。
- 房化右室扩大，功能右室变小。
- 三尖瓣反流。
- 心房水平右向左分流。

【鉴别诊断】

- 右心容量负荷过重的疾病：房间隔缺损、肺静脉畸形引流、肺动脉瓣关闭不全等疾病出现右心扩大，但三尖瓣附着位置正常。
- 肺源性心脏病：右心扩大，三尖瓣附着位置正常。

【注意事项】

- 一般利用二维超声可显示三尖瓣的附着部位，彩色多普勒对三尖瓣反流束起始部位的观察有助于进一步衬托出隔叶和后叶的位置。
- 经食管超声心动图有助于对合并畸形尤其是房间隔缺损的诊断。

【知识要点】

- 三尖瓣下移畸形的病理分型。
- 三尖瓣下移畸形的超声特征。

【新技术应用】

- 三维超声对三尖瓣进行形态学观察和定量分析（详见"三尖瓣疾病"章节）。

2. 三尖瓣闭锁

【疾病简介】

三尖瓣闭锁（tricuspid atresia）是一种发绀型复杂先天性心脏病，病变主要特征是三尖瓣口完全没有发育，右房与右室间没有直接交通，占先天性心脏病的 1.4% ～ 2.7%。

【病理解剖】

- 三尖瓣口闭锁的形态
  - 纤维肌性闭锁：三尖瓣区无瓣膜组织而为纤维性肌组织分隔右房和右室。最多见（76%）。
  - 膜型和瓣膜型闭锁：前者指右房室之间有纤维瓣膜样组织，并有纤维凹陷（12%）。后者房室之间仍有残存的瓣叶及腱索组织（6%）。
  - 房室通道型：罕见，共同房室瓣的一叶封堵在右房室孔。
  - 三尖瓣下移型闭锁：罕见，闭锁区为薄膜样组织，右室明显变小，有腱索附着在其内。
- 分型
  - Ⅰ型：动脉与心室关系正常，主动脉起自"主心腔"（左室），肺动脉起自"出口腔"（右室）。
    - I_a：肺动脉闭锁，室间隔完整。
    - I_b：肺动脉瓣瓣下狭窄及较小的室间隔缺损。
    - I_c：肺动脉不窄合并巨大室间隔缺损。
  - Ⅱ型：右位大动脉转位（D-TGA），主动脉起自"出口腔"，肺动脉起自"主心腔"。
    - II_a：肺动脉闭锁及室间隔缺损。
    - II_b：肺动脉瓣或瓣下狭窄，巨大室间隔缺损。
    - II_c：肺动脉不狭窄合并巨大室间隔缺损。
  - Ⅲ型：左位型大动脉转位（L-TGA），主动脉位于肺动脉左前方，主动脉起自"主心腔"，肺动脉起自"出口腔"。
    - III_a：肺动脉瓣或瓣下狭窄，室间隔缺损。
    - III_b：主动脉瓣下狭窄，室间隔缺损，心室转位。
- 血流动力学分类
  - 肺血流量少：包括 I_a、I_b、II_a、II_b、III_a，有不同程度发绀，占三尖瓣闭锁患者的 70% 以上。

- 肺血流量多：包括 I_c、II_c、III_b，患者易发生心力衰竭。
■ 心脏解剖位置
- 绝大多数心房正位，心室右襻。
- 极少数患者心房反位，心室左襻。
- 心室和大动脉关系可以一致或不一致。
■ 合并畸形
- 多合并房间隔缺损或卵圆孔未闭。
- 其他：室间隔缺损、动脉导管未闭、肺动脉狭窄、心内膜垫缺损、Ebstein 畸形、大动脉转位、冠状动脉起源异常等。

【血流动力学改变】

■ 三尖瓣闭锁，血流不能从右房进入右室，一定伴有其他畸形。
■ 心房水平的分流：右房血液经房间隔缺损或未闭的卵圆孔进入左房，左心血氧饱和度降低，出现发绀。
■ 心室水平分流：多有室间隔缺损，此时左室大部分血液在收缩期进入主动脉，另一部分经缺损处进入右室，经肺循环通过肺静脉回左房。
■ 大动脉水平的分流：少数不伴室间隔缺损者必有大动脉水平的分流，左室血液进入主动脉后，多经未闭的动脉导管分流至肺动脉或经支气管动脉进入肺部，此时右室发育不良，仅为一残存的腔隙。
■ 左室扩大：左心系统同时接受体循环与肺循环的血液，负荷加重，故左室明显扩大。

【临床表现】

■ 发绀：心房水平的右向左分流，加之肺动脉狭窄，发绀较明显。少数患者的肺动脉血流未受阻，发绀较轻微。
■ 多数患者发育差。
■ 心功能不全：因右心和左心心功能不全出现呼吸困难、厌食和反复的呼吸道感染等。
■ 矛盾栓塞：右心回流缓慢，静脉系统易形成血栓。血栓回流入右房通过房间隔缺损进入左房，产生体循环栓塞，即矛盾栓塞。

【超声心动图表现】

二维超声心动图

■ 三尖瓣位置探查不到正常的三尖瓣叶及其活动，而是一纤维肌性组织的增厚强光带，或薄膜样结构封闭三尖瓣口（图 10-3-3）。

■ 房间隔缺损或卵圆孔未闭。

■ 多数有室间隔缺损。

■ 右室发育不良：右室变小，严重时仅为一潜在的腔隙。VSD 较大时右室可接近正常。

■ 大动脉起源及位置关系：大动脉可正常起源也可转位，应仔细辨别大动脉起源及位置关系进行分型。

■ 肺动脉狭窄：多数有肺动脉狭窄，少数不伴肺动脉狭窄或有主动脉瓣下狭窄。

■ 部分有动脉导管未闭。

■ 左心扩大：左心负荷增加，左房室均扩大。

M 型超声心动图

■ 右侧房室口三尖瓣的位置探查不到正常的三尖瓣叶活动曲线而是一条增厚强回声光带。

■ 左心扩大。

多普勒超声心动图

■ 三尖瓣口无正常血流信号：彩色和脉冲多普勒在三尖瓣处均探及不到血流信号。

■ 心房水平可见右向左分流：彩色多普勒见腔静脉血流进入右房后通过房间隔缺损或未闭的卵圆孔进入左房。脉冲多普勒探及右向左分流频谱。

■ 心室水平左向右分流：彩色和脉冲多普勒在室间隔缺损处可探及左向右分流信号。

■ 右室流出系统高速血流信号：右室流出道、肺动脉瓣和肺动脉狭窄时彩色多普勒在相应部位可出现高速血流信号，连续多普勒可探及高速血流频谱。主动脉瓣下狭窄时左室流出道内可探及高速血流信号。

■ 大动脉水平的分流：动脉导管未闭时，降主动脉与肺动脉之间可见左向右连续性分流信号。

【声学造影】

- 声学造影有特殊价值，主要从四心腔切面观察。
- 注射造影剂后，右房首先显影，而后造影剂经房间隔缺损进入左房，心室舒张时，左房内的造影剂经二尖瓣进入左室。因三尖瓣闭锁、右房造影剂不能进入右室，右室仍为无回声区。收缩期造影剂由左室经室间隔缺损入右室。

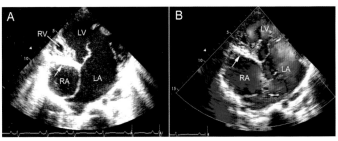

图 10-3-3　三尖瓣闭锁

A. 四心腔切面三尖瓣位置为一纤维肌性组织，无瓣叶活动（箭头），右室明显变小；B. 彩色多普勒在三尖瓣处无血流信号（箭头）

【诊断要点】

- 三尖瓣口被膜膜或较厚的肌纤维性致密回声所封闭，无瓣叶活动。
- 存在房间隔缺损或卵圆孔未闭，多数有室间隔缺损。
- 多普勒和声学造影显示血流途径为右心房→左心房→左心室→右室。
- 左心扩大，右室发育不良。

【鉴别诊断】

- 重度三尖瓣狭窄
  - 三尖瓣有瓣叶的开闭活动，开口很小但有血流信号通过。
  - 通常不合并房室间隔或室间隔缺损。

【注意事项】

- 三尖瓣闭锁为复杂畸形，病理表现多变，应按复杂先心的节段分析法进行诊断。

【知识要点】

- 三尖瓣闭锁的病理分型。
- 三尖瓣闭锁的超声特征。

【新技术应用】

- 三维超声对三尖瓣进行形态学观察和定量分析（详见"三尖瓣疾病"章节）。

第4节　右室流出途径病变

1. 肺动脉瓣膜狭窄

【疾病简介】

先天性肺动脉瓣膜狭窄（congenital pulmonary valvular stenosis）可单独发生或合并其他心脏畸形。本节主要讨论的是单纯性肺动脉瓣狭窄。

【病理解剖】

- 肺动脉瓣膜增厚、粘连、融合。瓣膜边缘增厚，瓣体柔顺性好，可出现瓣体脱垂或瓣膜关闭不全。
- 瓣膜多为三瓣，也可为双瓣，单瓣、四瓣畸形少见。
- 右室和漏斗部继发性肥厚，导致流出道的梗阻。
- 肺动脉可有狭窄后扩张。

【血流动力学改变】

- 肺动脉瓣膜狭窄，右室射血时须代偿性收缩加强，导致右室心肌肥厚，右室腔扩大，右侧心力衰竭等。
- 右室的肥厚使顺应性减低，右房压也相应增加使卵圆孔开放，产生心房水平的右向左分流。

【临床表现】

- 右侧心力衰竭的表现。

- 胸骨左缘二肋间收缩期杂音。
- 心房水平出现右向左分流时可有发绀。

【超声心动图表现】

二维超声心动图

- 主动脉短轴切面见肺动脉瓣增厚，回声增强，收缩期开放呈圆顶样。部分患者瓣体可有脱垂。
- 肺动脉主干及左右肺动脉可出现狭窄后扩张。
- 肺动脉瓣狭窄可同时合并肺动脉干狭窄（图 10-4-1）。
- 多切面显示右心室肥厚。
- 合并卵圆孔开放者，可于胸骨旁四腔及剑下心房两腔切面显示房间隔原发隔与继发隔分离，其间见缝隙。

多普勒超声心动图

- 主动脉短轴切面彩色多普勒收缩期见高速射流束起自肺动脉瓣口，射入肺动脉。多数射流束沿肺动脉左外侧壁走行，常指向左肺动脉开口。重度狭窄时射流束在肺动脉远端可形成折返。连续多普勒瓣口探及收缩期高速的湍流频谱。
- 肺动脉瓣关闭不全时舒张期见血流反流入右室流出道。
- 卵圆孔未闭时，可见血流信号由右房进入左房。

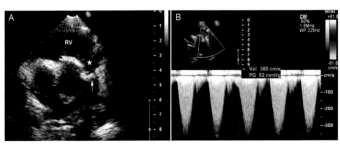

图 10-4-1　肺动脉瓣狭窄

A.大动脉短轴切面显示肺动脉增厚，开口变小（箭头）；B.肺动脉血流频谱显示高速血流

【诊断要点】

- 肺动脉瓣增厚，回声增强，开口减小。
- 彩色多普勒肺动脉瓣口见收缩期高速射流信号，连续多普勒探及收缩期高速的湍流频谱。
- 肺动脉瓣狭窄程度的定量分析：根据肺动脉瓣口最大峰值

压差判断

- 轻度：< 50mmHg；
- 中度：50 ～ 80mmHg；
- 重度：> 80mmHg。

【鉴别诊断】

- 肺动脉瓣上狭窄：肺动脉内见膜性的或局限性的管腔狭窄，彩色多普勒显示湍流束始自瓣上，而瓣叶厚度及活动正常。
- 肺动脉瓣闭锁：肺动脉瓣呈带状回声，无瓣膜活动，瓣环发育差；无血流信号通过肺动脉瓣。

【知识要点】

- 肺动脉瓣狭窄的超声特征。

2. 右室流出道狭窄

【病理解剖】

- 膜性狭窄：肺动脉瓣下环形或半月形孤立的膜样结构使流出道狭窄，狭窄孔居中或偏心。
- 纤维肌性狭窄：流出道右室前壁和室上嵴处室壁肌肉的局部肥厚，凸入流出道，呈环形或管状，较膜性狭窄位置偏低。

【血流动力学变化和临床表现】

- 与肺动脉瓣狭窄类似。

【超声心动图表现】

二维超声心动图
- 主动脉根部短轴及右室流出道长轴切面可显示肺动脉瓣下右室流出道内纤细的膜样回声，或环状或管状的纤维肌性肥厚区，流出道内径变窄（图 10-4-2）。
- 右室壁肥厚，腔室缩小。心力衰竭时可扩大。

多普勒超声心动图
- 彩色多普勒显示右室流出道的血流明显加快，流束直径变小。

■ 连续多普勒于狭窄处探及收缩期高速湍流频谱。

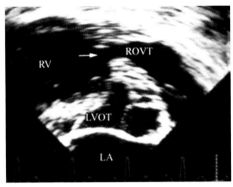

图 10-4-2　右室流出道狭窄：经食管超声心动图显示右室流出道局部增厚，使流出道变窄（箭头）

【诊断要点】

■ 右室流出道内膜样结构，或环状或管状的纤维肌性肥厚使流出道内径变窄。
■ 彩色和连续多普勒流出道狭窄处见收缩期高速射流信号。
■ 狭窄程度的定量分析：参照肺动脉瓣狭窄程度的定量分析。

【鉴别诊断】

■ 右室流出道内占位性病变或心外肿物压迫使流出道狭窄：主要通过二维超声显示右室流出道内病变的性质，明确病因。
■ 右冠状窦瘤突入右室流出道：右冠状窦瘤凸入右室流出道使流出道狭窄。如窦瘤破裂，彩色多普勒见五彩样血流从窦瘤破裂处进入右室流出道，为连续性高速湍流频谱。

【注意事项】

■ 右室流出道的血流方向与多普勒声束的夹角较大，依靠连续多普勒对狭窄程度判断可能低估，应尽量减小夹角并结合二维图像综合分析。

【知识要点】

■ 右室流出道狭窄的超声特征。

3. 肺动脉狭窄

【疾病简介】

肺动脉主干和（或）分支狭窄，为肺动脉瓣上狭窄。常伴肺动脉瓣狭窄、法洛四联症等。

【病理解剖】

- 肺动脉主干或左右分支狭窄
  - 靠近肺动脉瓣的膜状狭窄。
  - 远离瓣膜的局限性管腔缩窄或节段性的管状发育不良。
- 肺动脉分叉处狭窄及左右肺动脉狭窄：肺动脉主干远端的管状狭窄，累及部分或整个左右肺动脉。
- 多发性周围肺动脉狭窄：左右肺动脉以下分支多发性的局限性或节段性管腔狭窄。
- 主干及周围分支狭窄。

【血流动力学改变和临床表现】

- 与肺动脉瓣狭窄类似。

【超声心动图表现】

二维超声心动图
- 肺动脉主干及左右肺动脉的狭窄
  - 主动脉短轴切面显示肺动脉主干及左右肺动脉起始段，胸骨上窝切面可较好显示右肺动脉全程。
  - 肺动脉主干内见纤细的膜性回声或主干及左右肺动脉局限性或节段性管腔狭窄（图10-4-3）。
  - 狭窄后管腔可有扩张。
  - 肺动脉主干及左右肺动脉可出现狭窄后扩张。
  - 周围肺动脉狭窄超声不能直接显示。
- 右心室肥厚，右室、右房扩大。

多普勒超声心动图
- 彩色多普勒收缩期见起自肺动脉狭窄处的高速射流束。
- 连续多普勒于肺动脉内狭窄处探及收缩期高速的湍流频谱。

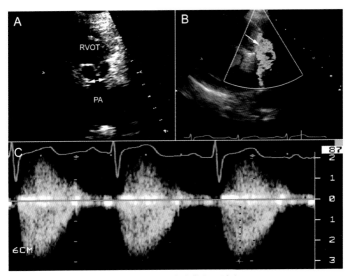

图 10-4-3　肺动脉主干狭窄

A. 肺动脉主干内径变窄；B. 彩色多普勒见肺动脉内高速血流信号（箭头）；C. 连续多普勒于肺动脉内狭窄处探及收缩期高速湍流频谱

【诊断要点】

- 肺动脉主干及分支狭窄。
- 彩色多普勒肺动脉内见收缩期高速射流信号，连续多普勒探及收缩期高速的湍流频谱。
- 狭窄程度的定量分析：参照肺动脉瓣狭窄程度的定量分析。

【鉴别诊断】

- 注意肺动脉内狭窄部位的判断和与肺动脉瓣膜狭窄的鉴别。

【注意事项】

- 肺动脉主干狭窄可与分支狭窄同时存在，应注意仔细观察左右分支的病变情况。

【知识要点】

- 肺动脉狭窄的超声特征。

4. 肺动脉闭锁

【疾病简介】

肺动脉闭锁（pulmonary atresia）是一种少见的先天性心脏病，是指右室与肺动脉之间完全性闭锁，阻断了右室与肺动脉之间的血流交通。

【病理分型】

- 闭锁可发生于自右室流出道到左、右肺动脉的任意位置，可为局限性或较长段的管腔闭锁，以肺动脉瓣膜的闭锁最为常见（占 90% 以上）。
- 根据室间隔是否完整分为两种类型。
  - 肺动脉闭锁伴室间隔完整
    - 以闭锁部位分型
      - 肺动脉瓣闭锁（包括漏斗部闭锁）。
      - 肺动脉主干闭锁，左右肺动脉分支存在。
      - 肺动脉瓣、肺动脉主干和一侧肺动脉分支闭锁。
      - 肺动脉瓣、主干和两侧肺动脉分支均闭锁，肺血来自肺门侧支循环。
    - 根据右室的发育情况分型
      - 流入部、肌小梁部及流出道三部俱全。
      - 肌小梁部缺如，为室壁肥厚的肌肉所闭塞。
      - 既无肌小梁部，又无流出部，均被发育过度的肥厚心肌所闭塞。
    - 心房间交通为右心血流唯一出口，偶有房间隔完整者，则伴有冠状静脉窦隔缺损，其右心房血流通过冠状静脉窦流入左房。
  - 肺动脉闭锁伴室间隔缺损
    - 室间隔缺损多位于膜周或漏斗部。
    - 合并冠状动脉 - 肺动脉瘘、肺静脉异位引流、大动脉转位等。

【血流动力学改变和临床表现】

- 室间隔完整的肺动脉闭锁。
  - 右心血液通过房间隔交通进入左心，左心负荷明显增加。

- 体循环内为左右心混合血，表现有发绀。
- 动脉导管的开放对肺循环和患儿的生存至关重要。
- 右室发育不良。
■ 伴室间隔缺损的肺动脉闭锁。
  - 右室血液通过室缺进入主动脉和左室，可有发绀，相对较轻。
  - 右室发育尚可。
■ 闭锁位于肺动脉分叉以上者，左右肺动脉与肺动脉主干相通，主要由动脉导管供血，肺内动脉分布正常。
■ 闭锁位于肺动脉分叉以下者，左右肺动脉各具血源，动脉导管供血的一侧肺内动脉分布正常，另一侧则由胸主动脉分出多支侧支动脉分区供血。

【超声心动图表现】

二维超声心动图
■ 肺动脉闭锁
  - 主要从主动脉根部短轴切面观察肺动脉瓣、肺动脉主干和左右肺动脉分支。
  - 肺动脉瓣闭锁时肺动脉瓣为增厚的带状回声，中间无孔，无瓣膜的开闭活动（图 10-4-4）。
  - 肺动脉主干闭锁时肺动脉主干局限性或全程闭锁，可延伸至左右分支。
■ 室间隔缺损：膜周或漏斗部间隔连续中断。
■ 房间隔缺损或卵圆孔开放：房间隔连续中断或原发隔与继发隔分离。
■ 动脉导管未闭：降主动脉与肺动脉间见异常通道。
■ 左心扩大。
■ 右室发育不良。

多普勒超声心动图
■ 肺动脉闭锁：主动脉根部短轴切面彩色多普勒显示肺动脉闭锁处无血流信号通过。脉冲多普勒不能探及经过肺动脉的血流信号。
■ 动脉导管未闭：彩色多普勒见由降主动脉进入肺动脉的连续性分流信号，连续多普勒可探及连续性分流频谱。
■ 室间隔缺损：心室水平有右向左或双向分流信号。
■ 房间隔缺损或卵圆孔开放：心房水平有右向左分流信号。
■ 体循环动脉与肺动脉之间侧支循环：胸骨上窝切面闭锁远

端肺动脉周围见丰富的小血管血流信号，主要为胸主动脉与肺动脉之间的侧支动脉（图 10-4-5，图 10-4-6）。

【声学造影】

- 肺动脉闭锁伴室间隔完整者，经外周静脉注射造影剂，右心房显影后，造影剂通过房间隔交通进入左心房、左心室。
- 肺动脉闭锁伴室间隔缺损者，右心房、右心室显影后，造影剂自室缺进入主动脉和左心室，肺动脉不显影。伴有房间隔缺损者可见一部分造影剂从右心房经缺口进入左心。

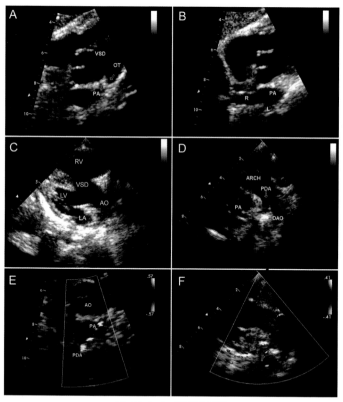

图 10-4-4　肺动脉闭锁

A. 心底短轴切面见肺动脉瓣位置为一膜样结构，无瓣膜活动（箭头）；B. 肺动脉分叉处增宽，显示左右肺动脉分支；C. 左室长轴切面示主动脉骑跨及室间隔缺损；D. 胸骨上窝切面示降主动脉发出动脉导管（箭头）为肺动脉提供血流；E. 动脉导管的彩色多普勒血流信号；F. 多支体-肺侧支循环（箭头）供应肺动脉。
PDA：未闭动脉导管

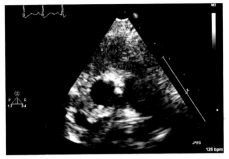

图 10-4-5　肺动脉闭锁

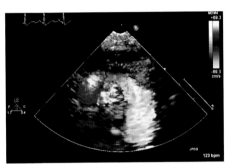

图 10-4-6　彩色多普勒示肺动脉闭锁

【诊断要点】

■ 肺动脉瓣、肺动脉主干和（或）左右肺动脉分支闭锁，闭锁处无血流信号通过。

■ 其他可有室间隔缺损、动脉导管未闭、房间隔缺损或卵圆孔开放等畸形。

【鉴别诊断】

■ 永存动脉干

  ● 胚胎时期动脉干未分隔，成为一根总干。

  ● 肺动脉主干由总干分出（Ⅰ型），左、右肺动脉由总干背面分出（Ⅱ型），左、右肺动脉由总干侧面分出（Ⅲ型）。

  ● 有的分类将肺动脉闭锁归入永存动脉干（Ⅳ型）。

  ● 超声心动图鉴别较为困难，须做心血管造影。

■ 重度肺动脉狭窄

- 重度肺动脉狭窄二维图像易误诊为肺动脉瓣闭锁。
- 多普勒可显示通过狭窄处的血流信号，但有时与动脉导管分流信号相混淆。
- 确诊有赖于心血管造影。

【注意事项】

■ 肺动脉闭锁为复杂畸形，检查时不仅观察肺动脉的情况，还应注意观察合并畸形。

■ 超声提示肺动脉闭锁，确诊有赖于心血管造影。

【知识要点】

■ 肺动脉闭锁的病理分型及血流动力学特征。

■ 肺动脉闭锁的超声特征以及鉴别诊断。

【新技术应用】

■ 多普勒组织成像（doppler tissue imaging，DTI）：DTI 通过测量室壁收缩及舒张速度判断右心功能。

■ 三维超声：肺动脉病变进行形态学观察和定量分析；通过三维超声准确评估右心功能。

■ 二维及三维斑点追踪显像（2D and 3D speckle tracking imaging，STI）：组织的应变、旋转及位移，客观、定量评价心肌的运动，精准评估右心功能。

第 5 节　房间隔缺损

【疾病简介】

房间隔缺损（atrial septal defects）是常见的先天性心脏病之一，发病率居先天性心脏病的首位，10% ～ 15%，男女发病率约为 1 : 3。房间隔缺损病变常单独存在，亦可与另一种或多种心脏结构病变并存。

【病理解剖】

■ 继发孔型房间隔缺损

- 最常见，约占房间隔缺损的 70%。
- 原发隔上继发孔吸收过多或继发隔生长发育不良，使两层膈膜的边缘未能很好重叠，即产生继发孔型房间隔缺损。
- 缺损常呈卵圆状，大小不等，位于卵圆窝部位。
- 如为多个小孔，则为筛孔样房间隔缺损。
- 可合并二尖瓣狭窄、二尖瓣脱垂等。

■ 静脉窦型房间隔缺损
- 上腔静脉型房缺
  ◆ 较常见，占 8% ～ 10%。
  ◆ 缺损位于上腔静脉的入口处，缺损的下缘是间隔的上缘，缺损与上腔静脉相通。
  ◆ 常合并右上肺静脉畸形引流到上腔静脉或右房。
- 下腔静脉型房缺
  ◆ 较少见，约占 3%。
  ◆ 缺损位于下腔静脉入口处。
  ◆ 常合并右下肺静脉畸形引流。

■ 冠状静脉窦型房间隔缺损
- 较为罕见，其发病率不到房缺总数的 1% ～ 2%。
- 冠状静脉窦间隔部分性或完全性缺如，使冠状静脉窦与左房直接相通。
- 分型
  ◆ Ⅰ型：完全型冠状静脉窦顶部缺如，冠状静脉以多个开口直接回流入左房或右房。
  ◆ Ⅱ型：中间部分冠状静脉窦顶部缺如，在冠状静脉窦间隔中间段至上游段的某处有一个或几个圆形或椭圆形缺损，使冠状静脉窦即与左房又与右房相通。
  ◆ Ⅲ型：终端部分型冠状静脉窦顶部缺如，邻近冠状静脉窦开口处的冠状静脉窦间隔缺如，冠状静脉窦于二尖瓣后内交界的外下方开口左房内。可合并永存左位上腔静脉、下腔静脉近心段缺如。

■ 原发孔型房间隔缺损
- 约占房间隔缺损总数的 20%。
- 缺损位于卵圆窝的下前方与室间隔相连部位，属于心内膜垫缺损的一种形式。

【血流动力学改变】

- 心内血液分流的方向与大小取决于缺损大小和左右房之间的压差。
- 小房间隔缺损和部分较大房缺患者，左右房间存在压力差，产生左向右分流。缺损面积较大，左右房压差相等，右室顺应性高时为左向右分流，右室顺应性低于左室时为右向左分流。
- 左向右分流使右心负荷加重，右心扩大，肺动脉增宽。
- 右心慢性容量负荷过重导致整个肺血管床的扩张，产生容量性肺动脉高压。晚期，长时间的肺动脉高压引起肺小血管内膜增生，中层肌性肥厚，产生不可逆转的阻力性肺动脉高压。左向右分流减少或产生右向左分流，出现发绀，称为艾森曼格综合征（Eisenmanger syndrome）。

【临床表现】

- 早期大多无明显临床症状，小房缺患者可终生无症状。
- 大量的左向右分流者，易发生心房纤颤、心房扑动。
- 发生肺动脉高压，出现发绀、右侧心力衰竭、心律失常等，可导致死亡。

【超声心动图表现】

二维超声心动图
- 房间隔连续中断
  - 房间隔回声连续中断，两端房间隔常稍增厚，回声增强，呈"火柴梗征"（图10-5-1，图10-5-2）。
  - "筛孔"样缺损时房间隔见多处连续中断，呈"串珠样"改变。
  - 主要从主动脉根部短轴切面、四心腔切面（心尖、胸骨旁和剑下四心腔切面）、剑下双房及上、下腔静脉长轴切面观察。
  - 多切面综合观察缺损的大小和房间隔残端。
- 右心腔扩大：右房、右室扩大。
- 肺动脉增宽：肺动脉主干及其分支增宽。
- 其他心脏畸形：二尖瓣狭窄、二尖瓣脱垂、肺静脉和腔静脉畸形引流等。

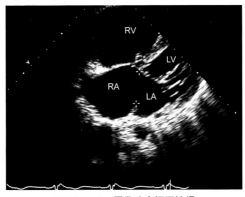

图 10-5-1 原发孔房间隔缺损
四心腔切面房间隔近十字交叉处见连续中断

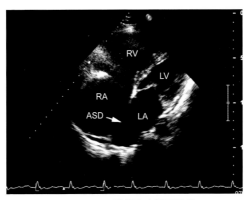

图 10-5-2 继发孔房间隔缺损
四心腔切面房间隔中部见连续中断

M 型超声心动图

■ 主要显示右心扩大等继发性改变。

多普勒超声心动图

■ 心房水平分流信号

● 左向右分流：多为左向右分流。彩色多普勒为红色血流信号由左房经房间隔连续中断处进入右房。脉冲多普勒分流频谱呈典型的双峰或三峰波形，占据收缩期与舒张期。速度多为 1.5m/s 左右（图 10-5-3，图 10-5-4）。

● 右向左分流：缺损较大和肺动脉高压时为右向左分流。彩色多普勒为蓝色血流信号由右房经房间隔连续中断处进入左房。

- "筛孔"样缺损：彩色多普勒可显示房间隔处多束细小的分流信号（图10-5-4）
- 三尖瓣口和肺动脉血流加快，三尖瓣可有反流信号。可通过三尖瓣反流速度计算肺动脉收缩压。
- 肺静脉血流速度增快。

【声学造影】

- 左向右分流：右房右室显影，右房邻近间隔中断处无造影剂回声，即右房出现负性造影区（图10-5-5）。
- 右向左分流：右房右室显影，并见造影剂进入左房。

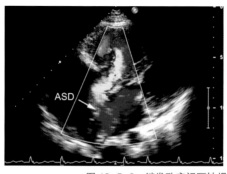

图10-5-3　继发孔房间隔缺损

四心腔切面房间隔中部见连续中断（箭头）

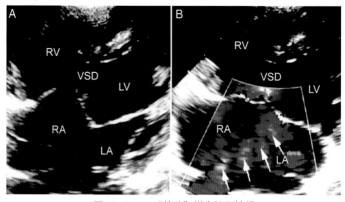

图10-5-4　"筛孔"样房间隔缺损

A.四心腔切面房间隔和室间隔见连续中断；B.彩色多普勒房间隔处见多束细小的分流信号（箭头）

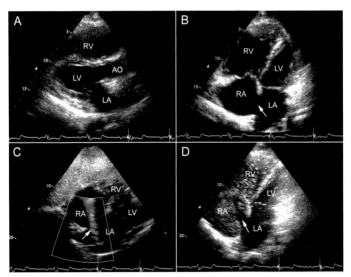

图 10-5-5 继发孔型房间隔缺损

A. 左心长轴切面见右室扩大；B. 四心腔切面房间隔中部见连续中断（箭头）；C. 剑下四心腔切面彩色多普勒房间隔中断处见左向右分流信号（箭头）；D. 声学造影：右房右室显影，右房近间隔中断处出现负性造影区（箭头）

【超声心动图在房间隔缺损介入治疗中的价值】

- 封堵术前：观察 ASD 的部位、大小和数目，与二尖瓣、三尖瓣，冠状静脉窦，上、下腔静脉入口，主动脉根部的距离及关系。判断是否合并部分或完全肺静脉畸形引流、重度肺动脉高压、原发孔型或静脉窦型房间隔缺损和其他复杂先天畸形等禁忌证。并进行封堵器（封堵伞）型号的选择，成年人多以经食管超声心动图术中测量缺损直径为准，一般为 ASD 直径基础上加 4 ~ 7mm，儿童 TTE 一般即可满足手术需求（图 10-5-6）。
- 封堵术中：监测整个封堵过程，指导鞘管垂直穿过缺损平面，指导封堵器的定位及释放；仔细观察房间隔缺损各边缘是否完全夹闭于封堵器两伞之间，是否有残余分流；封堵器是否妨碍二、三尖瓣，上、下腔静脉，肺静脉和冠状静脉窦的功能及回流，确定无误才可释放封堵器。
- 封堵术后：继续观察封堵器夹闭情况和有无并发症直至手术结束。
- 经食管超声心动图在房间隔缺损的介入治疗中发挥着重要

作用。术中监测时能清晰地显示房间隔结构和封堵器的结构，可指导调整和确定封堵伞的位置和形态，判断封堵伞是否有效的包夹住房间隔，位置是否恰当。显示和确定封堵器是否对心脏其他结构造成影响。彩色多普勒显示封堵效果（图 10-5-7）。

■ 三维超声尤其是 3D-TEE 在术前房间隔缺损形态学评估、患者选择和术中监测具有重要价值。

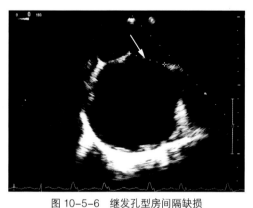

图 10-5-6　继发孔型房间隔缺损

术中经食管超声心动图上下腔双房切面显示房间隔连续中断，缺损范围大（箭头）

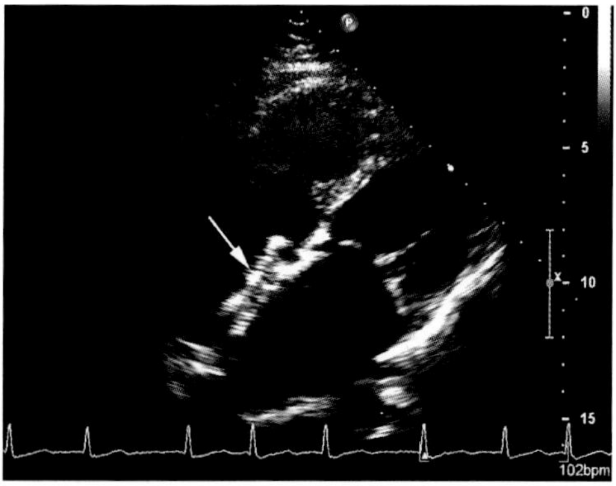

图 10-5-7　房间隔缺损封堵术

封堵术后 24 小时 TTE 观察封堵器（箭头）

【诊断要点】

■ 房间隔连续中断。

- 彩色多普勒心房水平左向右或右向左分流信号。
- 右心腔扩大，肺动脉增宽。
- 声学造影时右房出现负性造影区或造影剂由右房进入左房。
- 房间隔缺损的定位诊断。
  - 原发孔房间隔缺损：四心腔切面回声中断位于房间隔下部近十字交叉处，与房室瓣之间没有任何残存间隔。
  - 继发孔型房间隔缺损：回声中断位于房间隔的中部，与房室瓣之间或多或少残留有房间隔组织。
  - 静脉窦型房间隔缺损：剑下双房及上、下腔静脉长轴切面可显示，但较困难。经食管超声心动图则能明确。上腔静脉型房缺回声中断与上腔静脉的入口相连，下腔静脉型房缺回声中断与下腔静脉的入口相连。
  - 冠状静脉窦型房间隔缺损：冠状静脉窦口扩大，顶部间隔缺损，彩色多普勒有血流信号由冠状静脉窦进入左房。经食管超声能较好显示。

【鉴别诊断】

- 与伴有右心容量负荷增加的疾病鉴别。
  - 左室右房通道
    - 二尖瓣与三尖瓣之间的室间隔连续中断。
    - 彩色多普勒分流信号由左室流向右房，速度较快。
  - 主动脉窦瘤破入右房
    - 右冠状动脉窦或无冠状动脉窦呈瘤样突入右房，瘤壁上见连续中断。
    - 多普勒为连续性高速血流信号。
  - 冠状动脉-右心瘘。
  - 冠状动脉扩张。
  - 彩色多普勒于瘘管入口处见连续性分流信号。
- 房间隔回声失落
  - 当房间隔与声束平行，加之卵圆窝处组织结构菲薄不能显示房间隔的结构为回声失落，是一种物理现象。房间隔结构完整但超声不能显示。
  - 右心无扩大。
  - 改变扫查切面使房间隔与声束垂直、提高仪器灵敏度可避免此现象。
  - 彩色多普勒无穿过房间隔的血流信号。

【注意事项】

- 注意与房间隔回声失落的鉴别，必要时可进行声学造影和经食管超声检查。
- 对拟行介入治疗的患者应多切面综合观察缺损的大小和房间隔残端。
- 经食管超声心动图较 TTE 更敏感，可更为准确地观察缺损的大小、范围、残余房间隔的结构。在房间隔缺损介入治疗中更具有价值（图 10-5-8）。

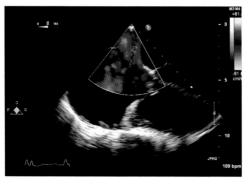

图 10-5-8　房间隔缺损

经食管超声心动图彩色多普勒显示过隔血流信号

【知识要点】

- 房间隔缺损的分型及血流动力学特点。
- 房间隔缺损的诊断要点及鉴别诊断。
- 超声心动图在房间隔缺损介入治疗中的价值。

【新技术应用】

- 三维超声成像：通过三维超声可对房间隔进行多个方位的观察，直观地显示房间隔缺损及封堵器的立体结构（图 10-5-9 ～图 10-5-14）。
- xPlane 成像：三维超声 xPlane 功能同时显示房间隔两个切面，方便快捷地观察两个不同方位的缺损。

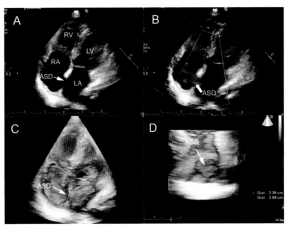

图 10-5-9　房间隔缺损

A. 胸骨旁四心腔切面见房间隔中部连续性中断约 21mm（箭头范围）；B.CDFI
显示房间隔中部左向右分流束（箭头）；C. 房间隔缺损的三维成像：实时三维
超声显示房间隔中部连续性中断（箭头范围）；D. 房间隔缺损的三维成像：使
用 iCrop 功能及 3D Cropping 功能处理后，清晰显示房间隔缺损的形态，大小为
23.5mm×20.9mm

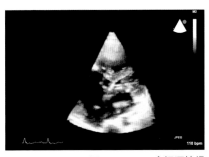

图 10-5-10　房间隔缺损

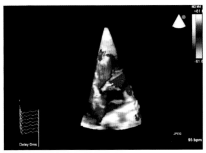

图 10-5-11　房间隔缺损

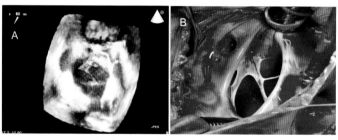

图 10-5-12 房间隔缺损三维超声

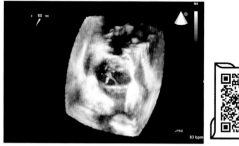

图 10-5-13 房间隔缺损三维超声

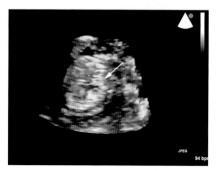

图 10-5-14 三维超声

房间隔缺损封堵术后三维超声心动图观察封堵器（箭头）

第 6 节 室间隔缺损

【疾病简介】

先天性室间隔缺损（ventricular septal defect，VSD）为心室间

隔发育不全造成的左右心室之间的异常通道，是临床上最常见的先天性心脏病，占先天性心脏病 20% ～ 25%，男女比例较接近。室间隔缺损可以单独存在，也可与其他先天性心内畸形并存，某些类型的先天性室间隔缺损可自行闭合。

【病理解剖】

- 膜周部室间隔缺损：约占室缺的 60% 以上，分三个亚型。
  - 膜部型：缺损面积较小，仅限于膜部，周边为纤维组织。
  - 嵴下型：缺损面积较大，常合并有其他心内复杂畸形，位于室上嵴的下方三尖瓣前叶与隔叶交界处。
  - 隔瓣下型：缺损位于三尖瓣隔瓣下方，紧邻房室结交界区希氏束。
- 漏斗部室间隔缺损（嵴上型）：主要是圆锥间隔对合不良所致，可以划分为嵴内、干下两个亚型。
  - 嵴内型：位于右室流入及流出道之间的室上嵴之内，缺损周边为肌肉组织。
  - 干下型：位于肺动脉瓣下方，缺损一般较大，紧邻主动脉的右冠状动脉瓣。右冠状动脉瓣在缺少支撑后容易造成瓣叶的脱垂使主动脉瓣对合不良形成主动脉瓣关闭不全。
- 肌部室间隔缺损
  - 多位于心尖部和调节束的后方，约占本病的 10%。
  - 肌部室间隔缺损的周边均为肌性组织，分为流入道和流出道肌部缺损及小梁部肌部缺损，可单发或多发，形态、大小不一，有匍行现象。

【血流动力学改变】

- 小缺损：< 1/3 主动脉瓣环直径，称为限制型室间隔缺损。
  - 分流量很小，右心压力正常，没有明显的病理生理改变。
  - 小的缺损明显限制左向右的分流量。
- 中等大小缺损：1/3 ～ 1/2 主动脉瓣环直径。
  - 随着缺损面积的增大，左向右分流量亦相应增大，但肺动脉压正常或仅有轻度的升高。这类缺损仍属于限制性缺损。
  - 其病理生理改变主要为左室容量负荷过重。随着左室舒张末容量增加，左向右分流也可使右室容积增加。
  - 个别中等大小的肌性缺损，在收缩期缺损面积明显减小，以至左向右分流量极小，而有较明显舒张期左向右分流。

- 大缺损：缺损直径＞1/2主动脉瓣环直径，对左向右分流无限制作用，称为非限制型室间隔缺损。
  - 缺损面积进一步增加，其对分流没有或极少有限制作用，其左右两侧心室的压力相等。
  - 血流以同等的压力射向肺循环，因此，必然导致肺动脉压力的升高。
  - 当肺血管阻力超过体循环时，左向右分流消失，进而代之以右向左的分流。

【临床表现】

- 临床症状与缺损大小、肺血流量、肺动脉压力及是否伴发其他心脏畸形有关。
  - 小缺损，分流量小者，一般无临床症状。
  - 缺损大，分流量大者，可在婴儿期即出现症状，表现为体形瘦小、活动后易疲劳和气促；严重者会出现慢性心力衰竭。
- 胸骨左缘第三或第四肋间可闻及Ⅲ级以上粗糙全收缩期杂音，伴收缩期震颤。
- 肺动脉高压时，肺动脉瓣区第二心音亢进。

【超声心动图表现】

二维超声心动图
- 直接征象
  - 室间隔连续中断：相应缺损部位的室间隔回声连续中断。多切面全面显示室间隔，可发现连续中断（图10-6-1，图10-6-2）。
  - 室间隔缺损断端回声增强、粗糙。
  - 室间隔膜部可呈瘤样突向右室，囊壁上可有连续中断，形成膜部瘤样缺损。
  - 肌部缺损其左室和右室面的缺损直径可不同，在室间隔内可弯曲走行（匍行现象）。
- 继发性改变
  - 左室容量负荷过重，左室增大。
  - 肺动脉高压时右心增大。

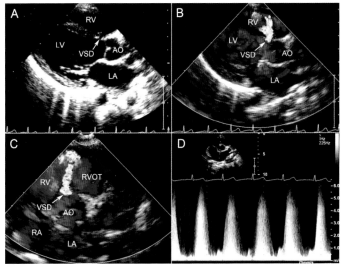

图 10-6-1　室间隔缺损（嵴下型）

A. 左心长轴见室间隔连续中断；B. 彩色多普勒于缺损处见由左室进入右室的高速分流信号；C. 大动脉短轴切面彩色多普勒于缺损处见左向右的高速分流信号；D. 连续多普勒探及高速分流频谱

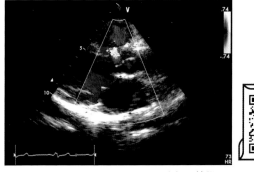

图 10-6-2　室间隔缺损

M 型超声心动图

■ 难以显示缺损，主要为继发性改变的表现。

多普勒超声心动图

■ 心室水平分流

● 限制性室间隔缺损：彩色多普勒于缺损处见明亮的五彩花色血流信号由左室进入右室，连续多普勒探及收缩期高速湍流频谱。

- 非限制性室间隔缺损：缺损处分流的彩色多普勒信号暗淡，多为双向分流。如肺动脉压力明显升高，则为右向左的分流。脉冲多普勒可明确分流方向、时相和速度。

■ 继发性异常血流

- 二尖瓣反流：左室容量增大二尖瓣出现继发性对合不良。
- 三尖瓣反流：合并肺动脉高压时造成三尖瓣关闭不全。
- 主动脉瓣反流：漏斗部室缺易合并主动脉右冠瓣脱垂，出现主动脉瓣反流。

■ 肺动脉压估测：不合并其他心内畸形，可估测定肺动脉压（PASP）。

- 左向右分流：$PASP = RVSP = LVSP - \triangle P = SBP - 4V^2$（注：RVSP：右室收缩压；LVSP：左室收缩压；$\triangle P$：左向右分流压差；SBP：肱动脉收缩压；V：心室水平分流速度）。
- 右向左分流：$PASP = RVSP = LVSP + \triangle P = SBP + 4V^2$

【声学造影】

■ 左向右分流时右室可有负性造影区，但多不明显。
■ 右向左分流时右室显影后，见造影剂进入左室。

【超声在室间隔缺损封堵术的应用】

■ 测量室间隔缺损与主动脉右冠瓣的距离。
■ 测量室间隔缺损大小以选择合适的封堵器型号。
■ 监测并指导封堵过程并进行术后即刻评价（图10-6-3，图10-6-4）。
■ 评估主动脉瓣反流情况。
■ 评价左室收缩功能。

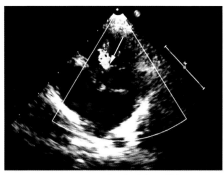

图 10-6-3 膜周部室间隔缺损

术前 TTE 斜四心腔切面显示室间膈膜周部连续中断（箭头）

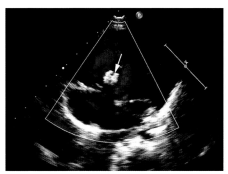

图 10-6-4 室间隔缺损封堵

封堵术后 24 小时 TTE 观察封堵器不影响三尖瓣开放（箭头）

【诊断要点】

▨ 室间隔连续中断。

▨ 心室水平分流，多为左向右分流，大缺损或合并肺动脉高压时为双向或右向左分流。

▨ 左室扩大；当合并肺动脉高压时，右室扩大，右心室壁肥厚。

▨ 室间隔缺损的定位诊断（图 10-6-5，图 10-6-6）

● 膜周部室间隔缺损：病变累及膜部和膜周组织，可从左心长轴、四心腔和大动脉短轴切面显示，主要从四心腔和大动脉短轴切面定位。四心腔切面缺损近邻三尖瓣隔瓣，大动脉短轴切面缺损位于三尖瓣隔瓣与室上嵴之间，相当于大动脉短轴切面 9 ～ 12 点钟的部位。

◆ 膜部型：缺损较小，大动脉短轴切面缺损靠近三尖瓣隔瓣，但与隔瓣有较短的间距，分流方向多朝向右室游离壁。

◆ 嵴下型：缺损面积较大，大动脉短轴切面缺损靠近室上嵴，分流方向多朝向右室流出道。

◆ 隔瓣下型：缺损位于三尖瓣隔瓣下方，四心腔和大动脉短轴切面显示与三尖瓣隔瓣无组织回声，分流方向多朝向三尖瓣或进入右房。

● 漏斗部室间隔缺损（嵴上型）：高位室缺，左心长轴切面可显示，主要从大动脉短轴切面定位。缺损位于室上嵴与肺动脉瓣之间，相当于大动脉短轴切面 12～3 点钟的部位。

◆ 嵴内型：位于室上嵴之内，在 12 点附近的部位，缺损上缘与肺动脉瓣之间有肌组织回声。

◆ 干下型：缺损紧邻肺动脉瓣，与肺动脉瓣间无肌组织回声。

● 肌部室间隔缺损：除上述两种类型缺损外室间隔肌部的任何部位，可从左心长轴、四心腔、五心腔和左室短轴等切面观察（图 10-6-7）。

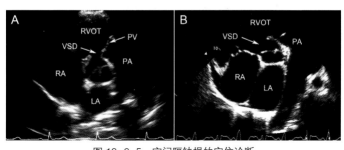

图 10-6-5　室间隔缺损的定位诊断

A．漏斗部间隔缺损：干下型；B．膜周部室间隔缺损：嵴下型

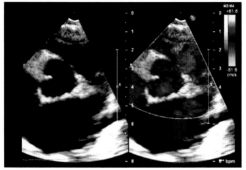

图 10-6-6　膜周部室间隔缺损

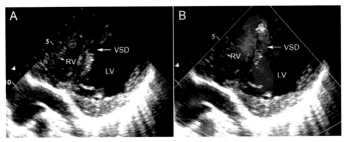

图 10-6-7　肌部室间隔缺损

A. 室间隔中部见连续中断；B. 彩色多普勒于缺损处见由左室进入右室的分流信号

【鉴别诊断】

- 右室流出道狭窄或右室双腔心。
  - 右室流出道（漏斗部）变窄或右室腔出现肥厚肌束将右室分为两个心腔。
  - 彩色多普勒显示异常血流出现于右室流出道或右室腔。
  - 无穿过室间隔的血流信号。
  - 合并有室间隔缺损时尤其应注意鉴别。
- 主动脉右冠状动脉窦瘤破入右室流出道。
  - 可见扩张的主动脉右窦突入右室流出道，其破口位于主动脉窦部。
  - 主动脉窦瘤破裂分流束位于主动脉瓣上。
  - 彩色及频谱多普勒可见以舒张期为主的连续性分流。
  - 二者可以同时合并出现。

【注意事项】

- 室间隔的假性回声失落可导致先天性室间隔缺损的错误诊断，应借助彩色多普勒仔细鉴别。
- 小室缺连续中断不明显，借助彩色多普勒才能发现异常分流。
- 主动脉瓣脱垂见于 12% 的病例，而且在肺动脉瓣下和膜周先天性室间隔缺损患者中更常见，分别为 21% 和 17%。当主动脉瓣脱垂入先天性室间隔缺损时可能低估先天性室间隔缺损大小。
- 室间隔膜部瘤样缺损有较高自然闭合率，如分流量不大可定期复查。

- 膜周缺损可被三尖瓣隔瓣部分或完全遮盖，彩色多普勒仅显示隔瓣外的分流信号，二维超声应仔细探查紧邻三尖瓣隔瓣的间隔结构，使隐藏在隔瓣下的缺损得以显示，手术修补才能完善。
- 先天性室间隔缺损的涡流使对右室或左室流出道流速难以准确评估。

【知识要点】

- 室间隔缺损的分型及血流动力学特点。
- 室间隔缺损的诊断要点及鉴别诊断。
- 超声心动图在室间隔缺损介入治疗中的价值。

【新技术应用】

- 三维超声成像：通过三维超声可对室间隔进行多个方位的观察，直观地显示室间隔缺损及封堵器的立体结构。
- xPlane 成像：三维超声 xPlane 功能同时显示室间隔两个切面，方便快捷地观察两个不同方位的缺损。

第 7 节　心内膜垫缺损

【疾病简介】

- 心内膜垫缺损（endocardial cushion defect，ECD），是一组房室瓣周围的间隔组织缺损及房室瓣发育异常的先天性心血管畸形，又称房室间隔缺损、房室管畸形、共同房室通道等。
- 发病率占先天性心脏病的 4% ～ 6.8%，占唐氏综合征患儿的 40% ～ 50%。
- 常合并染色体异常。

【病理解剖】

- 部分型
  - 主要由原发孔房间隔缺损和部分房室瓣畸形（二尖瓣前叶裂、三尖瓣隔瓣发育不全）组成。

- 其他还包括单纯原发孔房间隔缺损、单心房、左室-右房通道和心内膜垫型室间隔缺损合并部分房室瓣畸形（过渡型）。
■ 完全型
- 由原发孔房间隔缺损、心内膜垫型室间隔缺损和共同房室瓣组成。
- 共同房室瓣由前瓣（前桥瓣或上桥瓣）、后瓣（后桥瓣或下桥瓣）和两侧壁瓣组成。
- Rastelli 根据前桥瓣与室间隔解剖间的关系分为三型。
  ◆ A 型：前桥瓣可分为左、右叶，其腱索附着于室间隔缺损部位的顶端。
  ◆ B 型：前桥瓣可分为左、右叶，其腱索附着于室间隔右室面的异常乳头肌。
  ◆ C 型：前桥瓣融成一叶无腱索相连，瓣膜呈漂浮状。

【血流动力学改变】

■ 部分型心内膜垫缺损：原发孔房间隔缺损造成心房水平的分流，房室瓣畸形包括不同程度的二尖瓣前叶裂或三尖瓣隔叶裂，从而造成不同程度的房室瓣反流。房水平分流可致右心负荷过重，右心房室可显著增大。房室瓣反流可加重相应侧心腔的负荷。
■ 完全型心内膜垫缺损：同时有房、室水平的分流，加上明显的房室瓣关闭不全，通常分流量和反流量均较大，四个心腔相互交通，所有心腔的容量负荷都明显增加，可见全心增大，肺血管阻力在早期即迅速上升，多较早出现严重的肺血管病变。

【临床表现】

■ 心内膜垫缺损是一组复杂的心脏畸形，病变类型和程度不同，变化较多，主要取决于房间隔缺损、先天性室间隔缺损分流量和房室瓣反流量大小，以及所合并的其他畸形。
■ 总的来说，完全型心内膜垫缺损通常具有巨大先天性室间隔缺损的症状和体征，而部分型心内膜垫缺损患者多具有房间隔缺损的相应表现，合并房室瓣病变者同时出现房室瓣病变的表现。

■ 晚期发生各种并发症时可出现相应的临床表现，如艾森曼格综合征和慢性心功能不全，出现发绀、呼吸困难、肺部啰音、肝脏肿大和周围水肿等。

【超声心动图表现】

1. 部分型心内膜垫缺损

二维超声心动图

■ 原发孔房间隔缺损：四心腔切面见房间隔近十字交叉处回声中断，十字交叉上端无残留房间隔组织，其断端清晰，回声增强（图10-7-1）。

■ 二尖瓣前叶裂：二尖瓣前叶瓣体部连续中断，活动幅度明显增大。

■ 三尖瓣隔瓣发育不全：三尖瓣隔瓣裂或部分缺如。

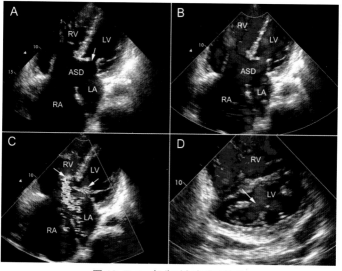

图 10-7-1　部分型心内膜垫缺损

A. 四心腔切面见原发孔房间隔缺损和二尖瓣前叶裂（箭头）；B. 彩色多普勒显示心房水平左向右分流信号；C. 彩色多普勒显示二尖瓣和三尖瓣反流信号（箭头）；D. 左室短轴切面显示二尖瓣前叶裂（箭头）

M 型超声心动图

■ 右心负荷过重的表现，右心房、室显著增大，存在瓣叶裂的瓣膜活动幅度增大。
- 主动脉波群可表现为右室流出道增宽，主动脉重搏波消失。

多普勒超声心动图
- 彩色多普勒可显示房间隔下端心房水平左向右的过隔血流信号，以舒张期为主，合并肺动脉高压者可出现右向左分流。
- 存在二尖瓣或三尖瓣房室瓣裂时，收缩期于左、右心房内可探及源于房室瓣裂隙处的蓝色花彩反流信号（图 10-7-2）。
- 可根据反流的长度、面积确定经裂隙的反流程度，判定裂隙大小。

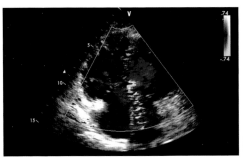

图 10-7-2　部分型心内膜垫缺损

房间隔原发孔连续中断，彩色多普勒显示二尖瓣和三尖瓣反流信号

声学造影
- 同原发孔型房间隔缺损表现。

2. 完全型心内膜垫缺损

二维超声心动图
- 四心腔切面可见房室间十字交叉结构消失，此处房、室间隔回声中断，四个心腔相通。心房、心室及流出道均可显著增大（图 10-7-3，图 10-7-4）。
- 四心腔切面及左室短轴切面可见由二尖瓣前叶和三尖瓣隔叶形成的前共瓣，共同房室瓣活动幅度很大，启闭于左右心室之间。
- 根据房室瓣腱索的附着部位进行分型。

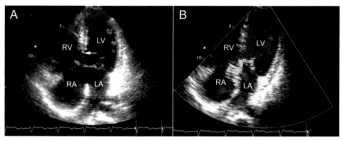

图 10-7-3　完全型心内膜垫缺损（A 型）

A. 四心腔切面可见房室间十字交叉结构消失，房室瓣腱索附着于室间隔顶端；
B. 彩色多普勒见共同房室瓣的反流信号

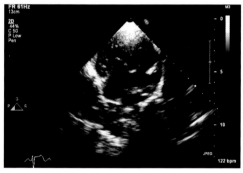

图 10-7-4　完全型心内膜垫缺损

M 型超声心动图

■ 全心扩大，可见一活动幅度很大的共同房室瓣回声。

多普勒超声心动图

■ 房、室水平分流：彩色多普勒可见房、室水平的双向分流信号，并见左室向右房的分流信号。

■ 共同房室瓣反流：彩色和频谱多普勒可观察到源于共同房室瓣口的高速反流信号。

声学造影

■ 由于四个心腔相通，造影剂多在四个心腔内往返穿梭，活动的自由度较大，有时可造成观察分析困难，应结合二维和多普勒检查进行诊断。

【诊断要点】

■ 部分型心内膜垫缺损

- 原发孔型房间隔缺损，心房水平分流。
- 二尖瓣前叶裂，三尖瓣发育不全，房室瓣反流。
- 右心扩大。
■ 完全型心内膜垫缺损
- 房室间十字交叉结构消失。
- 原发孔型房间隔缺损和膜部室间隔缺损同时存在，房室水平双向分流。
- 共同房室瓣，房室瓣反流。
- 全心扩大。

【鉴别诊断】

■ 低位继发孔房间隔缺损
- 需与部分型心内膜垫缺损鉴别。
- 继发孔型房间隔缺损下端与心内膜垫组织相连，心内正常"十"字交叉结构存在。
- 二、三尖瓣结构完整，不存在裂隙，瓣环位置正常。
■ 三尖瓣闭锁
- 三尖瓣呈肌性闭锁，无瓣叶活动。
- 常合并巨大房间隔和室间隔缺损，需与完全型心内膜垫缺损鉴别。
- 三尖瓣闭锁时房水平分流为单纯右向左分流。
- 三尖瓣闭锁时右室腔发育极小。
■ 单心室
- 完全型心内膜垫缺损伴巨大室间隔缺损需与单心室鉴别。
- 两者鉴别关键是是否存在室间隔结构，巨大室间隔缺损在心尖部存在室间隔残端，心尖短轴切面左心尖仍为环型，可见半月形右心腔附着其上。单心室心尖常有巨大乳头肌回声，似为残余室间隔，但心尖短轴切面左心尖不能成环型，并有腱索与其顶端相连。

【注意事项】

■ 心内膜垫缺损分型复杂，应仔细根据二维超声的表现明确分型。
■ 常合并其他畸形，如右室双出口等，避免漏诊。

【知识要点】

- 心内膜垫缺损的分型及血流动力学特点。
- 心内膜垫缺损的超声特征及鉴别诊断。

【新技术应用】

- 三维超声成像：通过三维超声可对房室间隔进行多个方位的观察，直观地显示间隔缺损。

第8节　左室－右房通道

【病理解剖】

- 特殊类型的室间隔缺损，缺损位于二尖瓣与三尖瓣间房室间隔处，又称房室通道型室间隔缺损。
- 常合并三尖瓣畸形。
- 有文献将其归为心内膜垫缺损（房室隔缺损）。

【血流动力学改变】

- 左室-右房通道产生左室向右房的分流，同时合并三尖瓣畸形导致三尖瓣反流，右心负荷明显增加。

【临床表现】

- 与室间隔缺损相似。

【超声心动图表现】

二维超声心动图
- 房室间隔连续中断：四心腔切面二尖瓣前瓣与三尖瓣隔瓣间的房室间隔连续中断。
- 合并三尖瓣畸形：隔瓣瓣根有裂孔，或有膜部瘤形成。
- 左心室、右房室扩大。

M型超声心动图
- 无特殊，有心腔扩大的表现。

多普勒超声心动图
- 左室向右房的分流信号：彩色多普勒于二尖瓣前瓣与三尖

瓣隔瓣间的房室间隔处可见由左室流向右房的高速血流信号，连续多普勒为收缩期高速频谱（图 10-8-1）。

- 合并三尖瓣畸形时彩色和连续多普勒可探及三尖瓣反流信号。

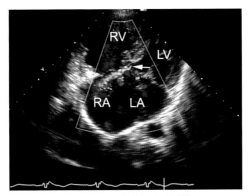

图 10-8-1　左室 - 右房通道

彩色多普勒显示分流束由左室进入右房（箭头）

【诊断要点】

- 房室间隔连续中断。
- 左室向右房的分流。
- 左心室、右房室扩大。

【鉴别诊断】

- 三尖瓣关闭不全：三尖瓣关闭不全反流起点源于瓣口，血流方向由右室流向右房。
- 单纯膜部室间隔缺损：膜部室间隔缺损则在隔瓣下方右室内，分流方向由左室流向右室。

【注意事项】

- 由于房室隔非常小，二维超声仔细探查二尖瓣与三尖瓣间的房室隔有无连续中断。
- 彩色多普勒仔细探查分流束起止部位。

【知识要点】

- 左室-右房通道的超声特征。

■ 左室-右房通道的鉴别诊断。

【新技术应用】

■ 三维超声成像：通过三维超声可对房室间隔进行多个方位的观察，直观地显示间隔缺损。

第 9 节　动脉导管未闭

【疾病简介】

■ 动脉导管未闭（patent ductus arteriosus，PDA）是常见的先天性心脏病之一，占先天性心脏病的 8% ～ 15%，男女比例约为 1∶3。

■ 动脉导管是胎儿时期肺动脉与主动脉之间正常连接的生理性分流通路。

■ 动脉导管在出生后 10 ～ 15 小时发生功能性闭合，如 1 年内未闭合，肺动脉与主动脉间仍保持有血管相通，形成血液异常分流即称动脉导管未闭。

■ 1 周岁内如存在动脉导管超声提示"未闭合的动脉导管"，1 周岁后才能称为"动脉导管未闭"。

■ 本病可单独存在，亦可与其他心内畸形并存。

【病理解剖】

■ 胎儿时期，动脉导管由左侧第五动脉弓演变而来，为连接于肺动脉分叉处与主动脉弓远端或峡部间的正常通道。

■ 胎儿的肺脏无换气功能，肺循环阻力大，来自右心室的血液大部分经动脉导管流入降主动脉，因此动脉导管是胎儿血液循环主要生理性分流通路之一。

■ 出生后，肺部因出现气体交换而膨胀，肺血管扩张，肺循环阻力降低，压力下降，右心室的血液多直接流入肺血管，经动脉导管分流入主动脉的血流量降低，甚至逆转。

■ 大多数新生儿的动脉导管在出生后 20 小时左右即呈功能性关闭，2 ～ 3 天之内形成解剖学闭塞，最后变成动脉韧带。

■ 正常的左位主动脉弓，动脉导管位于主动脉峡部与左肺动脉根部之间。按其形态可分五种类型：

- 管型：导管连接主动脉与肺动脉的两端口径一致，导管较长，管壁厚度也介于主动脉与肺动脉之间，此型最常见，占所有病例的 80% 以上。
- 漏斗型：动脉导管的主动脉端口径大于肺动脉端口径，犹如漏斗状。
- 窗型：导管极短，口径极粗，外观似主动脉、肺动脉窗样结构，管壁往往极薄。手术操作困难，危险性大。
- 动脉瘤样：导管连接主动脉与肺动脉的两端细而中间呈瘤样扩张，管壁薄而脆，内可有血栓形成，有的肺动脉端可闭锁成盲管。手术危险性极大。
- 哑铃型：中部细，两端粗，此型较少见。

【病理生理】

- 大动脉水平左向右分流：无论在收缩期还是舒张期主动脉压均高于肺动脉压，因此血液持续地自主动脉分流至肺动脉。
- 左心负荷增加
  - 血液分流至肺动脉使肺血增多，血液经肺到达左房、左室而使左心容量负荷增加。
  - 为弥补主动脉至肺动脉的分流对体循环造成的损失，左室代偿性增加心排血量。这两种因素均可造成左房与左室肥厚、扩大，最终导致左侧心力衰竭。
- 肺动脉高压及右心负荷增加：随着肺循环血流量的增加，肺血管扩张充血，肺血管收缩而使肺动脉压增高，增加右心负荷。早期肺动脉呈反射性痉挛状态，产生动力性肺动脉高压。如进一步发展，肺小动脉内膜增生，血栓形成，管壁硬化变窄，阻力增高，成为不可逆性永久性病理改变，形成梗阻性肺动脉高压。
- 梗阻性肺动脉高压发展到肺动脉压接近或超过主动脉压时，可产生大动脉水平双向或右向左分流，即艾森曼格综合征，此时临床上可出现发绀。因分流部位在左锁骨下动脉远端的降主动脉，发绀仅见于下半身或下肢末端，称差异性发绀。

【临床表现】

- 未闭的动脉导管内径较小时，分流量少，临床上可无主观症状，突出的体征为胸骨左缘第二肋间及左锁骨下方可闻及连续性机械样杂音，可伴有震颤，脉压可轻度增大。

- 中等分流量者常有乏力、劳累后心悸、气喘胸闷等症状，听诊杂音性质同上，更为响亮伴有震颤，传导范围更广，有时可在心尖部闻及轻度收缩期及舒张期杂音，周围血管征阳性。

- 分流量大的动脉导管未闭，常伴有继发性严重肺动脉高压，可导致右向左分流，上述典型杂音的舒张期成分减轻或消失，继之收缩期杂音亦可消失而仅可闻及因肺动脉瓣关闭不全导致的舒张期杂音，此时患者出现差异性发绀且临床症状严重。

【超声心动图表现】

二维超声心动图
- 左心长轴切面
  - 左心增大，室间隔活动增强。
  - 主动脉增宽。
- 心底短轴切面（图 10-9-1，图 10-9-2）
  - 于左肺动脉的起始部与降主动脉之间有异常通道相交通。
  - 根据导管的形态结构判断其类型。
  - 肺动脉明显增宽，且搏动增强。
- 胸骨上窝主动脉弓长轴切面
  - 在肺动脉分出左肺动脉处见降主动脉与肺动脉间有一异常通道。

M 型超声心动图
- 主要为间接征象，表现为左室、左房扩大，主动脉增宽，搏动幅度增大。

多普勒超声心动图
- 于心底短轴切面和胸骨上窝主动脉弓长轴切面在主动脉与左肺动脉根部间可见由降主动脉经异常通道进入肺动脉的异常血流信号（图 10-9-3 ～图 10-9-5）。
- 频谱多普勒可探及连续性左向右分流信号（图 10-9-6，图 10-9-7）。
- 胸骨上窝主动脉弓长轴切面对较小的导管显示更为敏感（图 10-9-8）。
- 当收缩期肺动脉压力超过主动脉压力，即继发艾森格综合征时，可产生右向左的分流。收缩期为右向左分流，舒张期为左向右分流。

- 肺动脉收缩压的估测
  - 根据连续多普勒测得的三尖瓣最大反流速度估测（详见第7章）。
  - 根据导管分流速度估测
    - 肺动脉压＜主动脉压时，SPAP = SBP − 4V^2（SPAP：肺动脉收缩压；SBP：肱动脉收缩压；V：动脉导管分流收缩期最大血流速度）。
    - 肺动脉压＞主动脉压时，SPAP = SBP + 4V^2。

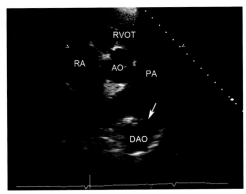

图 10-9-1 动脉导管未闭

心底短轴切面显示降主动脉与肺动脉间的异常通道（箭头）

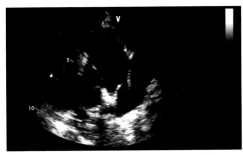

图 10-9-2 动脉导管未闭

【声学造影】

- 主动脉压大于肺动脉压力时，部分患者在二维切面上，由肺动脉分叉处沿主肺动脉外侧壁可见细长负性造影区，与彩色多普勒分流束相对应。

■ 当出现肺动脉压高于主动脉压后，在降主动脉内可见到充盈的气泡，说明患者有重度肺动脉高压。

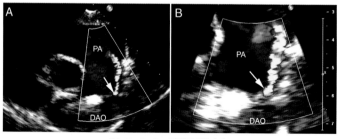

图 10-9-3　动脉导管未闭

A.心底短轴切面显示降主动脉与肺动脉间的异常通道（箭头）；B.局部放大后显示分流束（箭头）

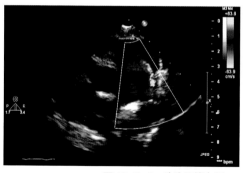

图 10-9-4　动脉导管未闭

降主动脉与肺动脉间的分流束（导管较细）

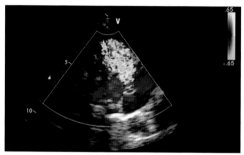

图 10-9-5　动脉导管未闭

降主动脉与肺动脉间的分流束（导管较粗）

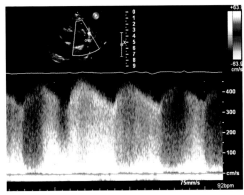

图 10-9-6　动脉导管未闭

频谱多普勒可探及连续性高速左向右分流信号

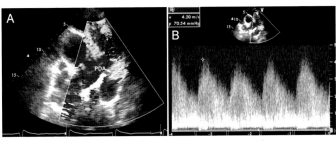

图 10-9-7　动脉导管未闭

A. 心底短轴切面彩色多普勒显示由降主动脉经异常通道进入肺动脉的血流信号（箭头）；B. 连续多普勒表现为连续性分流频谱

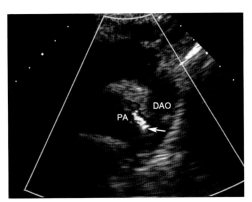

图 10-9-8　动脉导管未闭

胸骨上窝主动脉弓长轴切面彩色多普勒显示由降主动脉经异常通道进入肺动脉的血流信号（箭头）

【超声在 PDA 介入治疗中的应用】

- 术前明确适应证。
- 介入治疗术中采用经食管超声心动图监测。
- 术前探查动脉导管的位置、直径、长度和类型。
- 术中指导封堵器的位置并评价术后即刻封堵效果。
- 评价左室收缩功能。

【鉴别诊断】

- 主肺动脉窗
  - 为一种少见的先天性心脏病,由主、肺动脉间隔发育异常所致。
  - 病变位置主要在主动脉瓣上方的升主动脉部位,为升主动脉的左壁与毗邻的肺动脉主干的右壁、右肺动脉开口近端处的交通。
  - 其特征表现为在心底短轴切面上,在肺动脉瓣远侧可见主动脉的断面环有一缺口和肺动脉干相通,主动脉和肺动脉均有增宽。
  - 脉冲多普勒和彩色多普勒显像可在主肺动脉间隔处测及双期连续性异常血流信号。
- 主动脉窦瘤破裂
  - 主动脉窦部呈囊样扩张,突入邻近心腔,可见窦壁破口及分流的信号。
- 冠状动脉-肺动脉瘘
  - 相应的冠状动脉多增粗、扭曲。瘘口较小时,冠脉也可不增粗。
  - 瘘口多位于肺动脉瓣上约 1cm 处。
  - 瘘口可为一个,也可为多个。当有多个瘘口时,彩色多普勒可探及多束分流信号。
  - 彩色及频谱多普勒于肺动脉瘘口处可探及连续性湍流信号。
- 左冠状动脉异常起源于肺动脉
  - 未探及正常的左冠状动脉开口。
  - 右冠状动脉通常增粗、纡曲。
  - 肺动脉内可见左肺动脉起源,分流方向为冠状动脉-肺动脉。

- 彩色多普勒可探及冠状动脉-肺动脉的双期连续性分流信号。
  - 重度肺动脉瓣反流
    - 反流信号起源于肺动脉瓣口。
    - 反流仅见于舒张期。
    - 反流信号速度常较低（< 3m/s）。

【注意事项】

- 80% 婴儿的动脉导管在出生后三个月内闭合，95% 在 1 年内闭合，一般认为出生 1 年后动脉导管仍持续未闭合者，即应诊断为 PDA。
- 细小的动脉导管未闭，听诊无杂音，二维超声左房、左室无扩大，彩色多普勒仅见细窄左向右红色分流束，频谱多普勒显示为舒张期正向湍流，流速通常小于 3m/s，检查时应仔细寻找，以免漏诊。
- 当二维超声明确肺动脉与降主动脉之间有异常通道，但彩色多普勒未显示异常血流信号时，应考虑有严重的肺动脉高压出现，此时可借助声学造影协助诊断。
- 动脉导管未闭导致肺动脉高压时，可出现右房右室增大，左心变小，应注意与房间隔缺损相鉴别。右心声学造影有助于区别心房水平的分流和动脉水平的分流。
- 经食管超声心动图成像因左支气管横于食管和 PDA 间而受限。
- 在某些肺血减少的心脏畸形中，未闭动脉导管具有维持生命的代偿作用，不能简单将其单独关闭。

【知识要点】

- 动脉导管未闭的分型及血流动力学特点。
- 动脉导管未闭的超声特征及鉴别诊断。
- 动脉导管未闭合并肺动脉高压的超声判断及注意事项。
- 超声心动图在动脉导管未闭介入治疗中的价值。

第 10 节　腔静脉连接异常

【疾病简介】

- 体静脉异位连接（anomalous systemic venous connection）畸形，包括右上、下腔静脉畸形、左位上腔静脉残留、冠状静脉窦畸形和肝静脉畸形连接。下腔静脉近心段缺如系下腔静脉畸形表现之一。
- 生理性的体静脉异常连接指体静脉的畸形连接没有造成左右心血流分流，畸形连接的体静脉血流最终还是汇入右房，这种情况无血流动力学意义，无须进行外科矫治。
- 病理性的体静脉异位连接造成右向左分流则需手术矫治。

1. 永存左位上腔静脉

左位上腔静脉在无先天性心脏病儿童中的发生率为 0.3% ～ 0.5%，在先天性心脏病患儿中则高达 3% ～ 10%。

【病理解剖】

- 左颈总静脉与左锁骨下静脉汇总到左位上腔静脉，无名静脉约半数缺如。
- 左位上腔静脉回流部位多样，但大多数都回流入冠状静脉窦，多伴有冠状静脉窦扩张；也可直接开口于右房。
- 左位上腔静脉直接开口于左心房，开口多在左房顶部相当于左上肺静脉与左心耳之间，约占 10%。此型冠状静脉窦往往缺如，或者发育不良。
- 左位上腔静脉也可回流左肺静脉，或当冠状静脉窦发育不良或闭锁时，冠状循环的静脉血也可经左位上腔静脉、无名静脉，回流入右侧的上腔静脉。
- 在冠状静脉窦"无顶征"中，常伴有左位上腔静脉。

【血流动力学改变】

- 左位上腔静脉经冠状静脉窦回流入右房，冠状静脉窦扩张，无血流动力学改变。但在心内直视手术中，建立体外循环时需加以阻断。

- 左位上腔静脉回流至左房、左肺静脉，或者冠状静脉窦无顶时左位上腔静脉经冠状静脉窦与左房间的短路而流入左房，产生右向左分流，需要手术处理。

【临床表现】

- 如不伴有其他心血管疾病，则回流至冠状静脉窦、右房的左位上腔静脉没有明显临床症状。
- 如果产生右向左分流，则可导致患者发绀、杵状指（趾），可出现不同程度的心悸、气短等症状。
- 如伴有其他心血管病，则有相应疾病的临床症状和体征。

【超声心动图表现】

二维超声心动图
- 冠状静脉窦扩张
  - 胸骨旁左室长轴，左房后方的房室环位置探查到冠状静脉窦的类圆形短轴。
  - 心尖四腔切面，显示二尖瓣环左侧的类圆形无回声区，在此基础上后压探头显示扩张的管形冠状静脉窦长轴（图 10-10-1）。
- 左位上腔静脉走行
  - 胸骨旁或心尖部位显示冠状静脉窦短轴后，可顺时针旋转探头，沿其走形调整探头，可显示左位上腔静脉汇入冠状静脉窦的超声图像。
  - 胸骨上窝切面，在主动脉弓长轴切面基础上顺时针旋转探头，可找到位于主动脉弓左侧走行的左位上腔静脉长轴。其引流位置决定其血流方向（图 10-10-2，图 10-10-3）。

M 型超声心动图
- 无特殊表现。

多普勒超声心动图
- 冠状静脉窦扩张时，在胸骨旁或剑下的其长轴切面，彩色多普勒可显示其内血流信号明亮。
- 如果为冠状静脉窦"无顶征"，胸骨旁四腔图偶可显示冠状静脉窦通过左房窗向左房内的右向左分流信号。
- 二维基础上显示左位上腔静脉长轴后，彩色多普勒可显示其内的血流方向和流速，向下引流则为蓝色，向上引流则为红色。
- 左位上腔静脉的脉冲多普勒频谱为负向或正向的静脉频谱。

【声学造影】

- 左位上腔静脉回流至冠状静脉窦，经左上肢静脉进行声学造影显示冠状静脉窦内造影剂的出现早于右房。
- 左位上腔静脉回流至左房，经左上肢静脉进行声学造影显示左房显影早于右房，注意排除其他心内畸形（图 10-10-4）。

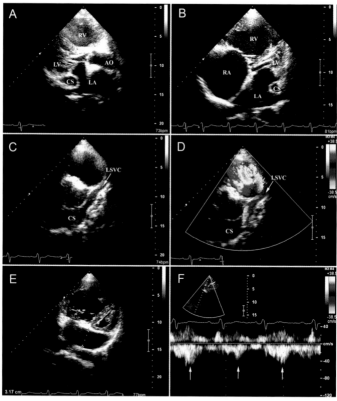

图 10-10-1　永存左位上腔静脉

A. 左室长轴切面显示左房室环后方、扩张的冠状静脉窦短轴；B. 胸骨旁四心腔切面显示左房外侧壁、扩张的冠状静脉窦短轴；C. 胸骨旁非标准切面，显示左上腔静脉汇入冠状静脉窦；D.C 图对应的彩色多普勒血流图，左上腔静脉蓝色的血流信号流向冠状静脉窦；E. 胸骨旁显示扩张的冠状静脉窦长轴；F. 左上腔静脉内负向、低速的静脉频谱。CS：冠状静脉窦；LSVC：左上腔静脉；LA：左房；LV：左室；RA：右房；RV：右室；AO：主动脉

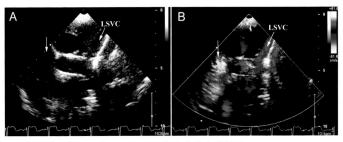

图 10-10-2 永存左位上腔静脉

A．胸骨上窝主动脉弓短轴切面显示弓左侧的左上腔静脉，另一箭头指向右侧的上腔静脉；B．A 图对应的彩色多普勒血流图，显示主动弓两侧向下引流的双上腔静脉。左上腔静脉血流束左侧的血流束为镜像伪像。LSVC：左上腔静脉

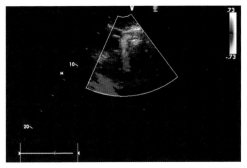

图 10-10-3 永存左位上腔静脉

胸骨上窝切面显示主动脉弓左侧的蓝色血流的左上腔静脉

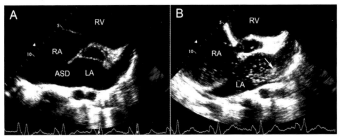

图 10-10-4 先天性心脏病永存左位上腔静脉合并
冠状静脉窦型房间隔缺损

A．四心腔与心底短轴的过渡切面显示房间隔缺损和左心耳；B．经左上肢注入造影剂，左房近左心耳左位上腔静脉入口处首先显影（箭头），然后左房、右房顺序显影。ASD：房间隔缺损

【诊断要点】

- 冠状静脉窦扩张，主动脉弓左侧可见左位上腔静脉，其内为静脉血流信号。
- 左上肢静脉声学造影冠状静脉窦首先显影，然后右房显影。
- 左位上腔静脉回流至左房时左房首先显影，然后右房显影。

【鉴别诊断】

- 下腔静脉肝段缺如
  - 肝静脉直接入右房。
  - 可有左位降主动脉旁向上引流的半奇静脉血流显像。
- 正常的胸降主动脉
  - 左室长轴切面中，胸降主动脉短轴位于左房后外方，且在心包腔外；顺时针旋转探头可显示其长管形的长轴切面。
  - 心尖四腔切面，胸降主动脉仍呈短轴，较二尖瓣环位置高。

【注意事项】

- 灵活运用右心声学造影。
- 如怀疑左位上腔静脉回流入左房，TTE 难以直接显示，除行右心声学造影外，可行经食管超声心动图，或可直接显示常在左心耳与左上肺静脉之间的左位上腔静脉开口。

【知识要点】

- 左位上腔静脉的血流动力学特点。
- 左位上腔静脉超声心动图表现及鉴别诊断。

2. 下腔静脉缺如

【病理解剖】

- 下腔静脉与其肝段及肾前段未能连接或肝段缺如，造成肾段以下的血流需经过与下腔静脉异位连接的奇静脉引流到右上腔静脉，或经半奇静脉引流到永存左位上腔静脉。
- 上腔静脉连接右房。
- 肝静脉直接连接右房。
- 分型：按下腔静脉缺如的部位分为四型。

- A 型：右下腔静脉近端缺如，经奇静脉回流至右上腔静脉至右房。
- B 型：右下腔静脉远端缺如，经半奇静脉回流至左位上腔静脉至右房。
- C 型：右下腔静脉缺如，经奇静脉回流至右上腔静脉至右房。
- D 型：右下腔静脉回流至左心房，罕见。

【血流动力学改变】

- 多属生理性异常连接，即体静脉的畸形连接没有造成左、右心血流分流，体静脉血流最终还是汇入右房，无血流动力学意义。
- 合并其他畸形者手术治疗时不需下腔插管，而要保障上腔静脉插管的匹配和完全的回流，明确诊断有利于术前准备的完备。D 型汇入左房者形成右向左分流则需手术矫治。

【临床表现】

- 不合并其他心内畸形时患者多无明显特殊临床表现。
- D 型可有发绀。合并其他畸形时会表现相应症状和体征。

【超声心动图表现】

二维超声心动图
- 剑突下横切面和矢状纵切面、胸骨旁和胸骨上窝多切面扫查，明确下腔静脉与腹主动脉、脊柱的位置关系及确定下腔静脉近心段与心房连接关系。
- 下腔静脉末端未与右房直接连接，远端血经右侧升主动脉旁的奇静脉或左侧降主动脉旁半奇静脉汇入右上腔静脉或左位上腔静脉后进入右房。
- 肝静脉直接连接右房（图 10-10-5）。
- 上腔静脉显著增宽。
- 经半奇静脉、左位上腔静脉回流者，剑下和胸骨旁切面显示冠状静脉窦口可能增宽。
- 合并其他心血管畸形（具体超声表现参见相关章节）。
M 型超声心动图
- 无特殊表现，腔室扩大时可有相应的表现。

多普勒超声心动图

- 彩色多普勒显示肝静脉血流直接进入右房。
- 在右上腔静脉附近或左位上腔静脉附近可能有奇静脉或半奇静脉的向上引流的静脉血流显像（图10-10-6）。
- 频谱多普勒显像：在疑似奇静脉或半奇静脉的静脉血流处取样得到静脉频谱波形，区别动脉血流信号。
- 明确有无心内分流。

【声学造影】

- 经下肢静脉进行声学造影检查。
- 下肢静脉血经右上腔静脉至右房：下腔静脉远段显影后，造影剂不直接进入右房，而是经奇静脉或半奇静脉进入上腔静脉，再进入右房。
- 下肢静脉血经左位上腔静脉至右房：下腔静脉远段显影后左位上腔静脉显影，继而冠状静脉窦、右房显影。
- 右下腔静脉回流至左心房：下腔静脉远段显影后，左房迅速显影。

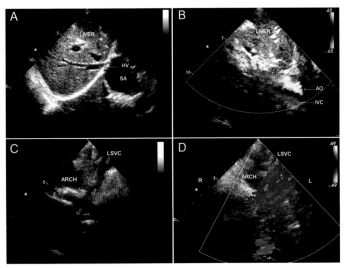

图10-10-5　下腔静脉肝段缺如合并半奇静脉引流入左上腔静脉

A.剑下切面显示肝静脉直接汇入单心房；B.剑下切面彩色多普勒显示下腔静脉沿腹主动脉后方上行；C.胸骨上窝切面显示主动脉弓左侧下行的永存左上腔静脉；D.胸骨上窝切面彩色多普勒显示半奇静脉（细箭头）由左侧汇入左上腔静脉（粗箭头）

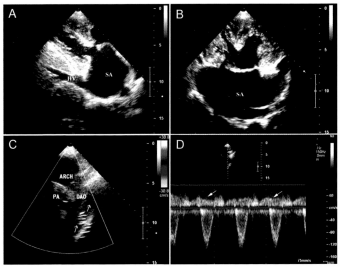

图 10-10-6　复杂先天性心脏病患者下腔静脉肝段缺如合并
半奇静脉向上引流

A. 剑下切面显示肝静脉直接汇入单心房；B. 心尖切面显示完全型心内膜垫缺损合并单心房；C. 胸骨上窝切面彩色多普勒显示半奇静脉内血流信号，沿降主动脉左侧上行；D. 脉冲多普勒显示基线上方的半奇静脉血流频谱（箭头），基线下方为同时取到的降主动脉频谱

【诊断要点】

- 下腔静脉末端未与右房直接连接，奇静脉或半奇静脉汇入右上腔静脉或左位上腔静脉，回流入右房。
- 肝静脉直接连接右房。
- 上腔静脉增宽。

【鉴别诊断】

- 下腔静脉回流异常
  - 下腔静脉近心段存在，但不直接与右房连接。
  - 下腔静脉经冠状静脉窦入右房或与左心房连接。
- 永存左位上腔静脉
  - 下腔静脉直接回流至右房。
  - 左位上腔静脉可经冠状静脉窦回流入右房或回流至左房。

【注意事项】

- 多数患者系因合并心血管畸形出现不适就诊，超声检查过程中首先会检出合并畸形。
- 若发现心脏畸形即应注意心脏与内脏和血管的连接，明确上腔静脉、下腔静脉和肺静脉与心房的解剖关系。
- 超声心动图对合并心血管畸形的检查诊断应按照节段分析法对心脏、大血管结构和连接逐步进行分析。
- 经下肢静脉注射造影剂时需注意使用的造影剂量较上肢静脉造影大，推注造影剂后，立即注射葡萄糖或生理盐水使造影剂浓密显示。

【知识要点】

- 下腔静脉缺如的分型和血流动力学特点。
- 下腔静脉缺如的超声心动图表现及鉴别诊断。

第 11 节　肺静脉畸形引流

【疾病简介】

肺静脉畸形引流（anomalous pulmonary venous drainage）亦称为肺静脉异位连接，系因胚胎发育异常，导致部分或全部肺静脉未能正常回流入左房，直接或间接通过体静脉回流入右房，分为部分型（PAPVC）和完全型肺静脉异位引流（TAPVC）。

1. 部分型肺静脉异位引流

【病理解剖】

- 4 支肺静脉中 1 ~ 3 支未能与左房连接，形成异位引流。
- 异位引流部位为右房、冠状静脉窦、上腔静脉、下腔静脉等处。
- 多合并房间隔缺损或卵圆孔未闭。
- 右上肺静脉异位引流常与上腔静脉型房缺合并出现。
- 右下肺静脉异位引流常与下腔静脉型房缺合并出现。

- 根据肺静脉异位引流的部位分型：
  - 心上型：右肺静脉多引流至右上腔静脉；左肺静脉多经垂直静脉（左上腔静脉所处位置）引流至左无名静脉。其他引流部位还包括奇静脉和左锁骨下静脉等。
  - 心内型：右肺静脉引流至右房；左肺静脉引流至冠状静脉窦或右房。
  - 心下型：右肺静脉多引流至下腔静脉；左肺静脉多引流至肝静脉。其他引流部位还包括门静脉和静脉导管等。
  - 混合型：以上两种不同的连接方式并存。

【血流动力学改变】

- 血流动力学改变取决于肺静脉异位的数目、位置和合并畸形的情况如房间隔缺损大小。肺静脉异位引流到右房的血流超过总量的 50%，可产生明显后果。
- 肺静脉异位引流，导致右心容量负荷增大，肺循环血流量增多，引起右心扩大和肺动脉高压。如合并房缺，则其右心扩大程度与肺动脉高压出现早晚及程度常与房缺大小不匹配，高度提示肺静脉异位引流的存在。
- 心上型和心下型肺静脉引流，尤其是心下型，由于引流路径长，常发生受压阻塞，导致狭窄。

【临床表现】

- PAPVC 的临床症状儿童期多不明显。
- 中年以后可出现类似 II 孔房缺的症状，如呼吸困难、心慌、咳嗽、心前区不适、疲劳等，严重者可发绀。
- 体征上亦类似 II 孔房缺，可在肺动脉瓣听诊区闻及收缩期杂音。

【超声心动图表现】

二维超声心动图
- 直接征象
  - 运用胸骨旁左室长轴切面、左心耳-大动脉短轴切面、心尖四腔和五腔切面、剑下双房切面及胸骨上窝切面等探查肺静脉在左房的开口位置是否正常。
  - 如有肺静脉在左房开口缺失，则需仔细探查右房、冠状静脉窦、胸骨上窝的降主动脉旁和左无名静脉附近、剑下切面的上下腔静脉、肝静脉、门静脉附近，明确其异常引流部位（图10-11-1）。

- 如异位引流至右房，则右房壁上有除上下腔静脉及冠状静脉窦开口之外的异常静脉开口。
- 如异位引流至冠状静脉窦，则窦口扩张。
- 如异位引流至心上，胸骨上窝切面则可见向上引流的垂直静脉，并与左无名静脉沟通，经右上腔静脉回流至右房，右上腔静脉增宽（图10-11-2）。
- 如异位引流至心下，剑下切面可见引流部位内径增宽，同时异位的肺静脉常发生狭窄。

■ 间接征象
- 右房、右室扩大。
- 肺动脉高压时，右室壁肥厚。肺动脉增宽。

■ 合并畸形
- 常合并房间隔缺损。
- 可能伴有室间隔缺损、法洛四联症及其他复杂畸形。

M型超声心动图
■ 主要为右心容量负荷增加的改变。
■ 左室长轴M型曲线中，室间隔后移，舒张早中期可见与左室后壁的同向运动。
■ 肺动脉瓣开放曲线中，如有中度以上肺动脉高压，则呈"W"或"V"型开放。

多普勒超声心动图
■ 心内型异位引流，可见右房内异常血流束和冠状静脉窦口的血流量增加（图10-11-3，图10-11-4）。
■ 心上型异位引流，可见胸骨上窝降主动脉旁的向上的红色双期血流束（垂直静脉）。右上腔静脉内血流丰沛。
■ 心下型异位引流，可见膈肌下方引流部位的血流量增大。
■ 异位肺静脉如有狭窄，则狭窄处呈前向的五彩镶嵌的湍流束。
■ 合并房缺者，在缺损处可见分流信号，注意分流方向。
■ 分流量大，则肺动脉瓣口前向收缩期血流速度增快。
■ 如有肺动脉高压，三尖瓣反流及肺动脉瓣反流速度增快。
■ 合并其他畸形的相应血流频谱改变。

【声学造影】

- 心上型部分肺静脉异位引流时，垂直静脉通常位于左上腔静脉位置，经左肘静脉注入右心声学造影剂，垂直静脉内无造影剂气泡。
- 肺动脉高压情况下，怀疑房间隔缺损时，经左肘静脉注入右心声学造影剂，由于右向左分流导致左房内可见造影剂气泡。

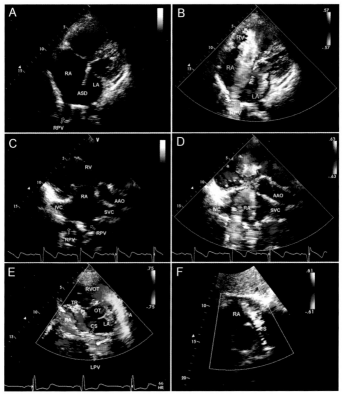

图 10-11-1　部分型肺静脉畸形引流（心内型）

A. 单支右肺静脉直接开口于右房，合并下腔静脉型房间隔缺损；B.A 图对应的彩色多普勒血流图，显示单支右肺静脉回流入右房；C. 两支右肺静脉分别直接开口于右房，同时显示其与上腔静脉及下腔静脉的位置关系；D.C 图对应的彩色多普勒血流图，显示两支右肺静脉均回流入右房；E. 彩色多普勒显示一支左肺静脉回流入冠状静脉窦后回流入右房；F. 剑下图像显示冠状静脉窦内血流信号丰沛。ASD：房间隔缺损；RPV：右肺静脉；RA：右房；RV：右室；LA：左房；AAO：升主动脉；IVC：下腔静脉；SVC：上腔静脉；CS：冠状静脉窦；LPV：左肺静脉；OT：流出道（左室）；PA：肺动脉；TR：三尖瓣反流

【诊断要点】

- 四条肺静脉未完全回流到左房。
- 心脏内、上或下探查到异常肺静脉开口。
- 右心容量负荷增大；右心扩大，肺动脉增宽。
- 肺动脉高压征象。

【鉴别诊断】

- 永存左上腔静脉
  - 位置与心上型 PAPVC 的垂直静脉相同，但是其内血流多向下引流，频谱为负向。
  - 与左无名静脉多不相连沟通。
  - 多回流至冠状静脉窦，导致窦口增宽。
  - 右心声学造影，经左肘静脉注射，左上腔静脉内、冠状静脉窦较右房提前显影。
- 单纯房间隔缺损
  - 四条肺静脉均回流至左房。
  - 右心增大程度和肺动脉高压出现早晚及程度比合并 PAPVC 轻，与房缺大小匹配。
- 完全型肺静脉异位引流
  - 没有一支肺静脉开口于左房。
  - 左房发育差，内径小，房腔变形。
  - 几乎均合并房间隔缺损，必有右向左分流。
  - 肺动脉高压、右心增大程度重、出现早；房水平多有右向左分流信号。
  - 右心声学造影，经左肘静脉注射，左房多迅速显影。
- 冠状动脉-右房／冠状静脉窦瘘
  - 与心内型 PAPVC 鉴别。
  - 多不合并房间隔缺损。
  - 来源冠状动脉主干多增宽。
  - 瘘管走形路径上可见舒张期为主的纡曲的冠脉血流信号。
  - 瘘口处多为舒张期为主的连续性频谱。

【注意事项】

- 多切面、多角度探查确定肺静脉开口和异常引流位置。
- 发现房间隔缺损，但与右心增大和肺动脉高压程度不匹配要警惕 PAPVC。

■ 经胸图像显示肺静脉有困难时，可进行经食管超声心动图探查。

【知识要点】

■ 部分型肺静脉畸形引流的分型和血流动力学特点。
■ 部分型肺静脉畸形引流的超声表现及诊断要点。
■ 部分型肺静脉畸形引流的鉴别诊断。

2. 完全型肺静脉异位引流

【病理解剖】

■ 四条肺静脉在左房外侧汇合成一个肺静脉总干，不回流入左房。
■ 肺静脉总干异位引流入心脏内、上、下各处静脉。
■ 几乎必合并房间隔缺损，房缺处必有右向左分流；房缺是患者维持生存的重要通道。罕见的房间隔完整型 TAPVC，通常会有动脉导管未闭或多发性室间隔缺损保证左心来血。
  ● 根据肺静脉引流部位分型
  ● 心上型：肺静脉总干通过垂直静脉回流左无名静脉而后入右上腔静脉，形成主动脉弓上静脉环；或直接汇入右上腔静脉回右房，占 47% ~ 50%。
  ● 心内型：肺静脉总干通过冠状静脉窦或直接引流入右房，占 30%。
  ● 心下型：肺静脉总干通过下腔静脉、门静脉、肝静脉回流入右房，占 18%。
  ● 混合型：肺静脉分别经两个或多个引流部位回流入右房，占 5% ~ 8%。

【血流动力学改变】

■ 血流动力学改变明显，后果严重。
■ 右心容量负荷明显增大，肺循环血流量明显增多，引起右心明显扩大和肺动脉高压。
■ 右心扩大程度与肺动脉高压出现早晚及程度常与房缺大小不匹配。

- 房间隔缺损处必有右向左分流，导致血氧饱和度降低。
- 有肺静脉狭窄者，导致肺淤血，甚至肺水肿，进而导致肺动脉高压和右侧心力衰竭。

【临床表现】

- TAPVC 的临床症状相对明显。
- 肺静脉无狭窄者，出生后数日无症状，一个月左右出现呼吸急促、喂养困难、体重不增，常有呼吸道感染；半岁左右侧心力衰竭明显，青紫多不明显。75% ～ 85% 患儿死于一岁内，多数在三个月内死亡。
- 肺静脉狭窄者，肺淤血、肺水肿。患儿出生后不久即有青紫和呼吸急促、喂养困难及日益加重的心力衰竭。多于数日内或延至 3 ～ 4 个月内死亡。如为心下型 PAPVC 的肺静脉狭窄，患儿啼哭、排便等使腹腔压力升高或膈肌收缩时加重青紫和呼吸困难。
- 体征上：无肺静脉狭窄者可在肺动脉瓣听诊区闻及收缩期杂音，或三尖瓣听诊区有舒张期杂音。如经左无名静脉异位回流，则在心底部左或右侧闻及静脉杂音，体位改变和压迫颈静脉杂音无改变。有肺静脉狭窄者，肺静脉回血受阻导致心脏不大，无杂音，但肝大，可有皮下水肿。

【超声心动图表现】

二维超声心动图

- 直接征象
  - 左房没有肺静脉开口；左房内径较小，可能有变形。
  - 左房外侧可见一无回声腔，为肺静脉总干，与左房无沟通（图 10-11-2）。
  - 肺静脉总干内可见肺静脉开口。
  - 几乎都合并房间隔缺损或卵圆孔未闭。
  - 仔细探查右房、冠状静脉窦、胸骨上窝的降主动脉旁和左无名静脉附近、剑下切面的上下腔静脉、肝静脉、门静脉附近，明确肺静脉总干的异常引流部位。
  - 如异位引流至右房，则右房壁上有除上、下腔静脉及冠状静脉窦开口之外的肺静脉总干开口。
  - 如异位引流至冠状静脉窦，则窦口扩张。

- 如异位引流至心上，胸骨上窝切面则可见向上引流的垂直静脉，并与左无名静脉沟通，经右上腔静脉回流至右房，右上腔静脉增宽。垂直静脉夹在左肺动脉和左支气管之间，可能受压阻塞。
  - 如异位引流至心下，剑下切面可见引流部位内径增宽，同时异位的肺静脉常发生狭窄。
- 间接征象
  - 如无肺静脉狭窄，右房、右室明显扩大。肺动脉高压时，右室壁肥厚。肺动脉增宽。如有肺静脉狭窄，右心大小可正常。
  - 左房较小，左室、主动脉内径正常或偏小。
- 合并畸形
  - 几乎都合并房间隔缺损，注意观察缺损的部位、大小和分流方向。
  - 约 1/3 的 TAPVC 伴有单心室、共同动脉干、完全性大动脉转位、肺动脉瓣闭锁、无脾综合征等其他复杂畸形。

M 型超声心动图

- 肺静脉总干常在左房后方，故左室长轴 M 型曲线的心底波群显示四条暗区，依次为右室流出道、主动脉、左房、肺静脉总干。
- 无肺静脉狭窄，可见由右心容量负荷增加导致的右心系统改变。
  - 左室长轴 M 型曲线中，室间隔后移，舒张早中期可见与左室后壁的同向运动。右室前壁增厚。
  - 肺动脉瓣开放曲线中，如有中度以上肺动脉高压，则呈"W"或"V"形开放。

多普勒超声心动图

- 心内型 TAPVC，可见右房内异常血流束或冠状静脉窦口的血流量增加。
- 心上型 TAPVC，可见胸骨上窝左侧降主动脉旁的向上的红色双期血流束（垂直静脉）。右上腔静脉内血流丰沛。形成垂直静脉→左无名静脉→右上腔静脉的主动脉弓上静脉血流环。
- 心下型 TAPVC，可见膈肌下方引流部位的血流量增大。
- 异位肺静脉如有狭窄，则狭窄处呈前向的五彩镶嵌的湍流束。

- 房间隔缺损处可见分流信号，有右向左分流信号。
- 分流量大，则肺动脉瓣口前向收缩期血流速度增快。
- 肺动脉高压时，三尖瓣反流及肺动脉瓣反流速度增快。
- 合并其他畸形的相应血流频谱改变。

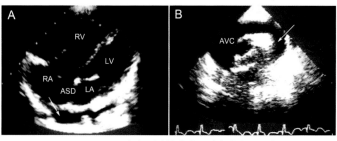

图 10-11-2　完全型肺静脉畸形引流（心上型）

A. 胸骨旁四腔心切面显示四支肺静脉汇成共同静脉腔（箭头）；B. 胸骨上窝见共同肺静脉腔进入垂直静脉（箭头）经无名静脉引流入右上腔静脉

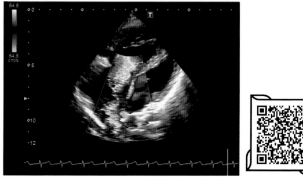

图 10-11-3　完全型肺静脉畸形引流（心内型）

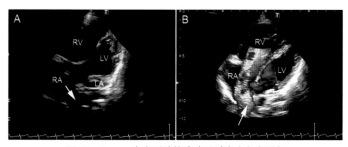

图 10-11-4　完全型肺静脉畸形引流（心内型）

A. 心尖四腔心切面向后压探头，心尖非标准切面显示肺静脉汇入冠状静脉窦；

B. 彩色血流显示肺静脉汇入冠状静脉窦后入右心房

【声学造影】

- 心上型部分肺静脉异位引流时，垂直静脉位于通常左上腔静脉位置，经左肘静脉注入右心声学造影剂，垂直静脉内无造影剂气泡。
- 难以确定房间隔缺损时，经左肘静脉注入右心声学造影剂，由于右向左分流导致左房内可见造影剂气泡。

【诊断要点】

- 四条肺静脉均未回流到左房。
- 肺静脉汇合成肺静脉总干。
- 心脏内、上或下探查到肺静脉总干引流途径。
- 无肺静脉狭窄时，右心容量负荷增大，右心扩大，肺动脉增宽。
- 肺动脉高压征象。

【鉴别诊断】

- 永存左上腔静脉
  - 位置与心上型 TAPVC 的垂直静脉相同，但是其内血流向下引流，频谱为负向。
  - 与左无名静脉多不相连沟通。
  - 多回流至冠状静脉窦，导致窦口增宽。
  - 右心声学造影，经左肘静脉注射，左上腔静脉内、冠状静脉窦较右房提前显影。
- 单纯房间隔缺损
  - 四条肺静脉均回流至左房。左房内径正常或增大。
  - 右心增大程度和肺动脉高压出现早晚及程度比合并 TAPVC 轻，与房缺大小匹配。
- 部分型肺静脉异位引流
  - 至少有一支肺静脉开口于左房。
  - 左房发育正常，内径正常或增大。
  - 不一定合并房间隔缺损、肺动脉高压时才有右向左分流。
  - 肺动脉高压、右心增大程度相对轻、出现晚。
- 左房三房心
  - 左房内有分隔，将左房分为主房和副房。而 TAPVC 中，肺静脉总干在左房外。

● 分隔上如有空洞，则副房血流与主房相通。而 TAPVC 中，肺静脉总干与左房无沟通。

【注意事项】

■ 正确界定左房壁，发现肺静脉总干。

■ 多切面、多角度探查确定肺静脉总干的引流位置。

■ 发现右心增大和肺动脉高压程度与房间隔缺损大小不匹配要警惕 TAPVC。

【知识要点】

■ 完全型肺静脉畸形引流的分型和血流动力学特点。

■ 完全型肺静脉畸形引流的超声表现及诊断要点。

■ 完全型肺静脉畸形引流的鉴别诊断。

■ 超声造影在肺静脉畸形引流中的价值。

第 12 节 肺动静脉瘘

【疾病简介】

肺动静脉瘘（pulmonary arteriovenous fistulas，PAVF）是一种较少见的肺血管疾病，又称肺动静脉畸形（pulmonary arteriovenous malformations，PAVMs）。最初由 Ghurtro（1897 年）叙述。1937 年 Smith 第一例临床诊断。1942 年 Haphorn 行第一例手术治疗。

【病理解剖】

■ 肺动静脉瘘是指肺动脉分支和肺静脉之间有一个或多个交通，部分血液不经过肺毛细血管床而直接经肺静脉回流入左房。

■ 肺动静脉瘘在肺毛细血管前的血管上，从较粗的血管到终末小动静脉的任何部位均可发生。

■ 病变部位的动脉多为一支以上的肺动脉，极少数（4%）也可为体循环动脉，如支气管动脉、肋间动脉、乳内动脉及胸主动脉侧支。

■ 可单发，也可多发。单发多见。

- 病变可局限在一个肺叶，以下叶肺的发生率较高，特别是右下肺叶更为多见。也可在两侧肺内广泛性弥漫分布。
- 多以独立的疾病存在，少数合并遗传性出血性毛细血管扩张症。亦有作者认为肺动静脉瘘是毛细血管扩张症在肺的表现。
- 根据病变范围分型
  - ◆ Ⅰ型：广泛性弥漫性肺动静脉瘘。主要是在靠近毛细血管的终末小动静脉间呈弥漫多发瘘孔样吻合。
  - ◆ Ⅱ型：局限性肺动静脉瘘（又称肺动静脉瘤）。发生在近心侧较粗的肺动、静脉分支。瘘口处可形成血管瘤样囊腔。囊壁由动脉、静脉或者二者共同构成，内有一层内皮细胞，很薄，极易破入肺组织和支气管内。

【血流动力学】

- 由肺动脉供应的肺动静脉瘘，流经瘘囊未经氧合的血液直接经肺静脉流至左心，形成心外右向左分流，使动脉血氧降低。
- Ⅰ型 PAVF 分流量大，比Ⅱ型血流动力学后果严重，临床表现明显。
- 由体循环动脉供应的肺动静脉瘘占极少数，则不产生右向左的血流动力学改变。

【临床表现】

- 临床表现与瘘口大小、分流量多少有关。
- 分流量 > 25% ~ 30% 时，患者出现乏力、活动后气短、头晕缺氧等症状。
- 分流量大及病史长者出现发绀、杵状指、继发红细胞增多，即"三主征"，产生一系列病理生理改变。继发红细胞增多易形成肺血管血栓，血栓脱落可产生脑血管栓塞及脑脓肿。
- 病变处血管壁易破裂，与支气管或胸膜相通时可致大咯血或血胸。如有血栓形成，合并感染可致脑或周围转移性脓肿。
- 由体循环动脉供应的动静脉瘘易形成血栓，并继发感染性心内膜炎。
- 如肺静脉瘘位置表浅，则于胸壁上可闻及连续性或收缩期血管杂音。

【超声心动图】

二维超声心动图

- 由于肺静脉所接受的血流量未发生变化，左心负荷无改变，因而心脏房室腔大小正常。心内结构正常，无心房、心室、大动脉水平的异常分流。
- 肺动静脉瘘分流量大时，可出现相应的肺静脉扩张，甚至呈瘤样。
- 肺动静脉瘘分流量大时，可出现左心容量负荷增大的表现：左心房、左心室增大，左心室壁的运动增强。

M 型超声心动图

- 无特殊表现。

多普勒超声心动图

- 心内无特殊表现，肺静脉内很难显示分流信号。
- 少数位于肺表面的肺动静脉瘘，探头置于胸部体表病灶处可以显示形态不规则的低回声或无回声区，彩色多普勒于病灶处见五彩镶嵌的湍流信号，可探及连续性的血流频谱。

【声学造影】

- 右心声学造影对诊断具有决定性作用。
- 二维超声心动图：主要从四心腔切面观察。经周围静脉注射造影剂后，右房和右室首先显影，在右心显影的同时，左心并不显影。经过 3～5 个（或 4～6 个）心动周期左房内出现造影剂回声，继之左室显影。左心内造影剂的密度及亮度均较右心低。
- M 型超声心动图：经周围静脉注射造影剂后，在二尖瓣波群上首先于右室腔内出现造影剂的云雾影，左心系统并不立即显影，而是在其后有一较长的间隔，4～6 个心动周期，再在二尖瓣漏斗部、左心室及主动脉内出现造影剂。此结果与血流动力学上血液由右室射入肺动脉，穿过瘘管后再经肺静脉回流入左心房、左心室及主动脉的过程是相吻合的（图 10-12-1）。

【诊断要点】

- 肺动静脉瘘在行常规的二维、M 型及彩色多普勒血流显像时无特异的改变，只是在声学造影时有特殊的表现。

- 经周围静脉注射造影剂后，右房和右室首先显影一段时间左室才显影。这种延迟显影，是超声心动图诊断肺动静脉瘘的关键。
- 如患者有体循环低氧血症如发绀、杵状指等体征，而常规超声心动图无特殊发现时则需进行声学造影检查，以进一步明确诊断。

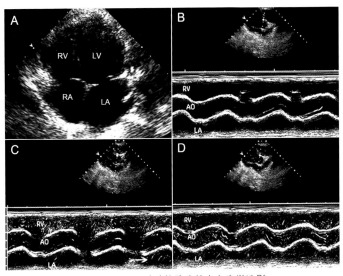

图 10-12-1　肺动静脉瘘的右心声学造影

A.心尖四腔切面示各心腔大小基本正常；B.心底 M 型：造影前，右室、左房、主动脉腔内为无回声；C.心底 M 型：经肘静脉注入造影剂后，右室首先显影，三个心动周期后左房也显影（箭头）；D.心底 M 型：继左房显影后，主动脉内也出现造影剂

【鉴别诊断】

- 房间隔缺损：由房缺或室缺引起的右向左分流，左右心几乎同时显影，或至多较右心显影不超过 1 个心动周期。
- 肺静脉异位引流：肺静脉异位引流时左房壁应该少或无肺静脉开口。房外腔应该是肺静脉共干，腔内应显示肺静脉血流频谱，而不是收缩期为主的连续性频谱。
- 单纯肺静脉扩张：该病是肺静脉的局限性扩张，以肺下叶多见，X 线上为圆形及柱状纡曲的带状影，与肺动静脉瘘很像，可依靠造影鉴别。

- 肺动脉扩张：没有动静脉分流的血流动力学改变，肺动脉造影可确诊。
- 心包囊肿：临床不该有发绀表现，囊肿与心腔不相通，其内液体不流动、测不到血流频谱，囊腔内不会有造影剂回声。
- 其他：还应与肺囊肿、肺部肿瘤、肺部炎症、肺结核、肺段隔离症、支气管扩张症、真性红细胞增多症等作鉴别。

【注意事项】

- 经食管超声心动图结合明确声学造影超声心动图有助于明确肺动静脉瘘部位及分流量。
- 对于极少数由体循环动脉供应的肺动静脉瘘，超声心动图不能发现。

【知识要点】

- 肺动静脉瘘血流动力学特点。
- 肺动静脉瘘的超声表现及诊断要点。
- 完全型肺静脉畸形引流的鉴别诊断。
- 超声造影在肺动静脉瘘的价值。

第 13 节　法洛四联症

【疾病简介】

- 法洛四联症（tetralogy of Fallot）是一种复杂的先天性心血管畸形，1888年由 Fallot 将之归纳为四种病理变化：肺动脉狭窄；主动脉骑跨；室间隔缺损及右心室肥厚，故而得名。
- 其发病率占所有先天性心脏病的 10% ～ 14%，是常见的发绀型先天性心脏病之一。

【病因及胚胎学】

- 胚胎时期右室漏斗部或肺动脉圆锥发育异常，动脉干未反向转动使得主动脉保持位于肺动脉的右侧，圆锥隔向前移位，与正常位置的窦部室间隔未能对拢，因而形成发育不全的漏斗部和膜周型室间隔缺损。

- 若肺动脉圆锥发育不全，或圆锥部分完全缺如，则形成肺动脉瓣下型室间隔缺损，即干下型室间隔缺损。此时漏斗部的壁束较正常向前、向上、向左移位，与右心室游离壁相连接，导致右心室流出道漏斗部水平的右心室流出道狭窄以及主动脉骑跨。
- 右心室肥厚则是由右心室流出道狭窄引起的继发改变。

【病理解剖】

- 右心室流出道狭窄：可发生于右心室血进入两肺的任何部位，包括右室腔内漏斗部、肺动脉瓣环、肺动脉瓣、主肺动脉及其分支。
  - 漏斗部狭窄：大部分均有漏斗部狭窄，其特征为肥厚的壁束、隔束及室上嵴环抱形成狭窄。分为：
    - 漏斗部低位狭窄，狭窄与肺动脉瓣环间形成第三心室。
    - 漏斗部中间位狭窄，狭窄与肺动脉瓣环之间仅有一小腔室。
    - 漏斗部高位狭窄，接近肺动脉瓣，无漏斗腔室，肺动脉瓣正常。
    - 漏斗部广泛型狭窄，右心室流出道包括肺动脉在内明显发育不良，呈管状。
    - 漏斗部缺如或闭锁，常发生于双动脉瓣下型的室间隔缺损者。
    - 右心室腔内异常肌束，将右心室分隔高压腔和低压腔，即双腔右心室。
  - 肺动脉瓣狭窄：瓣膜多发育畸形，以二叶瓣多见，可有钙化、赘生物等。
  - 肺动脉主干及分支狭窄：主干直径多不足主动脉一半，少数可出现一侧肺动脉缺如，左侧多见。
- 室间隔缺损
  - 由漏斗间隔前移、左移与窦部间隔未对合所致。
  - 大部分为嵴下型，通常较大，位于主动脉瓣下。
  - 少数为干下型，偶见多发。
- 主动脉右移骑跨
  - 圆锥室间隔向右前移位，致主动脉增宽前移骑跨于室间隔之上，多伴顺钟向转位。
  - 主动脉后壁与二尖瓣前叶仍为纤维连接。

- 骑跨程度取决于右室流出道的发育不良及漏斗隔移位的严重程度，当骑跨率 > 75% 时应考虑诊断为右室双出口。
  - 右室肥厚：为继发性改变，由右室流出道梗阻所致。
  - 其他伴发畸形：最常见为卵圆孔未闭或继发孔房间隔缺损。20% ～ 30% 可合并右位主动脉弓。左位上腔静脉亦较常见。

【血流动力学改变】

主要影响因素为肺动脉和（或）右室流出道狭窄程度与室间隔缺损大小。

- Ⅰ型（轻型或无发绀型法洛四联症）：肺动脉狭窄较轻，室间隔缺损较小，心室水平以左向右分流为主，肺血偏多，左心房及左心室增大。
- Ⅱ型（典型或发绀型法洛四联症）：右心室流出道及肺动脉狭窄较重，室间隔缺损较大，导致右心压力增高，右心室继发性扩大，右心室肥厚，心室水平以右向左分流为主，右心室血流经室间隔缺损及骑跨的主动脉流入左心室和主动脉，肺血减少，左心室内径缩小。
- Ⅲ型（重型法洛四联症）：肺动脉闭锁或肺动脉-漏斗部严重发育不良，肺动脉血流通过未闭的动脉导管或侧支血管进行供血，血流动力学与假性永存动脉干类似。

【临床表现】

- 患儿多发育迟缓，运动力减低。
- 轻型者可无明显发绀，典型及重型者由于右向左分流，体循环血氧饱和度降低，可出现明显发绀及杵状指（趾），严重者出现昏厥。患者喜蹲踞，因为该姿势可使体循环阻力增加，肺血流量增多从而提高血氧饱和度。
- 体格检查于胸骨左缘第三、四肋间可闻及 2 ～ 4/6 级收缩期杂音并可扪及震颤，其响度常与发绀程度成反比。
- 长期低氧血症可出现代偿性红细胞增生，导致血液黏滞度增加，易形成血栓，若血栓脱落可引起栓塞。

【超声心动图表现】

二维超声心动图
- 右室流出道梗阻及右室肥厚

- 胸骨旁左室长轴切面，右室前后径扩大，右室前壁增厚。
- 胸骨旁心底短轴切面，根据狭窄部位和程度不同，表现不同：
  - 单纯漏斗部狭窄：仅右室流出道室壁增厚，流出道狭窄（图 10-13-1）。
  - 漏斗部及肺动脉瓣狭窄：除右室流出道狭窄外，肺动脉瓣增厚，开放呈"圆顶状"，开口减小。
  - 漏斗部、肺动脉瓣及瓣环狭窄：在右室流出道及肺动脉瓣狭窄基础上，可见瓣环内径明显狭窄。
  - 漏斗部弥漫性狭窄：多伴肺动脉瓣、肺动脉主干及分支内径狭窄，且狭窄较重。
  - 单纯肺动脉瓣及瓣环狭窄：较少见，程度多较轻，肺动脉主干可狭窄后扩张。
- 室间隔缺损与主动脉骑跨（图 10-13-2，图 10-13-3）
  - 胸骨旁左室长轴切面：主动脉前壁与室间隔连续中断，缺损常较大。主动脉明显增宽前移，骑跨于室间隔之上。主动脉后壁与二尖瓣前叶为纤维连接。
  - 骑跨率＝主动脉前壁外侧缘至室间隔右室面距离／主动脉根部内径，＜ 25% 为轻度，25%～ 50% 为中度，＞ 50% 为重度。
  - 胸骨旁心底短轴切面：室间隔 9 点～ 1 点方向可见连续中断，为嵴下型，靠近肺动脉瓣者为干下型。
  - 胸骨旁和心尖四腔心切面：室间隔近心"十"字交叉处可见明显回声中断，残端回声增强。主动脉增宽，骑跨于室间隔之上。

M 型超声心动图

- 声束由心底部波群转向二尖瓣波群时主动脉前壁反射突然消失，室间隔位于主动脉前后壁的中间，二者连续中断，形成主动脉骑跨的特征性表现。
- 主动脉明显增宽，主动脉瓣及其启闭活动显示清晰，搏动幅度较正常增大。
- 右室前后径增大，右室前壁增厚，心底波群示右室流出道狭窄，主动脉前壁前移。
- 肺动脉瓣常不易探及，仅部分患者能清晰地显示出肺动脉曲线。右室流出道狭窄者曲线示收缩期高速震颤，肺动脉瓣膜性狭窄者表现为舒张末期 a 波加深。

多普勒超声心动图

- 胸骨旁左室长轴切面
  - 彩色多普勒：收缩期见经室间隔缺损来自右室蓝色为主的血流束与来自左室红色为主的血流束同时流入主动脉，仅少量红色血流束进入右室（图10-13-3）。
  - 脉冲多普勒：将取样点置于室间隔缺损处可获得低速双向频谱，舒张晚期及收缩早期为正向频谱，收缩中晚期及舒张早期为负向频谱。
- 胸骨旁心底短轴切面
  - 右心室流出道和主肺动脉内见起始自狭窄部位以蓝色为主五色镶嵌的细窄射流束，射流束宽度与狭窄程度相关。狭窄程度较重或肺动脉瓣闭锁时射流束消失（图10-13-4）。
  - 脉冲多普勒及连续多普勒：将取样点或取样线置于右室流出道狭窄处，可获得全收缩期负向实填频谱，流速及压差反映狭窄程度。狭窄过重时则难以探测（图10-13-5）。

经食管超声心动图

- 由于肋骨和肺的遮盖，且超声的近场分辨力较差，经胸壁超声心动图对部分患者肺动脉狭窄的部位及程度不能清晰显示。采用经食管超声心动图可克服上述局限性，获得较为满意的图像，提高诊断的正确率。
- 可清晰地显示整个右室流出道和肺动脉的情况，对右室流出道梗阻、肺动脉狭窄及右室肥厚的观察更为有利，可观察肺动脉瓣数目、狭窄程度（图10-13-6）。肺动脉左、右分支的远端由于气管的遮挡难以显示。
- 可对室间隔缺损的大小及与肺动脉的关系做出更好的判断。
- 有助于主动脉骑跨程度的判断，并观察冠状动脉起源。

【声学造影】

- 造影剂先进入右心房、右心室，右心显影后可见舒张期造影剂气泡经室间隔缺损流向左心室，左心室内可见较浓密造影剂回声。
- 收缩期左心室内造影剂并不返回右心室，而是与右心室内含造影剂的血流同时进入主动脉。
- 这种造影剂单向运动的特征是法洛四联症与其他双向分流产生的造影剂来回穿梭样运动的鉴别要点之一。

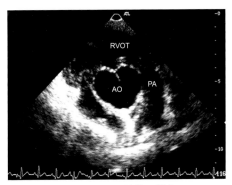

图 10-13-1　法洛四联症

心底短轴切面显示右室流出道和肺动脉狭窄

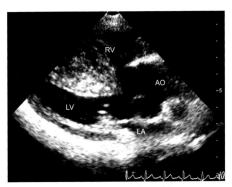

图 10-13-2　法洛四联症

左室长轴切面见室间隔缺损和主动脉骑跨

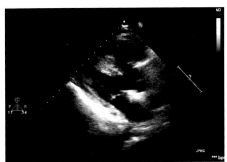

图 10-13-3　法洛四联症

左室长轴切面见室间隔缺损和主动脉骑跨

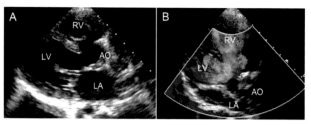

图 10-13-4　法洛四联症

A. 左室长轴切面见室间隔缺损和主动脉骑跨；B. 彩色多普勒收缩期见经室间隔缺损来自右室的血流束与来自左室的血流束同时流入主动脉

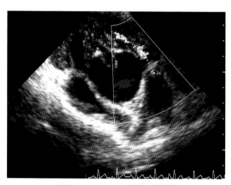

图 10-13-5　法洛四联症

彩色多普勒显示起始自狭窄部位以蓝色为主五色镶嵌的细窄射流束

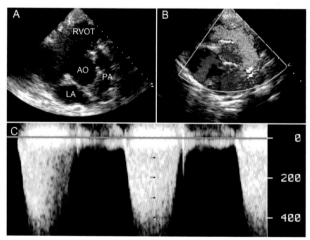

图 10-13-6　法洛四联症

A. 心底短轴切面显示右室流出道和肺动脉狭窄；B. 彩色多普勒右室流出道和肺动脉内见收缩期高速血流信号；C. 连续多普勒肺动脉内探及全收缩期负向实填频谱

【诊断要点】

- 室间隔与主动脉前壁连续中断,主动脉骑跨于室间隔上,主动脉后壁与二尖瓣前叶为纤维连接。多普勒超声显示室间隔水平右向左分流为主的双向分流,右室与左室血流共同流入主动脉。
- 右室流出道或肺动脉狭窄,右室壁继发性肥厚。多普勒显示右室流出道内起自狭窄处的高速湍流信号。

【鉴别诊断】

- 右室双出口
  - 当法洛四联症主动脉骑跨较重时,两者较相似。
  - 主动脉与肺动脉失去环绕关系,呈平行排列,大部分起自右室,骑跨率 > 75%。大部分主动脉后壁与二尖瓣借圆锥肌连接而非纤维连接。
  - 室间隔水平分流以左向右分流为主。
- 巨大室间隔缺损合并肺动脉狭窄:主动脉可部分骑跨,心室水平亦可右向左分流,但无漏斗间隔前移,主动脉内径正常,左侧房室增大。
- 法洛三联症:两者临床表现类似,但法洛三联症有房间隔缺损,无室间隔缺损和主动脉骑跨现象。
- 永存动脉干:也有室间隔缺损和大动脉增宽骑跨,但永存动脉干仅有一根大动脉及一组房室瓣,肺动脉及其分支均起源于大动脉。

【注意事项】

- 检查时应仔细观察右室流出道及肺动脉的狭窄部位,认真观察收缩期高速射流束的起始位置,并选择脉冲多普勒来协助定位。准确判定狭窄部位、严重程度及范围大小,测量肺动脉及其分支内径,对于诊断、鉴别诊断、手术的选择及预后等有很大关系。判定肺动脉发育程度的主要依据是双侧肺动脉分支直径之和应大于膈肌水平降主动脉直径 1.5 倍。
- 在声学造影时,对重症发绀患者应严格控制剂量,避免因过多气泡未经滤过而进入主动脉而导致不良后果。
- 术前检查还需了解冠状动脉起源和走向,以免手术时作右室切口或作漏斗部跨瓣补片误将血管切断导致心肌供血不足或低排综合征。

- 国内学者提出重症四联症的三项参考指标，若以下三项指标均符合者常提示左心室发育不良，术后易出现低排综合征，不宜作根治术。
- 右肺动脉内径／主动脉内径≤ 0.45。
- 右室内径／左室内径≥ 2.3∶1。
- 左房舒张末容积≤正常的 55%。
- 术后主要观察肺动脉狭窄的改善及室间隔是否存在残余分流，还应观察其他并发症如感染性心内膜炎（图 10-13-7）。

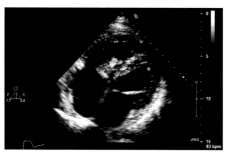

图 10-13-7　法洛四联症根治术后
室间隔补片处赘生物

【知识要点】

- 法洛四联症是一种复杂的先天性心血管畸形，主要包含四种病理变化，肺动脉狭窄；主动脉骑跨；室间隔缺损及右心室肥厚。
- 漏斗间隔向前、向右和向上移位可能是本病的基本病理基础，右室流出道及肺动脉狭窄可发生于右室血进入两肺的任何部位，包括右室腔内漏斗部、肺动脉瓣环、肺动脉瓣、主肺动脉及其分支。右室壁肥厚是狭窄的继发改变。
- 二维超声心动图可观察室间隔缺损的大小、部位，发现主动脉骑跨并测量骑跨率，观察到肺动脉狭窄及右室壁增厚；彩色多普勒及频谱多普勒可了解右室流出道和肺动脉狭窄的起始部位、狭窄程度，观察室间隔缺损处右向左分流的程度和血流方向。经食管超声可避开肺部气体和近场伪像的干扰，因而对右室流出道及肺动脉狭窄的观察更为有利。

【新技术应用】

- 3D-TTE：在室间隔缺损面积的测量方面以及术后右室容积及射血分数的评估方面，3D-TTE 比二维更加准确，与手术及 MRI 的结果一致较好，但对于较大的右室由于扇面无法完全覆盖因而准确性较差。
- 结合时间空间相关成像技术（STIC）的胎儿三维超声心动图能很好地显示法洛四联症胎儿的左、右心室流出道及大动脉空间位置关系，从而有助于本病的产前诊断。

第 14 节　法洛三联症

【疾病简介】

- 法洛三联症（trilogy of Fallot）由法国学者 Fallot 于 1888 年首先报道。
- 主要病理特征为三种：①肺动脉狭窄；②继发孔型房间隔缺损或卵圆孔开放；③右室肥厚。
- 他认为这是一种独立的疾病，因此后人将其命名为法洛三联症。

【病因及胚胎学】

- 本病是一种较为少见的发绀性先天性心血管复合畸形，其发病率占先天性心脏病的 4% ～ 6%，在发绀型先天性心脏病中仅次于法洛四联症。
- 由于存在肺动脉狭窄，右心室排血受阻，导致右心压力增高，右室壁继发性肥厚。
- 同时受右房压力影响，心内血液在房间隔缺损处出现右向左分流，患者出现发绀等临床表现。

【病理解剖】

- 肺动脉狭窄：多为肺动脉瓣狭窄（瓣膜型），偶有混合型（瓣膜狭窄合并漏斗部狭窄）。
- 卵圆孔开放或继发孔型房间隔缺损：以卵圆孔开放较常见，约为 75%，而继发孔型房间隔缺损仅为 25%。

- 右室肥厚：为继发性的改变。右室游离壁、隔束和壁束肥厚增粗，室上嵴和右室流出道的室壁肥厚可导致右室流出道狭窄。

【血流动力学改变】

- 主导作用是肺动脉狭窄，引起右心压力增高。长期的右室压力负荷过重导致右室壁向心性肥厚。同时，经肺静脉回流入左房的血液减少使左房压力减低。
- 由于右房压力高于左房，在卵圆孔开放和房间隔缺损存在的情况下，心房水平出现右向左分流或双向分流而导致中央型发绀。
- 随着病程延长，出现右侧心力衰竭，使右室扩大和三尖瓣反流，静脉血向右房回流受阻而出现周围型发绀。

【临床表现】

- 临床特点为迟发的青紫，常在出生后数年或儿童期、青少年期才出现。
- 由于肺动脉狭窄和右室肥大，心前区隆起，心脏搏动有抬举感，伴收缩期喷射性杂音，以胸骨左缘第二、第三肋间最响。P2减弱或消失。
- 杵状指（趾）出现较四联症晚而且较轻。
- 右心导管显示右室收缩压显著＞主动脉收缩压，平均压＞左心室压力，右室压力波形呈"∧"字形，右室—肺动脉间连续测压力曲线显示有明显的收缩压力阶差。

【超声心动图表现】

二维超声心动图

- 肺动脉狭窄（图 10-14-1，图 10-14-2）
  - 法洛三联症的特征之一，是确立诊断的必要条件之一，多为肺动脉瓣狭窄（瓣膜型）。少数患者亦可合并有右室漏斗部的狭窄。
  - 胸骨左缘主动脉短轴切面，肺动脉瓣收缩期呈穹隆状（或称圆顶状或尖锥状）突向肺动脉，瓣口较小，瓣叶活动幅度较大。部分患者瓣叶增厚较为明显，开口较小，瓣叶活动幅度亦较小。右室漏斗部狭窄时流出道室壁增厚，流出道变窄。

● 狭窄较重时,肺动脉见狭窄后扩张,肺动脉干明显增宽。

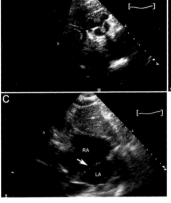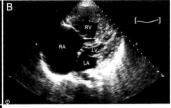

图 10-14-1 法洛三联症

A.心底短轴切面显示肺动脉瓣和肺动脉主干狭窄;B.四心腔切面见右房、右室扩大,右室壁增厚;C.剑突下切面见房间隔连续中断(箭头)

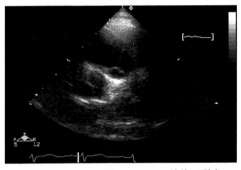

图 10-14-2 法洛三联症

心底短轴切面显示肺动脉瓣狭窄

■ 卵圆孔开放或房间隔缺损
  ● 卵圆孔开放时为房间隔原发隔和继发隔分离,二者间有较大的缝隙。
  ● 胸骨左缘主动脉短轴、四腔切面及剑下四腔、双房切面,房间隔回声连续中断,左右心房相通。
  ● 两者难以区分时可采用经食管超声心动图鉴别。
■ 右室肥厚
  ● 左室长轴切面,右室壁厚度增加,右室前后径稍增大。
  ● 右室流出道狭窄时,右室流出道长轴切面见流出道处室壁肌肉增厚,突向心腔,使流出道变窄,阻碍血流通过。
■ 右房增大。右房压力较大时房间隔向左房突出,下腔静脉增宽。

M 型超声心动图

- 右室扩大，右室壁增厚。
- 肺动脉瓣活动曲线 a 波加深。
- 右室流出道狭窄的患者，肺动脉瓣可见收缩期高速震颤。

多普勒超声心动图

- 胸骨左缘主动脉短轴切面：
  - 彩色多普勒示肺动脉内收缩期出现过瓣后呈喷射状的、以蓝色为主的五色镶嵌的射流束。射流束宽度取决于狭窄程度，瓣口面积越小，射流束越细（图 10-14-3）。
  - 取样点置于肺动脉内，脉冲及连续多普勒均可获得高速湍流频谱，根据流速及压差可估测肺动脉瓣狭窄程度（图 10-14-4）。

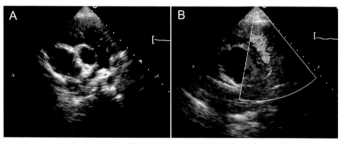

图 10-14-3　法洛三联症的肺动脉狭窄的彩色多普勒

A. 二维超声显示右室流出道和肺动脉瓣狭窄；B. 彩色多普勒显示右室流出道和肺动脉内高速紊乱的血流信号

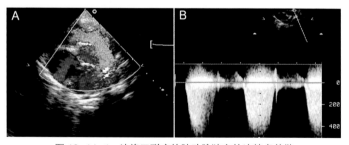

图 10-14-4　法洛三联症的肺动脉狭窄的连续多普勒

A. 彩色多普勒显示右室流出道和肺动脉内高速血流信号；B. 连续多普勒探及肺动脉内高速血流频谱

- 四心腔及剑下切面，房间隔水平见蓝色右向左分流从右房经过房间隔连续中断处进入左房，双向分流时见有红色和蓝色的血流信号呈穿梭状通过房间隔（图 10-14-5）。

■ 法洛三联症患者多有三尖瓣关闭不全，反流速度较快，常为五彩镶嵌的湍流。

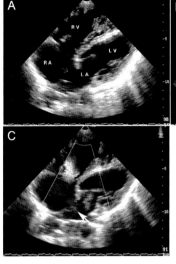
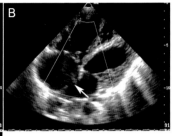

图 10-14-5　法洛三联症的房间隔缺损的连续中断及双向分流

A. 四心腔切面见房间隔连续中断（箭头）；B. 彩色多普勒显示血流信号由左房进入右房的红色分流信号（箭头）；C. 彩色多普勒显示血流信号由右房进入左房的蓝色分流信号（箭头）

经食管超声心动图

■ 由于肋骨和肺的遮盖，且超声的近场分辨力较差，经胸壁超声心动图对部分患者肺动脉狭窄的部位及程度不能清晰显示。而房间隔位于声束的远场，且与声束平行，常因显示欠清晰或出现回声失落等现象而误诊。采用经食管超声心动图可克服上述局限性，获得较为满意的图像，提高诊断的准确率。

■ 可清晰地显示整个右室流出道和肺动脉的情况，对右室流出道梗阻、肺动脉狭窄及右室肥厚的观察更为有利，可观察肺动脉瓣数目、狭窄程度。肺动脉左、右分支的远端由于气管的遮挡难以显示。

■ 可较为完整的显示房间隔病变的情况，尤其对上腔静脉型房间隔缺损具有独特的优越性。并能将房间隔缺损与卵圆孔开放准确的区分开来，卵圆孔开放时表现为房间隔的原发隔和继发隔分离，其间有一较大的裂隙，彩色多普勒显示血流信号由右房经该裂隙进入左房。

【声学造影】

- 造影剂首先出现于右房，其后一部分经三尖瓣进入右室，另一部分经房间隔缺损或卵圆孔未闭处进入左房（图10-14-6），再经二尖瓣口到达左室。该特点在诊断与鉴别诊断上有重要意义。

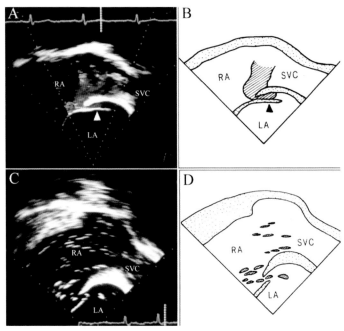

图 10-14-6 　经食道超声及声学造影观察法洛三联症的卵圆孔开放

A. 经食管超声显示房间隔原发隔与继发隔分离，其间可见缝隙；彩色多普勒显示血流信号由右房经开放的卵圆孔进入左房（箭头）；B. 图 A 的示意图；C. 声学造影见造影剂由右房经开放的卵圆孔进入左房；D. 图 C 的示意图。SVC：上腔静脉

【诊断要点】

- 肺动脉狭窄（主要为肺动脉瓣狭窄，亦可为右室流出道狭窄）、卵圆孔开放 （或房间隔缺损）及右室壁肥厚。
- 彩色多普勒肺动脉出现高速湍流，起自肺动脉口。
- 彩色多普勒及声学造影显示心房水平出现右向左分流。

【鉴别诊断】

■ 轻度肺动脉瓣狭窄合并房间隔缺损。
  ● 临床无发绀。
  ● 肺动脉狭窄较轻，肺动脉瓣口流速稍快。
  ● 心房水平分流为左向右分流。
  ● 右室壁增厚不明显。
■ 法洛四联症
  ● 临床均有发绀及肺动脉狭窄的体征。
  ● 多数为肺动脉漏斗部，肺动脉主干多变窄，狭窄后扩张较少。
  ● 房间隔正常，无心房水平分流。
  ● 存在室间隔缺损及主动脉骑跨。

【注意事项】

■ 应注意了解肺动脉狭窄的部位和程度，判断是否合并有右室流出道的狭窄。
■ 心房水平的分流应明确是由于房间隔缺损所致还是由于卵圆孔开放所致。
■ 行法洛三联症矫治术后的患者亦应观察上述部位的解剖和血流变化，以判断手术疗效。
■ 经食管超声心动图较 TTE 更为敏感。

【知识要点】

■ 法洛三联症是一种较为少见的发绀性先天性心血管复合畸形，其主要病理特征为三种：肺动脉狭窄、继发孔型房间隔缺损或卵圆孔开放、右室肥厚。其中肺动脉狭窄是法洛三联症的特征之一，是确立诊断的必要条件。
■ 肺动脉狭窄是主导作用，引起右心压力增高。长期的右室压力负荷过重导致右室壁向心性肥厚。同时，由于右房压力高于左房，在卵圆孔开放和房间隔缺损存在的情况下，心房水平出现右向左分流或双向分流。
■ 二维超声心动图可观察肺动脉狭窄及右室壁增厚的程度，剑下切面更有利于房间隔缺损的显示；彩色多普勒及频谱多普勒可了解肺动脉狭窄的起始部位、狭窄程度，观察房间隔缺损处右向左分流的程度和血流流向。经食管超声对肺动脉狭窄及房间隔缺损的观察更为有利，尤其是对卵圆孔未闭和房间隔缺损的鉴别非常有帮助。

第 15 节　大动脉转位

【疾病简介】

大动脉转位（transposition of the great arteries，TGA）是指大动脉与形态学心室连接关系不一致，大动脉相互位置关系异常的一种复杂的先天性心脏病。包括完全型大动脉转位和矫正型大动脉转位。

1. 完全型大动脉转位

【疾病简介】

- 完全型大动脉转位指心房与心室连接顺序一致，而心室与大动脉连接顺序不一致，即主动脉起自右心室，而肺动脉起自左心室。
- 完全型大动脉转位发病率占先天性心脏病的 7% ～ 10%，男性约为女性的 2 倍，居发绀类先天性心脏病的第二位。

【病理解剖】

- 完全型大动脉转位是由于胚胎时期圆锥部发育异常，使左侧的肺动脉向后连接左室，右侧的主动脉向前连到右室。
- 心脏多位于左侧，心房多为正位，少数反位；心室多右襻，少数左襻。静脉系统与心房连接多一致，心房与心室连接一致。
- 心室与动脉连接不一致，主动脉连接右心室，肺动脉连接左心室，主动脉、肺动脉位置互换，体-肺两大循环互不连接，患者存活需要借助心脏不同水平的交通分流。
- 大多数患者伴有主动脉瓣下肌性圆锥，少数患者伴有双动脉下圆锥，极少数患者不伴有圆锥或者伴有肺动脉下圆锥。
- 合并畸形：室间隔缺损，右心室流出道狭窄、动脉导管未闭、肺动脉瓣狭窄、主动脉缩窄、左心室发育不良、冠状动脉畸形等。

- 根据心房位置、心室襻和大动脉位置分类。
  - 完全型大动脉右转位：主动脉在肺动脉之前，位于正前或者偏右，通常为心房正位、心室右襻（SDD 型）。
  - 完全型大动脉左转位：主动脉在肺动脉左前方，通常为心房反位、心室左襻（ILL 型）。
- 根据合并畸形和血流动力学变化分型
  - I 型：无 VSD 或较小的 VSD，合并 PDA 或 PFO（卵圆孔未闭）。常见，约为 60%。
  - II 型：合并大的 VSD，肺血流量较大，约为 20%。
  - III 型：合并 VSD 和肺动脉口狭窄，肺血流量较少，约为 15%。
  - IV 型：室间隔完整或接近完整，合并肺动脉瓣和肺动脉发育不良，肺血流量较少，约为 5%。

【血流动力学改变】

- 由于体循环、肺循环系统完全隔离，需要借助房间隔缺损、室间隔缺损、动脉导管未闭、肺动脉与支气管动脉之间的侧支循环交通分流存活，且这两个循环的交换血量又必须相等。
- 体循环、肺循环动脉血均为血氧饱和度较低的混合血，由于动脉血氧饱和度较低，患者常表现为严重发绀、酸中毒、心力衰竭。
- 体循环缺氧、肺循环血流量增加等原因可导致肺血管梗阻性病变和肺动脉高压，显著肺动脉高压可导致心脏扩大和心力衰竭。
- 血氧饱和度过低，可致心肌缺血缺氧。
- 合并左心室流出道梗阻患者，可出现肺血流量减少，患者严重缺氧。

【临床表现】

- 自然预后不佳，由于严重缺氧，不经治疗 50% 的病婴在生后一个月之内死亡，90% 的病婴于 1 岁内死亡。
- 不伴有室间隔缺损或仅有小的室间隔缺损时，体-肺循环之间缺少足够的交通，表现为严重的发绀、呼吸困难、哭闹、不能睡眠、吸氧不能改善症状。
- 伴有大的室间隔缺损和无肺动脉狭窄时，早期症状较轻，以后逐渐出现肺动脉高压的临床症状，活动后心慌，易感冒，发绀较轻。胸骨左缘第三、四肋间可闻及喷射性杂音。

- 完全型大动脉转位合并室间隔缺损及肺动脉或右室流出道狭窄时，临床表现颇似法洛四联症，有明显发绀、杵状指（趾），一般情况及心功能均较差。

- 合并心脏的其他畸形，如动脉导管未闭、主动脉弓离断、主动脉缩窄等也会出现更为复杂的症状及体征。

【超声心动图表现】

二维超声心动图

- 两支大动脉的空间位置关系
  - 左心长轴切面：
    - 两大动脉根部沿其纵轴在心底平行排列，失去正常交叉关系，主动脉连接右心室，肺动脉连接左心室（图10-15-1，图10-15-2）。
    - 一支在前，内径较粗大，与前位心室连接。
    - 另一支在后，内径较细小，与后位心室相连接。
    - 两组半月瓣常在同一高度上显现。
    - 完全型大动脉右转位，主动脉位于右前方，此切面观多不能显示肺动脉。
    - 完全型大动脉左转位，主动脉位于左前方，肺动脉位于右后方。
  - 大动脉短轴切面：
    - 正常主动脉瓣口呈圆环形，位于心房中央，肺动脉环绕主动脉半周向上方延续，转位时这种交叉走向的关系消失。
    - 肺动脉也呈圆环状，失去了正常的右室流出道和肺动脉包绕在主动脉短轴的切面外围的征象。
  - 心尖五腔心切面：两条大动脉常平行排列。
- 左、右心房的空间位置
  - 上、下腔静脉连接右心房，采用剑下腔静脉长轴观可显示下腔静脉相连接的右房位置，判断心房是否转位。
  - 采用内脏、心房位置的定位诊断法探查心房与内脏的关系。
- 左、右心室的空间位置关系
  - 主要以房室瓣为标志，与二尖瓣连接者为解剖左心室，与三尖瓣连接者为解剖右心室。

- 根据左、右心室的空间位置，可判明两心室是否转位，并进一步探查主、肺动脉根部分别与右、左心室的连接关系（图 10-15-3）。

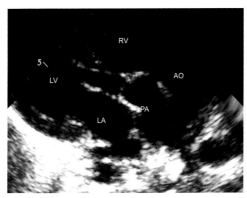

图 10-15-1　完全型大动脉转位

主动脉起自右心室，肺动脉起自左心室，二者并行排列，主动脉位于肺动脉的左前方

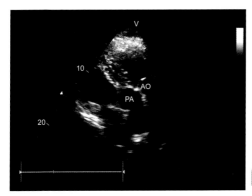

图 10-15-2　完全型大动脉转位

主动脉起自右心室，肺动脉起自左心室

- ■ 伴发畸形
  - 房间隔缺损：约占 20%，多为继发孔型 ASD，有时为卵圆孔未闭。
  - 室间隔缺损：约占 4/5，多为干下型室间隔缺损，其次为膜周部室间隔缺损。
  - 肺动脉狭窄：约占 50%，多为肺动脉瓣和瓣下狭窄，瓣环也可狭窄。

● 动脉导管未闭，冠状动脉畸形等。

M 型超声心动图

■ 半月瓣连续关系的改变，肺动脉起自左室，肺动脉根部有圆锥肌组织将肺动脉瓣与二尖瓣阻隔，由心底波群转向二尖瓣波群时二者连续关系中断。

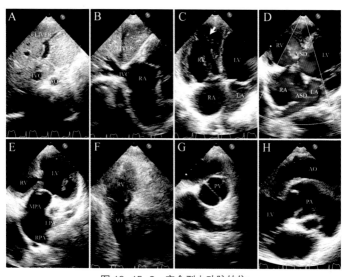

图 10-15-3　完全型大动脉转位

A. 上腹部横切面显示下腔静脉位于右侧，腹主动脉位于左侧；B. 剑突下切面显示肝脏位于右侧，下腔静脉入右心房；C. 心尖四腔心显示右心房通过三尖瓣与右心室（其内可见调节束）相连接，左心房通过二尖瓣与左心室（内膜相对光滑）相连接；D. 心尖非标准四腔心切面彩色多普勒成像显示 ASD 和 VSD；E. 非标准切面显示左心室与肺动脉相连接；F. 非标准切面显示右心室与主动脉相连接；G. 胸骨旁大动脉短轴切面显示肺动脉二叶畸形呈左前右后排列；H. 高位肋间切面显示主动脉和肺动脉的空间位置关系，主动脉位于肺动脉的前方。LIVER：肝脏；IVC：下腔静脉；AO：主动脉；RA：右心房；RV：右心室；LV：左心室；LA：左心房；ASD：房间隔缺损；VSD：室间隔缺损；MPA：主肺动脉；LPA：左肺动脉；RPA：右肺动脉；PV：肺动脉瓣；PA：肺动脉

多普勒超声心动图

■ 伴有房间隔缺损或者卵圆孔未闭时，可观察到心房水平分流。

■ 伴有室间隔缺损，可见心室水平分流，分流多呈双向层流状态。

- 伴有动脉导管未闭，可见主动脉、肺动脉间的连续分流信号。
- 合并肺动脉狭窄者，瓣口处为五彩镶嵌的高速血流信号。

【声学造影】

- 观察心房、心室水平分流情况。

【诊断要点】

- 心房、心室连接一致。
- 心室与大动脉连接不一致，大动脉间相互位置关系异常。
- 心脏不同水平存在心血管交通分流。

【鉴别诊断】

- 大动脉异位
  - 大动脉间相互位置关系异常。
  - 大动脉与形态学心室连接关系正常。
- 右室双出口
  - 一条大动脉完全从右心室发出。
  - 另外一条大动脉骑跨于室间隔，大部分从右心室发出。

【注意事项】

- 大动脉转位类型繁多，病变复杂。
- 探查应采用节段性分析诊断法，仔细探查两侧心房、心室及大动脉的位置、形态、相互连接关系及血流动力学改变。
- 判断有无心内分流、肺动脉口狭窄、冠状动脉走向以及其他伴随畸形十分重要。

【知识要点】

- 完全型大动脉转位定义、分型及血流动力学特点。
- 完全型大动脉转位的诊断要点及鉴别诊断。

【新技术应用】

- 三维超声成像：通过三维超声可对室间隔和大动脉进行多个方位的观察，直观地显示室间隔缺损和大动脉的立体结构。

- xPlane 成像：三维超声 xPlane 功能同时显示心脏两个切面，方便快捷的从两个不同方位观察间隔缺损和大动脉。

2. 矫正型大动脉转位

【疾病简介】

- 矫正型大动脉转位（corrected transposition of the great arteries，CTGA）是指解剖学心房与心室连接不一致，即右心房通过二尖瓣与解剖左心室相连，并连接到肺动脉；而左心房通过三尖瓣与解剖右心室相连，连接到主动脉。
- 为一种较少见的先天性心脏病，如心脏无其他畸形可维持正常生理循环。

【病理解剖】

- 心房可正位或者反位。
- 心房、心室连接不一致，右心房与形态学左心室相连，左心房与形态学右心室相连。
- 心室与大动脉连接不一致，主动脉从形态学右心室发出，肺动脉从形态学左心室发出。
- 左、右心室并列，室间隔位于正中位，主动脉与肺动脉相互平行，分别从两侧心室发出。
- 主动脉根部位于二尖瓣与室间隔之间，肺动脉位于二尖瓣与三尖瓣之间，肺动脉位于主动脉后方，主动脉瓣下有肌性圆锥。
- 左冠状动脉从右冠状动脉窦发出，横越主肺动脉，右冠状动脉从左冠状动脉窦发出，于左心耳基底部前方进入房室沟。
- 心脏传导系统常常受累。
- 可合并其他心脏畸形，如室间隔缺损、肺动脉狭窄等。
- 病理解剖分型。
  - 矫正型大动脉左转位：心房正位，心室左襻，大动脉左转位，主动脉位于主肺动脉左侧（SLL 型）。
  - 矫正型大动脉右转位：心房反位，心室右襻，大动脉右转位，主动脉位于主肺动脉右前方（IDD 型）。

【血流动力学改变】

- 血流状态在功能上得到矫正，如不合并心脏畸形，血流动力学可正常。
- 体循环静脉血进入右心房→二尖瓣→左心室→肺动脉→肺静脉→左心房→右心室→主动脉。
- 合并畸形，血流动力学状态与其相应畸形对应。
- 随着年龄的增长，患者常常伴有三尖瓣反流，出现心力衰竭血流动力学表现。

【临床表现】

- 单纯矫正型大动脉转位可以没有异常表现，随着年龄增长，合并房室瓣反流严重者，可逐渐出现心力衰竭等表现。
- 合并心脏畸形者，则可出现相应临床症状。

【超声心动图表现】

二维超声心动图
- 左室长轴切面可见主动脉多位于正前方，主肺动脉位于正后方。
- 心尖四心腔切面可见心房与心室连接情况，心房正位者，右心房连接的房室瓣高于左侧房室瓣，连接的心室内膜面光滑（图 10-15-4 ～图 10-15-6）。
- 大动脉短轴切面可见主、肺动脉失去正常环绕关系（图 10-15-7）。
- 心尖五腔心切面可见心室与大动脉连接情况，主动脉起源于解剖右室，肺动脉起源于解剖左室。
- 伴有室间隔缺损等畸形可出现相应超声心动图表现。

M 型超声心动图
- 无特殊表现，腔室扩大时可有相应的表现。

多普勒超声心动图
- 合并室间隔缺损可观察到相应分流信号，伴有三尖瓣关闭不全患者可见反流的血流信号。

【声学造影】

- 对于无法判断左、右心房者，可行右心声学造影帮助识别心房。

■ 合并室间隔缺损无法判断分流情况，可注入造影剂显示分流方向和分流量。

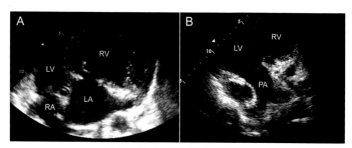

图 10-15-4　矫正型大动脉转位
A. 四心腔切面显示右房通过二尖瓣与解剖左心室相连，左房通过三尖瓣与解剖右室相连；B. 肺动脉与解剖左室相连接

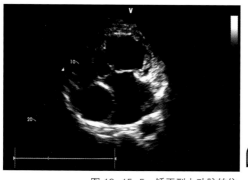

图 10-15-5　矫正型大动脉转位
四心腔切面

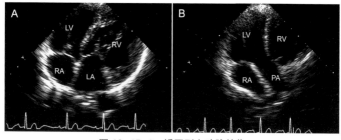

图 10-15-6　矫正型大动脉转位
A. 四心腔切面显示右房通过二尖瓣与解剖左心室相连，左房通过三尖瓣与解剖右室相连；B. 肺动脉与解剖左室相连接

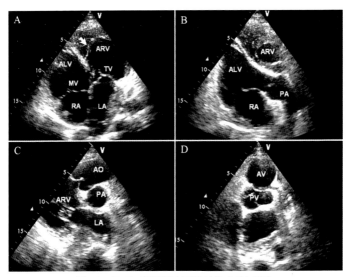

图 10-15-7　矫正型大动脉转位（SLL 型）

A. 心尖四腔心切面显示心房正位,心室左袢(白箭头所示为解剖右心室内调节束)；B. 心尖区非标准切面显示解剖左心室与肺动脉相连接；C. 胸骨旁非标准切面显示解剖右心室与主动脉相连接；D. 胸骨旁非标准切面显示主动脉与肺动脉的位置关系呈左前右后关系。ALV：解剖左室；ARV：解剖右室

【诊断要点】

- 心房与心室连接不一致，心室与动脉连接也不一致。
- 可无其他心脏畸形；部分患者可合并室间隔缺损。
- 成年患者常出现房室瓣反流。

【鉴别诊断】

- 大动脉异位
  - 大动脉间相互位置关系异常。
  - 大动脉与形态学心室连接关系正常。
- 法洛四联症
  - 矫正型大动脉错位合并室间隔缺损及肺动脉狭窄，血流动力学、临床症状及体征酷似法洛四联症。
  - 法洛四联症心室与动脉连接关系正常。

【注意事项】

- 探查应采用节段性分析诊断法，注意心房、心室及大动脉的位置和相互连接关系。
- TTE 难以明确大动脉位置时，经食管超声心动图较 TTE 更为敏感。

【知识要点】

- 矫正型大动脉转位定义、分型及血流动力学特点。
- 矫正型大动脉转位的诊断要点及鉴别诊断。

【新技术应用】

- 三维超声成像：通过三维超声可对室间隔和大动脉进行多个方位的观察，直观地显示间隔缺损和大动脉的立体结构。
- xPlane 成像：三维超声 xPlane 功能同时显示心脏两个切面，方便快捷的从两个不同方位观察间隔缺损和大动脉。

第 16 节　右室双出口

【疾病简介】

- 右心室双出口（double-outlet of right ventricle）为主动脉和肺动脉均起源于右心室，或一根大动脉起源于右心室而另一根大动脉大部分起源于右心室。
- 室间隔缺损为左心室的唯一出口。
- 约占先天性心脏病患者的 0.72%。

【病理解剖】

- 动脉起源和位置关系
  - 肺动脉和主动脉皆起源于右室。
  - 多数主动脉与肺动脉开口并排于同一平面，主动脉位于右侧。
  - 少数主动脉开口位于肺动脉开口的右后方或右前方。
  - 主动脉开口位于肺动脉开口的左前方，见于房室不一致的右心室双出口病例。

- 房室连接：90%的病例房室关系一致，房室关系不一致者仅占 10%左右。
- 主动脉瓣和肺动脉瓣在同一水平上（正常时肺动脉瓣位置高于主动脉瓣），两者的下方都有圆锥部，故左、右心房室瓣与两组半月瓣间都无纤维连接。
  - 室间隔缺损：室间隔缺损是左室的唯一出口途径。缺损通常比主动脉口内径大，仅 10%的病例心室间隔缺损的直径比主动脉开口小。
- 根据室间隔缺损与大动脉的位置关系分型：
  - 主动脉瓣下室间隔缺损：室间隔缺损约 60%位于主动脉瓣下方。
  - 肺动脉瓣下室间隔缺损：30%位于肺动脉瓣下方。
  - 两大动脉开口相关的室间隔缺损：少数病例心室间隔缺损位置在主动脉和肺动脉开口下方的中间部位。
  - 与两大动脉开口无关的室间隔缺损：极少数病例心室间隔缺损位于心室间隔的中下部与大动脉开口相距较远。
- 肺动脉狭窄：根据肺动脉狭窄进一步分为伴肺动脉狭窄和不伴肺动脉狭窄的右室双出口。
- 其他畸形：主动脉瓣下狭窄、房室瓣畸形、心室发育不良、房间隔缺损、冠状动脉开口异常、肺静脉异位引流、共同房室通道、二尖瓣闭锁等。

【血流动力学】

- 右心室双出口的血流动力学变化主要取决于室间隔缺损的位置和大小，以及是否合并肺动脉狭窄及其合并肺动脉狭窄的程度。
- 室间隔缺损位于主动脉瓣下而无肺动脉狭窄时，左心室血流大部分经缺损直接进入主动脉，而右心室血液主要进入肺动脉，肺血流量增多，临床与单纯性室间隔缺损合并肺动脉高压相似。
- 在室间隔缺损位于肺动脉瓣下而无肺动脉狭窄时，左心室血液主要经缺损直接进入肺动脉，而右心室血液主要进入主动脉，临床与完全性大动脉转位合并室间隔缺损相似，有肺充血和严重发绀。
- 室间隔缺损大，左心室排血无阻碍，左、右心室内压力相等；室间隔缺损小，左心室排血受阻，左、右心室间存在压力阶差，左心室压力高于右心室。

■ 无论室间隔缺损位置和大小，若有肺动脉狭窄时，临床类似严重的法洛四联症，有肺缺血和严重发绀。

【临床表现】

■ 右心室双出口临床表现多样，视病变类型、心室间隔缺损的大小及其与主动脉、肺动脉的关系，通过室间隔缺损，左心室血流方向，肺循环血流量以及是否伴有其他心脏畸形而异。

■ 不论病变属于何种类型，病儿在出生后早期（平均二个月，变动范围1天～4岁）即呈现症状，最常见的是发绀和充血性心力衰竭，病情严重的新生儿未经治疗常早期死亡。

■ 房室一致，右位主动脉伴主动脉瓣下室间隔缺损不伴肺动脉狭窄为最常见类型。临床表现与大室间隔缺损伴肺动脉高压相似，常呈现肺血流量增多而导致的反复呼吸道感染，肺炎，发育迟缓和心功能不全。

■ 房室一致，右位主动脉，主动脉瓣下室间隔缺损，伴肺动脉狭窄 临床表现与严重的法洛四联症相似，有发绀、蹲踞、杵状指（趾）和缺氧性发作。

■ 房室一致，右位主动脉伴肺动脉瓣下室间隔缺损，有或无肺动脉狭窄，临床表现在婴儿期就出现发绀、呼吸困难、充血性心力衰竭、生长发育迟缓、杵状指（趾）。

■ 房室一致伴两根大动脉开口相关的室间隔缺损，主动脉与肺动脉开口并列，室间隔缺损较大，位于两根大动脉开口之下。临床表现与主动脉瓣下室间隔缺损相似，分流量大，轻度发绀或心力衰竭。

■ 房室一致伴两根大动脉开口无关的室间隔缺损，主动脉和肺动脉开口并列，室间隔缺损位于圆锥下，三尖瓣隔瓣下的房室共同通道型或位于心尖部肉柱间。临床表现为大室间隔缺损及肺动脉高压的症状。

■ 房室不一致，常伴肺动脉狭窄和右位心，室间隔缺损多位于肺动脉瓣下方，临床表现为在婴儿期即出现发绀、缺氧。

【超声心动图表现】

二维超声心动图
■ 主动脉和肺动脉均起源于右心室。

- 左心室长轴切面或其他多个切面显示两根大动脉皆由右室发出，或一个动脉起源于右心室，另一根大动脉的大部分起源于右心室（图 10-16-1，图 10-16-2）。
  - 二根大动脉平行走向。
  - 主动脉多位于肺动脉前方，可在肺动脉右方或左方。
- 圆锥肌组织：左心长轴切面上显示大动脉后壁与二尖瓣前叶间有一浓密的光团状反射，即圆锥肌组织。
- 室间隔回声连续中断
  - 室间隔有较大回声连续中断，左室流出道呈一盲端，未与大动脉连接。
  - 室间隔缺损巨大者几近一单心室。
- 合并畸形：多有其他畸形同时存在。

M 型超声心动图

- 心脏结构连续性的改变。
  - 主动脉前壁与室间隔的连续中断。
  - 主动脉后壁则由于存在圆锥肌组织，与二尖瓣连续亦中断。
- 腔室扩大时可有相应的表现。

多普勒超声心动图

- 心室水平双向分流：收缩期左向右分流，舒张期右向左分流，分流速度较低。由于两心室压力相仿，很少见到有五色镶嵌的分流束。
- 收缩期右室和左室内血流束共同进入主动脉和肺动脉（图 10-16-3）。
- 伴肺动脉狭窄时，在肺动脉内可见五色相嵌的湍流束。

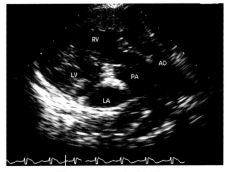

图 10-16-1　右室双出口

左心长轴切面见主动脉和肺动脉均开口于右室，主动脉位于肺动脉的左前方，二者平行走行

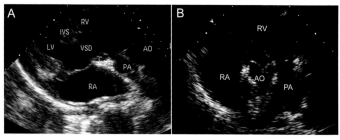

图 10-16-2　右室双出口

A. 左心长轴切面见主动脉完全开口于右室，肺动脉骑跨于室缺之上，大部分由右室发出；左室流出道呈一盲端，通过室间隔缺损与右室相交通；大动脉后壁与二尖瓣前叶间可见圆锥肌组织（C）；B. 另一患者见主、肺动脉均开口于右心室，二者并行，主动脉位于右侧

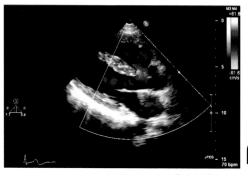

图 10-16-3　右室双出口

室间隔缺损位于主动脉下，彩色多普勒见心室水平双向分流

【声学造影】

- 右房、右室内出现浓密的云雾状反射影，主动脉、肺动脉二者皆有造影剂。
- 右室有大量造影剂，左室亦可出现少量造影剂反射。

【诊断要点】

- 两根大动脉皆由右室发出。
- 伴有较大室间隔缺损。
- 大动脉空间位置相互关系可正常、接近正常、主动脉位于肺动脉正前方或右前方、主动脉位于肺动脉左侧或左前方。

- 二尖瓣和半月瓣不连续，左室以室间隔缺损为唯一出口。
- 常伴发其他心内畸形。

【鉴别诊断】

- 法洛四联症
  - 为最常见的发绀型先天性心脏病。
  - 主动脉骑跨于室间隔之上，骑跨程度较轻，骑跨 ≤ 50 %。
  - 二尖瓣与主动脉之间存在纤维连续，无圆锥肌组织。
  - 与右室双出口主要区别在于大动脉骑跨度。
- 完全型大动脉转位
  - 完全型大动脉转位为两条大动脉与心室形态学心室连接完全不一致。
  - 易与大动脉关系异常的右室双出口相混淆。

【注意事项】

- 重点观察左心室长轴切面，大动脉与室间隔及房室瓣的连续关系，主动脉的半月瓣与二尖瓣之间有无圆锥肌结构及纤维连续等。
- 在心底大动脉短轴切面注意两根大动脉的排列和走向。
- 确定大动脉的起源，注意大动脉骑跨度，对于疾病诊断十分重要。
- 室间隔缺损位置判断，对于治疗方案选择具有关键的参考价值。

【知识要点】

- 右室双出口的定义、分型及血流动力学特点。
- 右室双出口超声表现的诊断要点及鉴别诊断。

【新技术应用】

- 三维超声成像：通过三维超声可对室间隔和大动脉进行多个方位的观察，直观地显示间隔缺损和大动脉的立体结构。
- xPlane 成像：三维超声 xPlane 功能同时显示心脏两个切面，方便快捷的从两个不同方位观察间隔缺损和大动脉。

第 17 节　左室双出口

【疾病简介】

■ 左心室双出口指两支大动脉均起源于左心室或者绝大部分起源于左心室。

■ 为一种甚为罕见的先天性心血管畸形，发病率约占所有先天性心脏病的 0.23%。

【病理解剖】

■ 主动脉和肺动脉均起源于左心室，两根动脉开口位于同一平面，平行走向。

■ 双侧圆锥及圆锥肌组织发育不全，半月瓣与房室瓣之间多无纤维连续。

■ 室间隔缺损一般都较大，多位于主动脉瓣下，少数位于肺动脉瓣下。靠近两大动脉开口的室间隔缺损，很难与右室双出口鉴别，故又称为双心室双出口，极少数病例室间隔完整。

■ 左室双出口有 SDD、ILL、IDD、IDL 等类型，以 SDD 型最常见。绝大多数病例合并肺动脉狭窄。如大动脉位置正常，且室间隔缺损位于主动脉瓣下，其狭窄部位多在漏斗部。

■ 常伴肺动脉狭窄，三尖瓣下移畸形，右心室发育不良等畸形。

【血流动力学改变】

■ 左室双出口的血流动力学变化决定于室间隔缺损位置，有无肺动脉口狭窄及合并畸形。左心室双出口血流动力学的改变，类似严重的法洛四联症或完全性大动脉转位伴室间隔缺损。

■ 无肺动脉口狭窄伴室间隔缺损时，肺循环血流量明显增多，左心室容量负荷过重，左房大，左室大，右室亦可增大。早期产生肺动脉高压和心力衰竭。

■ 有肺动脉口狭窄及室间隔缺损时，其血流动力学变化还与肺动脉口狭窄程度及肺血管阻力有关，发绀明显，临床上类似法洛四联症。无论有无肺动脉口狭窄，患者均有明显发绀。
- 主动脉瓣下室间隔缺损，体循环静脉血直接进入主动脉，发绀尤其明显。

【临床表现】

- 临床表现取决于病变情况，变化较大。
- 来自体循环和肺静脉的血液在左心室混合，无肺动脉狭窄者，早期出现心力衰竭，伴有肺动脉狭窄者，发绀明显。
- 心脏听诊均有收缩期喷射性杂音。

【超声心动图表现】

二维超声心动图
- 两条大动脉均起自左心室：左心长轴切面、心尖五腔心切面等多切面观察主动脉和肺动脉均起源于左室或大部分起源于左室，肺动脉多位于主动脉左侧，两者平行走向（图 10-17-1）。

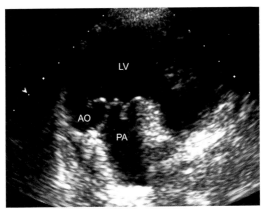

图 10-17-1　左室双出口
肺动脉位于主动脉左侧，二者均起自左室

- 室间隔缺损：室间隔回声连续中断多较大。
- 圆锥肌组织：主、肺动脉瓣下多有动脉圆锥肌，少数圆锥肌缺如。半月瓣与房室瓣之间多无纤维连续。
- 左心室多增大。

- 其他复杂的心脏畸形。
  - 房室瓣骑跨：常为三尖瓣隔叶附着于左心室游离壁上。
  - 十字交叉心：心室排列异常，心室短轴切面观可见左心室位于左上，右心室位于右下。

多普勒超声心动图

- 左室双出口室间隔缺损较大，心室水平分流成双向，分流速度低。
- 肺动脉口或主动脉口狭窄者，动脉内可探及高速血流信号。

【诊断要点】

- 主动脉与肺动脉并列，均起自于左心室。双动脉下多有动脉圆锥。
- 室间隔缺损，心室水平双向分流。

【鉴别诊断】

- 左心发育不良综合征。
  - 左心室流出道梗阻型左心室双出口需要与此疾病鉴别。
  - 左心房、左心室均显著发育不良。
  - 二尖瓣口狭窄或闭锁。
  - 升主动脉发育不良，肺动脉与主动脉间可见巨大未闭的动脉导管。

【注意事项】

- 诊断关键在于如何正确判断两根大血管的起始与骑跨。
- 注意合并畸形的诊断。
- 心血管造影具有重要意义。

【知识要点】

- 左室双出口的定义、分型及血流动力学特点。
- 左室双出口超声表现的诊断要点及鉴别诊断。

【新技术应用】

- 三维超声成像：通过三维超声可对室间隔和大动脉进行多个方位的观察，直观地显示间隔缺损和大动脉的立体结构。
- xPlane 成像：三维超声 xPlane 功能同时显示心脏两个切面，

方便快捷的从两个不同方位观察间隔缺损和大动脉。

第 18 节　先天性主动脉病变

【疾病简介】

先天性主动脉病变是主动脉在胚胎发育过程中出现异常交通、缺如、中断、缩窄等先天畸形，主要包括主动脉缩窄和主动脉离断。

1. 主动脉缩窄

【疾病简介】

- 主动脉缩窄（coarctation of aorta）表现为主动脉管腔出现局限性束腰样缩窄或较长段的管样缩窄。
- 占先天性心脏病发病率 1.1% ～ 3.4%，男性发病率是女性的 2 ～ 5 倍，常伴有其他心脏畸形。

【病理解剖】

- 主动脉缩窄可发生于主动脉任何部位，大多发生在主动脉弓降部（峡部）。
- 主动脉管腔呈现局限缩窄，长度一般 < 10mm；缩窄可呈膈膜样或嵴样突入主动脉腔内，缩窄处内径一般为 2 ～ 5mm，甚至近闭锁。
- 缩窄可为中心型或偏心型，可伴有缩窄后主动脉扩张。
- 多数伴有左室壁肥厚，早期出现主动脉及冠状动脉硬化。
- 缩窄部位近端与远端动脉之间可形成动脉瘤和广泛的侧支循环。
- 病理分型
  - 导管前型
    - 缩窄位于动脉导管开口前，即主动脉峡部，常累及主动脉弓，可合并动脉导管未闭或（和）室间隔缺损。
    - 多见于婴幼儿，约占 10%，缩窄程度多较重。
  - 导管后型

◆ 缩窄位于动脉导管之后，动脉导管多已闭合，较少合并其他心脏畸形。

◆ 多见于大龄儿童及成年人，约占90%，缩窄程度多较轻。

【血流动力学改变】

■ 胎儿时期因有开放的动脉导管，降主动脉的血供不受影响。

■ 出生后缩窄近端主动脉压升高，远端压力降低。

■ 缩窄近端高血压，使左心室负荷加重、肥厚、顺应性减低最终出现心脏扩张及心力衰竭。

■ 缩窄远端低血压，血供少，相关脏器灌注少，可引起缺氧和差异性发绀。

■ 导管前型病理生理表现较典型，导管后型影响较严重，可导致心功能不全。

■ 动脉导管早期、快速和完全闭合时，主动脉缩窄症状就越严重，侧支循环越少对血流动力学影响越大。

【临床表现】

■ 导管前型早期可出现明显的心力衰竭，多伴呼吸困难和发绀。

■ 导管后型早期无明显症状，逐渐出现头痛、气短、下肢乏力及间歇性跛行等。

■ 上半身血压高、脉搏洪大，下半身血压低、脉搏细弱。

■ 听诊时前胸、背部、侧胸部可闻及连续性收缩中期杂音，并可触及震颤。

■ 心导管显示升主动脉压力高，降主动脉压力低。

■ CT、MRI可精确确定主动脉缩窄部位。

【超声心动图表现】

二维超声心动图

■ 胸骨上窝主动脉长轴切面可显示主动脉弓和降主动脉起始处有无缩窄，缩窄的部位及范围。缩窄常发生于主动脉峡部（图10-18-1）。

■ 高位左室长轴切面显示升主动脉，沿人体纵轴扫查在心脏后方可显示降主动脉中、下部。

■ 明确缩窄程度及类型，如管型缩窄或膜型缩窄并可测量其内径。
- 主动脉缩窄后可有扩张。
- 左室壁肥厚。
- 如图像显示不清，经食管超声可弥补 TTE 的不足。

M 型超声心动图
- 通常不能显示缩窄的部位和程度，但可观察到诸如室壁肥厚和运动增强等间接征象。

多普勒超声心动图
- 彩色血流显像显示缩窄部位五彩高速血流信号及狭窄近端的血流汇聚。
- 连续多普勒可探及缩窄处高速血流频谱（图 10-18-2 ～图 10-18-4）。

声学造影
- 无特殊意义，主要用于观察合并畸形如间隔缺损导致的心内分流。

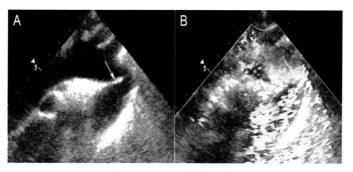

图 10-18-1 主动脉缩窄

A. 降主动脉起始处内侧见一膜样结构突入主动脉腔内使之变窄（箭头）；B. 彩色多普勒显示降主动脉缩窄处血流明显加快呈五彩镶嵌状（箭头）

【诊断要点】

- 主动脉某一节段内径局限性显著缩窄。
- 缩窄常发生于主动脉峡部，分为导管前型和导管后型。
- 多普勒超声在缩窄部位可见高速湍流信号。
- 升主动脉扩张、降主动脉缩窄后扩张，左室壁肥厚。
- 缩窄的判断标准

- 缩窄内径／腹主动脉内径< 0.5 提示重度狭窄。
- 连续多普勒测量缩窄部位最大瞬时压差≥ 40mmHg。
- 舒张期缩窄部位血流峰值速度减半时间> 100ms。
- 腹主动脉最大流速／缩窄处最大流速（缩窄指数）
  ≤ 0.25。

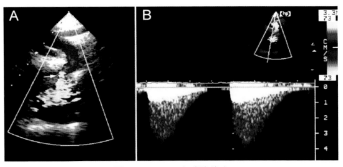

图 10-18-2　主动脉缩窄

A. 降主动脉距左锁骨下动脉约 10mm 处明显变窄，彩色多普勒显示降主动脉缩窄处血流明显加快呈五彩镶嵌状（箭头）；B. 连续多普勒探及收缩期高速血流频谱，最大峰值速度达 360cm/s

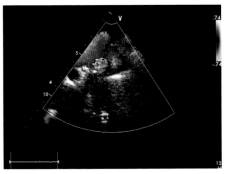

图 10-18-3　主动脉缩窄

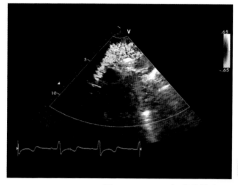

图 10-18-4　主动脉缩窄

【鉴别诊断】

- 主动脉弓中断
  - 主动脉弓与降主动脉之间连续性中断。
  - 于胸骨上窝主动脉弓长轴切面可显示中断位置。
  - 彩色血流显像及多普勒超声显示主动脉弓中断处无血流信号及高速血流频谱。
- 主动脉瘤及瘤样扩张
  - 主动脉某一节段局部显著扩张。
  - 扩张的主动脉近端内径无明显缩窄。
  - 彩色血流显像及多普勒超声无五彩血流及高速湍流信号。
  - 主动脉夹层在扩张的主动脉中可见剥脱内膜回声及破口。
- 双主动脉弓
  - 升主动脉分为前后两个弓，包绕气管走行，前弓常有缩窄或闭塞。
  - 二维及三维超声显示升主动脉分为前后两支。
  - 彩色血流显像可见前、后双主动脉弓的血流信号，包绕气管然后汇成一支降主动脉或直接延续为两支降主动脉。

【注意事项】

- 主动脉缩窄可发生于主动脉任何部位，应注意结合多个声窗尽可能连续地观察主动脉的不同节段。需将二维、M 型、频谱及彩色多普勒、经食管超声心动图等技术相结合，做出正确诊断。

- 由于受胸廓及肺脏的影响，对于降主动脉的缩窄程度、范围，经食管超声可以取到清晰和比较全面的图像，从而做出正确的诊断和评估。

【知识要点】

■ 主动脉缩窄病理分型。
■ 主动脉缩窄超声心动图表现。

【新技术应用】

■ 3D-TEE 能观察缩窄处的主动脉管腔及腔内的膜性结构，有助于直观显示其缩窄处立体形态，观察缩窄病变的细微结构。
■ 三维超声心动图合并畸形的观察。

2. 主动脉离断

【疾病简介】

■ 主动脉离断（interruption of the aortic arch）又称为主动脉弓中断，是指主动脉弓的两个节段之间或主动脉弓与降主动脉之间的管腔完全失去解剖上的连续性，或仅由闭锁的纤维束条相连，而无直接的血液流通。
■ 发病率占先天性心脏病的 1%，主动脉离断中的 40% 合并复杂的先天性心脏畸形。

【病理解剖】

■ 主动脉弓离断为两个主动脉节段之间无解剖连接。
■ 主动脉弓闭锁则两个主动脉节段之间有残留的纤维束。
■ 主动脉离断的长度可短为数毫米至数厘米。
■ 可有不同程度的侧支循环，几乎都合并动脉导管未闭，有时动脉导管与降主动脉难以区别。
■ 大多数合并其他心脏畸形，如较大的 VSD，40% 合并复杂畸形。
■ 分型：
  - A 型：离断位于左锁骨下动脉起始部远端，约占 40%。
  - B 型：离断位于左颈总动脉与左锁骨下动脉之间，约占 55%。
- C 型：离断位于无名动脉与左颈总动脉之间，约占 5%。

【血流动力学改变】

- 如未合并 PDA、VSD 患者无法生存，常很快出现心、肾衰竭而死亡。
- 合并 PDA、VSD 患者肺静脉血和体循环血混合，血氧饱和度降低，可产生离断动脉所供组织器官缺氧和发绀。
- 氧饱和度取决于 PDA、VSD 的分流量和侧支循环。
- PDA 的闭合将严重影响降主动脉的血流供应。
- 大量左向右分流使肺血管发生改变，引起肺动脉高压及心力衰竭。

【临床表现】

- 患儿常发育不良，较早出现症状严重的心力衰竭。
- 离断远端降主动脉供血的部位出现发绀。
- 成年患者可出现上半身高血压，下半身低灌注的症状。
- 体检可见差异性发绀、肺动脉高压、充血性心力衰竭等症状。

【超声心动图表现】

二维超声心动图
- 主动脉弓缺如或离断（图 10-18-5）。
- 离断部位可位于左锁骨下动脉起始部远端、左颈总动脉与左锁骨下动脉之间或位于无名动脉与左颈总动脉之间。
- 可见较粗大的未闭的动脉导管。
- 降主动脉起始端可为一盲端或仅为条索结构与弓部连接，并可见动脉导管与降主动脉相连。
- 室间隔与左室壁肥厚。
- 可见其他心内畸形如 VSD、ASD 等。

M 型超声心动图
- 无特异性表现。

多普勒超声心动图
- 升主动脉与降主动脉连续性中断，彩色血流显像无血流通过（图 10-18-6）。
- 升主动脉血流直接进入头臂动脉，彩色血流显像呈红色。

- 动脉导管血流直接进入降主动脉，彩色血流显像呈蓝色。
- 如动脉导管较粗，则降主动脉内血流频谱和彩色血流显像为层流。
- 如动脉导管较细，则降主动脉内血流频谱为湍流且彩色血流显像呈花彩血流。
- 彩色血流显像可协助判定主动脉弓离断的位置，并有助于判定其病理分型。
- 彩色血流显像和频谱多普勒可显示其他合并心脏畸形的分流位置。

【声学造影】

- 经外周静脉注射造影剂后，可见造影剂回声首先出现在右心系统，之后经动脉导管进入降主动脉，左心房、左心室及升主动脉内一般不出现造影剂显影，此种右心及降主动脉出现浓密造影剂的现象为本病特征性造影表现。

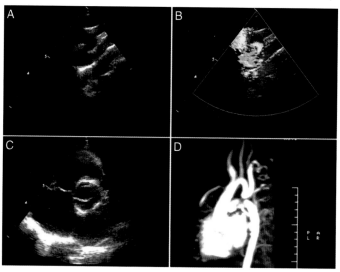

图 10-18-5　主动脉弓离断

A.胸骨上窝探查，主动脉弓部内径正常，弓部在左锁骨下动脉开口远端中断；B.彩色多普勒显示主动脉弓的血流信号较明亮，未与远端血管相交通；C.主动脉短轴切面见主动脉瓣为两叶，开放受限；D.磁共振检查显示主动脉弓在发出左锁骨下动脉后中断，肺动脉与降主动脉之间见粗大的动脉导管。降主动脉与肋间动脉有丰富的侧支循环

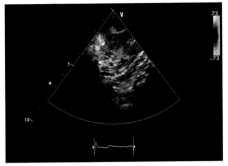

图 10-18-6　主动脉弓离断

【诊断要点】

- 主动脉弓与降主动脉连续性中断。
- 彩色血流显像示主动脉弓与降主动脉间无血流通过。
- 几乎都合并未闭的动脉导管。
- 室间隔和左室壁肥厚。
- 合并其他心内畸形有相应的二维及多普勒表现。

【鉴别诊断】

- 主动脉缩窄
  - 主动脉缩窄时主动脉峡部与降主动脉为局限性或管性缩窄，未完全中断。
  - 彩色血流显像示高速血流经缩窄处由主动脉弓射入降主动脉。
- 双主动脉弓
  - 双主动脉弓在有左前弓狭窄或闭塞的情况下，可见升主动脉起始部有分叉现象，需与主动脉弓离断鉴别。
  - 主动脉弓离断时弓部无前、后位置改变。
  - 彩色血流显像示升主动脉血流主要绕过气管后方进入降主动脉。

【注意事项】

- 主动脉离断一般很少单独发生，几乎都合并动脉导管未闭、室间隔缺损。
- 升主动脉上段及主动脉弓部与食管之间有气管通过，经食管超声心动图不能清楚显示，由于主动脉离断多发生于此处，因此经食管超声心动图多不能诊断主动脉离断。

- 本病在二维超声心动图上有特征性表现，但由于胸骨上窝主动脉长轴切面易受超声近场及其他因素影响，可能影响二维超声判断离断部位及分型，彩色多普勒有助于提高二维超声诊断的准确性。

【知识要点】

- 主动脉离断病理分型。
- 主动脉离断超声心动图表现。
- 主动脉离断超声造影的特征性表现。

【新技术应用】

- 3D-TEE 能观察主动脉管腔及腔内的膜性结构，有助于直观显示其主动脉立体形态，观察缩窄病变的细微结构。
- 三维超声心动图合并畸形的观察。

第 19 节　永存动脉干

【疾病简介】

- 永存动脉干（truncus arteriosus）是指左、右心室均向一根共同的动脉干射血，肺动脉和主动脉在根部未分化，仅具有一组半月瓣。
- 发病率约 0.5%，在先天性心血管的尸解中占 1% ～ 3%，性别差别不大。

【病理解剖】

- 共同动脉干：肺动脉与主动脉共管，仅为一组半月瓣。
- 室间隔缺损：大部分为巨大漏斗部室间隔缺损，也称为漏斗部干下型室间隔缺损。
- 总干的瓣叶数目多呈三叶，亦可有四叶或五叶，二叶较少，极少数可为单叶甚至六叶。
- 大多数永存动脉干房室关系一致，二尖瓣与总干瓣叶间有纤维连续。

- 总干的开口大多骑跨于左、右心室之上，少数偏向右室或左室。
- 心脏位置及心脏分段多正常。
- 伴发畸形
  - 右位主动脉弓：较常见，占 30% ～ 50%。
  - 主动脉弓离断，占 6%。
  - 一侧肺动脉缺如，占 15%，缺如往往在主动脉弓的同侧。
  - 少数肺动脉开口有狭窄，约 7%。
  - 房间隔缺损、部分型肺静脉异位引流等。
- 外胚间叶细胞发育异常所致的 DiGeorge 综合征常伴发本病。该综合征患儿有特殊面容、胸腺或甲状腺缺如或发育不良，永存动脉干畸形，机体免疫缺陷、屡发感染及低钙、惊厥。
- 病理分型
  - Ⅰ型：动脉干近端左后壁起始处发出较短的主肺动脉，然后再分为左、右肺动脉，占 47%。
  - Ⅱ型：左右肺动脉起始于动脉干中部的后壁，占 29%。
  - Ⅲ型：左右肺动脉分别起始于动脉干的侧壁，占 13%。
  - Ⅳ型：左右肺动脉缺如，肺循环由起自降主动脉的支气管动脉供应。此型属于肺动脉闭锁，不应称为永存动脉干或称为假性共干。

【血流动力学改变】

- 来自左、右心室的血液全部进入动脉干。静脉血液和左心室喷射的来自肺循环的氧合血和右心室喷射的来自体循环的血液混同进入动脉干，产生的血氧饱和度降低的程度取决于肺循环血流量。
- Ⅰ、Ⅱ、Ⅲ型患者肺部血流来自不同位置的肺动脉，即左、右心室血流均通过室间隔缺损混合后进入总动脉干和肺动脉，致使肺血流量增多，肺动脉压力增高，形成所谓的肺充血型永存动脉干，发绀可不明显，但心脏负荷加重伴有动脉干瓣膜关闭不全者易造成心力衰竭，左心房压力升高可发生肺水肿。
- Ⅳ型肺血由支气管动脉供应，故肺循环量不足，发绀明显。另外，由于左、右心室混合血进入体循环也引起发绀。若肺血管阻力明显增高或伴有肺动脉口狭窄，则肺血流减少，发绀更严重。

【临床表现】

- 婴儿出生后数周内由于肺血管床阻力高，肺血流量少，临床症状不明显，随着肺血管床阻力降低后即可出现心力衰竭和肺部感染症状。
- 出生后早期可出现呼吸急促、心动过速、易激惹及喂养困难等心力衰竭症状。
- 肺血流量增多者常出现呼吸困难、心力衰竭和心动过速。肺血流量减少则出现发绀和杵状指（趾）。
- 并发总动脉干瓣膜关闭不全，新生儿早期即出现严重心力衰竭。
- 胸骨左缘第二、三、四肋间可闻及全收缩期杂音和叹息样舒张期杂音（总动脉干半月瓣关闭不全）。心尖区可闻及因血流增多所致的舒张期杂音（二尖瓣相对狭窄），胸骨左缘第二、三肋间可有收缩期喷射音，第二心音（S2）亢进呈单一感心音。

【超声心动图表现】

二维超声心动图
- 左室长轴切面：
  - 总动脉干明显增粗，骑跨于室间隔上，后壁与二尖瓣前叶仍相连（图 10-19-1，图 10-19-2）。
  - 前壁紧贴胸壁无右室流出道。
  - 室间隔连续中断。
- 心底大动脉短轴切面：
  - 仅见单一增宽的圆形动脉干。
  - 半月瓣可有 1 ～ 6 叶畸形。
  - 动脉干前方没有右室流出道、肺动脉瓣和肺动脉干及其分支。
- 心尖四腔心切面：
  - 室间隔上部连续中断。
  - 右室增大，左室正常或稍增大。
- 五心腔及剑下总动脉干长轴切面：
  - 总动脉干骑跨于室间隔上。

● 肺动脉发自总动脉干根部（图 10-19-3，图 10-19-4）。

M 型超声心动图

■ 动脉干内径明显增宽，前壁紧贴胸壁，无右室流出道。半月瓣活动幅度较大。

■ 动脉干骑跨于室间隔缺损上，前壁前移，与室间隔连续中断。后壁仍与二尖瓣相连。

■ 左室、右室可增大。

多普勒超声心动图

■ 左、右室血流射入总动脉干内，血流速度较快。

■ 瓣膜关闭不全时可见反流信号。

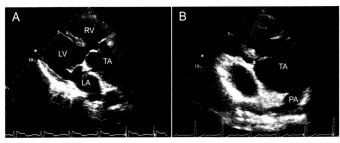

图 10-19-1　永存动脉干 I 型

A. 左室长轴切面见总动脉干明显增粗，骑跨于室间隔上；B. 肺动脉发自总动脉干根部

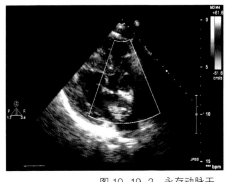

图 10-19-2　永存动脉干

左室长轴切面见总动脉干明显增粗，骑跨于室间隔上，彩色多普勒显示心室水平双向分流

【声学造影】

- 经周围静脉注射造影剂后，左、右心系统均有造影剂反射。
- 周围静脉注入造影剂后，右心房、右心室内可见造影剂充盈，造影剂可通过室间隔缺损进入左心室及总动脉干。
- 造影剂进入动脉干后进入发出的肺动脉分支内，有助于观察较细分支的肺动脉发出部位。

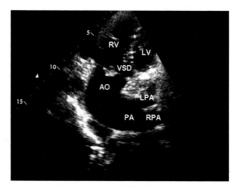

图 10-19-3　永存动脉干Ⅰ型

非典型五心腔切面显示肺动脉发自总动脉干根部

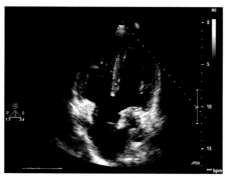

图 10-19-4　永存动脉干Ⅰ型

五心腔切面见总动脉干骑跨于室间隔之上

【诊断要点】

- 只有一条动脉干，骑跨于左、右心室之上，或起自一侧心室。
- 仅有一组半月瓣，瓣叶数目从单瓣到六瓣不等，以三叶瓣最为常见。

■ 绝大多数患者伴有室间隔缺损，缺损多较大。

■ 常伴有右位主动脉弓、冠状动脉口畸形。

【鉴别诊断】

■ 主动脉-肺动脉间隔缺损。

　● 少见的先天性心脏病，由主、肺动脉间隔发育异常所致。

　● 主动脉-肺动脉间隔连续中断，彩色多普勒显示由主动脉流向肺动脉的连续性分流信号。

　● 具有两组半月瓣。

■ 严重法洛四联症。

　● 主肺动脉严重狭窄，肺动脉瓣开放受限。

　● 升主动脉未见发出肺动脉。

■ 肺动脉闭锁型合并室间隔缺损。

　● 肺动脉闭锁。

　● 多伴有大动脉位置异常。

　● 可探及发育较差的肺动脉，常常伴有动脉导管未闭。

【注意事项】

■ 需经全面检查，确定肺动脉发出部位方能做出诊断。

■ 部分病例易与肺动脉闭锁合并室间隔缺损混淆。

■ Ⅳ型共同动脉干左、右肺动脉均缺如，应注意在降主动脉所有部位查找有无分支，必要时采用经食管超声。

■ 少数患者仅能找到一侧肺动脉，另外一侧缺如。

【知识要点】

■ 永存动脉干病理解剖特征、分型及血流动力学特点。

■ 永存动脉干的诊断要点及鉴别诊断。

【新技术应用】

■ 三维超声成像：通过三维超声可对室间隔和大动脉进行多个方位的观察，直观地显示室间隔缺损和大动脉的立体结构。

　◆ xPlane 成像：三维超声 xPlane 功能同时显示心脏两个切面，方便快捷地从两个不同方位观察间隔缺损和大动脉。

第 20 节 先天性冠状动脉病变

【疾病简介】

先天性冠状动脉畸形（anomalies of the coronary artery）是一组以冠状动脉起源、行程、回流及血管壁本身发育异常为特征的先天性畸形。先天性冠状动脉疾病在冠状动脉造影中发生率为 1% 左右，尸体解剖的发生率为 0.3%。

1. 冠状动脉瘘

【疾病简介】

- 冠状动脉瘘（coronary artery fistula，CAF）是指正常起源的左、右冠状动脉的主支或分支与心脏或大血管之间相交通。
- 冠状动脉瘘占先天性心脏病的 0.25% ～ 0.4%。在心血管造影检查中的发生率为 0.018% ～ 0.18%。

【病理解剖】

- 先天性冠状动脉瘘是由于胚胎期间心肌中血管窦状间隙的发育障碍导致冠状动脉和心腔间出现异常交通。
- 外伤、心肌梗死和医源性损伤亦可引起冠状动脉瘘。
- 冠状动脉瘘的发生部位：右冠状动脉瘘，左冠状动脉瘘，双侧冠状动脉瘘和单支冠状动脉瘘。
- 冠状动脉瘘的引流部位：右室，右房（包括冠状静脉窦、上腔静脉），肺动脉，左房和左室。
- 异常交通的冠状动脉显著扩张、粗大或扭曲，壁薄如静脉，可形成动脉瘤，瘤内可形成血栓。
- 合并畸形：多为孤立性，可合并肺动脉瓣闭锁、主动脉瓣闭锁、动脉导管未闭、室间隔缺损等。

【血流动力学改变】

- 血流动力学改变取决于瘘口的大小和瘘入的部位及有无合并其他畸形。
- 瘘入右侧心腔产生左向右分流，增加右心负荷和肺血流量。
- 瘘入左侧心腔产生动脉-动脉分流，加重左心负荷。

- 因分流使远端的冠状动脉血流量减少，可造成冠状动脉"窃血"现象而使心肌血流灌注减少，导致相应区域心肌缺血。

【临床表现】

- 冠状动脉瘘的临床表现多不典型，许多没有任何不适症状，较大的冠状动脉瘘可伴有临床症状，如心悸、胸闷、呼吸困难等。
- 随着年龄的增长，症状逐渐加重，并可出现充血性心力衰竭。
- 冠状动脉瘘可并发心肌缺血（较少发生心肌梗死）、感染性心内膜炎，冠状动脉瘤内可形成血栓，血栓脱落可致冠状动脉远端栓塞，冠状动脉瘤还可压迫邻近的冠状动脉使之供血不足，冠状动脉瘤甚至可破裂而产生严重的并发症。
- 冠状动脉瘘的杂音多为连续性，舒张期最响。瘘入左室者为舒张期杂音。

【超声心动图表现】

二维超声心动图
- 冠状动脉瘘的起源（图 10-20-1）
  - 病变的冠状动脉近端明显扩张，内径多在 6mm 以上。
  - 主动脉根部短轴切面可显示左冠状动脉主干和左前降支、回旋支的起始段；心尖五腔切面可显示回旋支近端。
  - 主动脉根部短轴切面、左室长轴切面、心尖五腔切面可显示右冠状动脉起始段。
- 冠状动脉瘘的走行（图 10-20-2）
  - 病变的冠状动脉明显增宽，按显示冠状动脉的各个切面探查冠状动脉，多数患者可较完整地显示病变冠状动脉的血管走行。
  - 冠状动脉瘘的血管走行复杂多变，依病变类型的不同走行各异，在超声探查时应由起源处的冠状动脉开始观察，并不断改变探头的角度和方位，追踪显示纡曲增宽的冠状动脉直至瘘口。
  - 左前降支
    - 近 1/3 段可由胸骨旁左室长轴切面及主动脉短轴切面显示。
    - 非标准的左心二心腔切面可显示走行于前室间沟处前降支中及远段。
    - 左室短轴切面，在左室和右室交界处的前室间沟内可显示前降支的短轴。
- ◆ 剑突下高位的四心腔切面可显示走行于前室间沟处前降支近、中及远段。

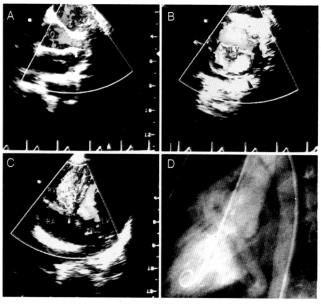

图 10-20-1　左冠状动脉-右室瘘

A. 大动脉短轴切面见左冠状动脉扩张；B. 左室短轴切面左室后方见一五彩镶嵌的血流束（箭头）；C. 四腔心切面见高速紊乱的血流进入右心室（箭头）；D. 选择性左冠状动脉造影见左冠状动脉和回旋支扩张纡曲，回旋支向右走行开口于右心室

- ● 左回旋支
  - ◆ 主动脉短轴切面、心尖位五腔切面显示回旋支近 1/3 节段。探头位于心尖部，显示出五心腔切面。
  - ◆ 中 1/3 节段可由心尖位四心腔切面获得，于四心腔切面房室沟的左侧可见回旋支的短轴。
  - ◆ 回旋支的远 1/3 节段可从低位的心尖四腔切面、剑突下四腔切面于后房室沟处显示。亦可于常规的胸骨旁左室短轴切面显示。
- ● 右冠状动脉
  - ◆ 近 1/3 节段可于胸骨旁主动脉短轴切面、高位的心尖五腔切面和剑突下四心腔切面显示。
  - ◆ 中段可由心尖位的四腔切面、剑突下四腔切面显示右冠状动脉沿右房室沟行走。

◆ 远段可由低位的心尖四腔切面、剑突下四心腔切面和胸
   骨旁右室流入道切面显示。

◆ 右冠状动脉后降支可从胸骨旁右室流入道切面和剑突下
   四腔切面显示。

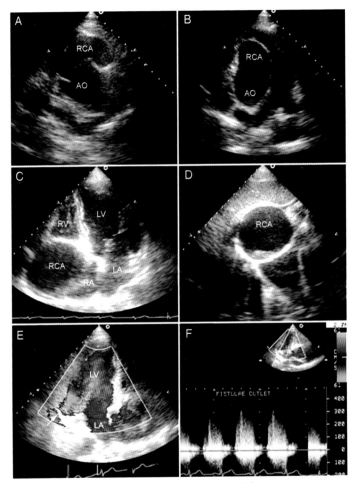

图 10-20-2   右冠状动脉-左室瘘

A. 非标准的主动脉根部的长轴见右冠状动脉明显纡曲扩张；B. 心底短轴切面见
右冠状动脉明显扩张；C. 四心腔切面于右房右后侧见一明显扩张的血管；D. 剑
突下切面见右冠状动脉呈瘤样扩张，腔内并可见团块样血栓回声；E. 心尖位左心
长轴切面于左室后方近房室环处见五彩镶嵌的血流信号由扩张的右冠状动脉进入
左室（箭头）；F. 连续多普勒探及瘘口处的血流为舒张期频谱

- 冠状动脉瘘的瘘口（图 10-20-3）
  - 追踪纡曲增宽的冠状动脉可以显示冠状动脉瘘的引流。
  - 冠状动脉瘘与心腔和大血管连接处瘘口的类型：
    - 单发瘘，此为冠状动脉主支或分支末端瘘，此种类型最为多见。
    - 多发瘘或网状血管丛样交通。
    - 旁侧瘘，瘘口位于冠状动脉主支的侧面与心腔形成一侧壁交通。
  - 常见引流进入部位的顺序为：右室（40%）、右房（25%）、肺动脉（17%）、冠状静脉窦（7%）、左房（5%）、左室（3%）、下腔静脉（1%）。
- 显著扩张而形成冠状动脉瘤，瘤内可形成血栓。
- 主动脉可扩张，瘘口引流部位的房室腔可扩大。

M 型超声心动图

- 无特殊表现，很难发现扩张的冠状动脉，腔室扩大时可有相应的表现。

多普勒超声心动图

- 冠状动脉瘘起始处血流速度稍快，频谱多普勒主要表现为舒张期血流信号。
- 扩张的瘘管内血流速度多较快，可有多彩镶嵌的表现，频谱多普勒主要表现为连续性血流信号。
- 冠状动脉瘘口处为多彩镶嵌的高速血流信号。频谱多普勒除瘘入左室为舒张期血流外，瘘入其他部位均为连续性血流信号（图 10-20-4～图 10-20-7）。
- 其他表现可有半月瓣和房室瓣反流。

【声学造影】

- 无特殊意义，瘘入右心的冠状动脉瘘可于瘘口处观察到负性造影区。同时合并心脏其他畸形时可用于判断右向左分流。

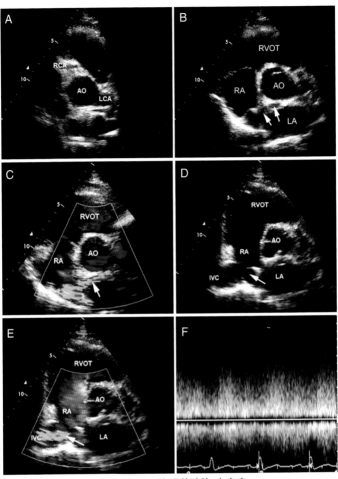

图 10-20-3　左冠状动脉-右房瘘

A. 心底短轴切面见左冠状动脉主干增宽，内径为 12mm。右冠状动脉内径正常；
B. 心底短轴切面于主动脉根部和左房之间可见一扩张的血管（箭头）；C. 彩色
多普勒显示其内有紊乱的血流信号；D. 心底短轴切面于右房内近下腔静脉入口处
见一环形结构（箭头）；E. 彩色多普勒见有紊乱的血流信号由该环形结构流向下
腔静脉入口处（箭头）；F. 连续多普勒显示其血流为连续性湍流。RCA：右冠状
动脉

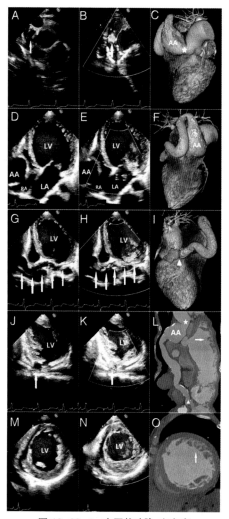

图 10-20-4　右冠状动脉-左室瘘

A.2D：右冠状动脉（RCA）起源处内径增宽（15mm）；B.CDFI：增宽的 RCA；C.CT：增宽的 RCA 稍远段形成动脉瘤（AA）；D.2D：RCA 走行在右房处形成冠状动脉瘤（AA）；E.CDFI：动脉瘤形成（AA）；F.CT：动脉瘤形成（AA）；G.2D：纡曲增宽走行于右房室沟处的 RCA（箭头）；H.CDFI：纡曲增宽走行于右房室沟处的RCA(箭头)；I.CT：纡曲增宽走行于右房室沟处的RCA(箭头)；J.2D：右冠状动脉瘘入左室处瘘口（13mm，箭头）；K.CDFI：瘘口（箭头）；L.CT：显示冠状动脉瘘的起始、走行及瘘口；M.2D：左室短轴切面显示心内膜心肌致密化不全；N.CDFI：左室短轴切面显示心内膜心肌致密化不全；O.CT：左室短轴切面显示心内膜心肌致密化不全（箭头）

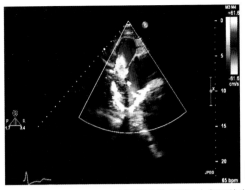

图 10-20-5　右冠状动脉（RCA）起源处内径增宽

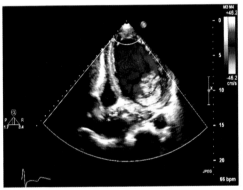

图 10-20-6　纡曲增宽走行于右房室沟处的 RCA

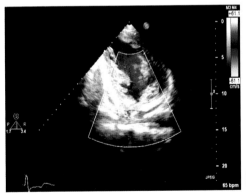

图 10-20-7　右冠状动脉瘘入左室处瘘口的血流信号

【超声心动图在冠状动脉瘘介入中的应用】

- 封堵术前：重点观察冠状动脉瘘管走行、管长及瘘口数量，瘘管较长，细小单发瘘口适于封堵，多发瘘口不适宜封堵，瘘管过粗也难以封堵。
- 封堵术后：观察封堵器位置、形态、有无残余分流、有无脱落和移位（图 10-20-8，图 10-20-9）。

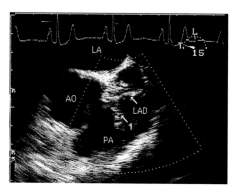

图 10-20-8　冠状动脉瘘封堵术

封堵术前经食道超声心动图观察冠状动脉瘘入肺动脉主干内血流（箭头 1 所示），封堵术后该血流信号消失。LAD：前降支

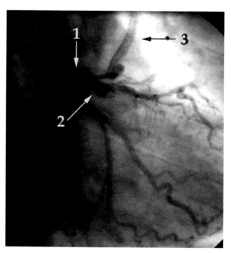

图 10-20-9　冠状动脉瘘封堵术（与上图为同一患者）

封堵术前 X 光透视观察冠状动脉左前降支（箭头 1 所示），冠状动脉瘘口（箭头 2 所示），瘘入肺动脉主干内血流（箭头 3 所示）

【诊断要点】

- 病变冠状动脉起源、瘘管和瘘口显著扩张，内径多大于 6mm。
- 病变冠状动脉内异常湍流，尤其以瘘口处高速的湍流信号为明显。
- 主动脉可扩张和房室腔可扩大，并瓣膜关闭不全的表现。

【鉴别诊断】

- 冠状动脉瘤
  - 较少见的先天性畸形。
  - 冠状动脉的一段或多段呈瘤样扩张，通常位于冠状动脉的分叉处。以右冠状动脉多见，其他冠状动脉也可发生。
  - 病变的冠状动脉与心脏的血管和房室间无交通。
- 川崎病
  - 又称皮肤黏膜淋巴结综合征，临床表现为发热、淋巴结肿大等。
  - 冠状动脉可扩张或形成冠状动脉瘤。
  - 与心脏的血管和房室间无交通。
- 左、右冠状动脉起源于肺动脉
  - 左或右冠状动脉异常开口于肺动脉，彩色多普勒显示血流由异常起源冠状动脉流向肺动脉。
  - 冠状动脉扩张纤曲。
  - 彩色多普勒显示心肌内广泛侧支循环的连续性血流信号。
- 主动脉-左室隧道
  - 极为罕见的先天性心脏畸形，在主动脉与左室之间存在异常通道。
  - 彩色多普勒显示由主动脉流向异常通道的连续性血流信号，左室的开口处为舒张期血流信号。
- 主动脉-肺动脉间隔缺损
  - 少见的先天性心脏病，由主、肺动脉间隔发育异常所致。
  - 主动脉-肺动脉间隔连续中断，彩色多普勒显示由主动脉流向肺动脉的连续性分流信号。

【注意事项】

- 通过二维和多普勒超声全面显示冠状动脉瘘的起源、走行和瘘口方能做出诊断。

- 部分病例由彩色多普勒首先发现瘘口处高速血流信号方引起注意，进一步探查才显示冠状动脉瘘的起源和走行。
- 较小的冠状动脉瘘病变的冠状动脉可无扩张，仅在彩色多普勒检查时显示瘘口处高速血流信号。
- 冠状动脉-肺动脉瘘肺动脉内应为连续性血流信号，但较小瘘口仅表现为舒张期分流。
- 经食管超声心动图较 TTE 更为敏感。

【知识要点】

- 冠状动脉瘘的定义、病理和血流动力学改变。
- 冠状动脉瘘的超声表现：病变冠状动脉起源、瘘管和瘘口显著扩张。
- 冠状动脉瘘的鉴别诊断。

【新技术应用】

- 三维超声观察病变冠状动脉的立体结构；由于冠状动脉瘘可导致心肌缺血，对心肌功能的定量分析参考冠心病章节。

2. 冠状动脉起源异常

【疾病简介】

- 冠状动脉起源异常（anomalous origin of coronary artery，AOCA）是一种较为罕见的冠状动脉先天性畸形，是指一支或多支冠状动脉不从其正常部位发出的一种变异。
- 冠状动脉造影检查中其发生率为 0.3% ～ 1%。本节主要介绍有明显病理意义的左、右冠状动脉异常起源于肺动脉。

【病理解剖】

- 冠状动脉起源于肺动脉与胚胎时期动脉干内螺旋间隔发育发生偏差有关，可使左冠状动脉开口于肺动脉而形成畸形。
- 冠状动脉起源于肺动脉，多数仅为开口部位的异常，其行程和分布仍然正常。
- 起源于肺动脉的冠状动脉开口多位于肺动脉的左或右窦内紧靠肺动脉瓣之上。左冠状动脉起源于肺动脉的位置多在左肺动脉窦，右冠状动脉起源于肺动脉根部右侧。
- 左、右冠状动脉扩张、纡曲，管壁变薄。
- 左冠状动脉起源异常多独立存在，亦可合并其他畸形，如动脉导管未闭、室间隔缺损、法洛四联症、房室通道、大动脉转位及主动脉缩窄等。

【血流动力学改变】

- 本病的血流动力学改变取决于体循环和肺循环间的压差以及左、右冠状动脉系统之间有无侧支循环。
- 左冠状动脉起源于肺动脉。
  - 由于肺动脉的压力及血氧饱和度均明显低于体循环压力，起源于肺动脉的左冠状动脉无法满足氧消耗较大的左室，导致心肌缺血甚至心肌梗死。
  - 婴儿期左、右冠状动脉间的侧支循环发育不良，导致左室心肌缺血，发生坏死，纤维化，左室扩大，乳头肌功能失调而导致二尖瓣关闭不全，出现心绞痛、心肌梗死或心力衰竭而死亡。
  - 约 10% 侧支循环建立较好的患者可存活至成年，右冠状动脉和异常的左冠状动脉之间的血管明显扩张，血流量增加。血流由右冠状动脉经侧支循环进入左冠状动脉，再流入肺动脉，形成左向右分流。
  - 左冠状动脉与压力较低的肺动脉相连接，侧支循环的血流流向肺动脉而不流入阻力较高的心肌内血管，产生冠状动脉-肺动脉"窃血"。
- 右冠状动脉起源于肺动脉。
  - 患者预后多良好。
  - 由于右室壁张力低，虽然右冠状动脉起源于肺动脉，尚能使心肌获得一定的血液供应。
  - 侧支循环建立后右室的血液由左冠状动脉经侧支循环供应。血流由左冠状动脉经侧支循环流向右冠状动脉，进入肺动脉，在大动脉水平产生左向右分流。
  - 丰富的侧支循环可产生冠状动脉"窃血"现象，使左冠状动脉分布的区域供血不足。

【临床表现】

- 临床表现差异较大，有的出生后有明显的症状，甚至迅速死亡。有的几乎没有症状，仅于体检时偶然发现。

■ 左冠状动脉起源于肺动脉者临床表现多较明显，右冠状动脉起源于肺动脉者临床表现多较轻。

■ 左冠状动脉起源于肺动脉者在婴儿期于吃奶、哭叫时发生心肌缺血，重者发生心肌梗死和充血性心力衰竭而死亡。

■ 成年人因心肌缺血发生心绞痛、心肌梗死、心力衰竭，甚至猝死。

■ 心脏可扩大，出现第三心音、第四心音和奔马律。

■ 胸骨旁可闻及收缩期或连续性杂音。出现瓣膜反流时可出现相应的杂音。

【超声心动图表现】

二维超声心动图

■ 冠状动脉开口于肺动脉
   ● 心底短轴切面肺动脉内见异常血管开口。
   ● 左冠状动脉多起源于肺动脉的左后侧（图 10-20-10，图 10-20-11）。
   ● 右冠状动脉多起源于肺动脉根部的右侧（图 10-20-12，图 10-20-13）。

■ 正常冠状动脉起源处未见冠状动脉开口。

■ 病变冠状动脉和正常起源的冠状动脉均代偿性扩张。

■ 继发征象
   ● 心肌缺血使相应心室腔扩大，室壁运动减弱。严重者可出现心内膜增厚、乳头肌缩小、回声增强和心肌梗死的相关表现。
   ● 左冠状动脉起源于肺动脉者较右冠状动脉起源异常者严重。

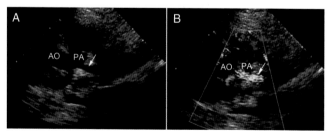

图 10-20-10　左冠状动脉起源于肺动脉

A. 左冠状动脉开口于肺动脉的左侧（箭头）；B. 彩色多普勒显示由左冠状动脉流入肺动脉的血流信号（箭头）

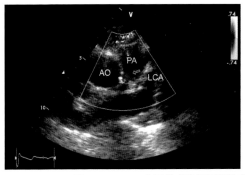

图 10-20-11 左冠状动脉起源于肺动脉
LCA：左冠状动脉

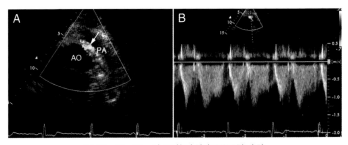

图 10-20-12 右冠状动脉起源于肺动脉
A. 右冠状动脉开口于肺动脉的右侧（箭头）；B. 由右冠状动脉流入肺动脉的血流频谱

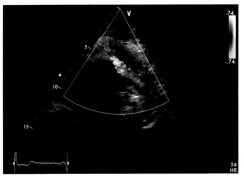

图 10-20-13 右冠状动脉起源于肺动脉

M 型超声心动图
■ 无特殊表现，很难发现异常起源和扩张的冠状动脉，腔室扩大和室壁运动异常时可有相应的表现。

417

多普勒超声心动图

- 冠状动脉开口处血流
  - 彩色多普勒显示肺动脉内冠状动脉开口处经异常起源的冠状动脉进入肺动脉内的逆流信号。
  - 脉冲多普勒探及血流信号为连续性，以舒张期为主，血流速度多较低。
- 异常起源的冠状动脉内血流方向为由远端流向近端。
- 心肌内广泛血流交通。
  - 彩色多普勒在左右冠状动脉交汇区显示明显的血流信号，以室间隔内血流信号最为明显。
  - 左冠状动脉起源于肺动脉时，室间隔内血流方向由后向前，即由右冠状动脉的血流分布区流向左冠状动脉的血流分布区（图10-20-14，图10-20-15）。

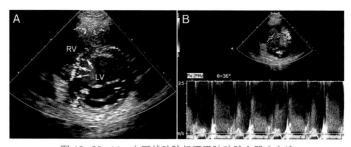

图10-20-14　左冠状动脉起源于肺动脉心肌内血流

A. 心室短轴切面彩色多普勒显示室间隔心肌内由后向前的正向血流信号；B. 室间隔心肌内血流为正向连续性频谱

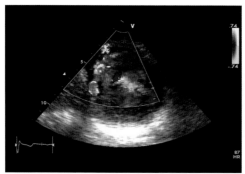

图10-20-15　左冠状动脉起源于肺动脉心肌内血流

- 右冠状动脉起源于肺动脉时，室间隔心肌内血流方向由前向后，即由左冠状动脉的血流分布区流向右冠状动脉的血流分布区（图 10-20-16，图 10-20-17）。
- 室间隔心肌内血流脉冲多普勒表现为连续性的湍流频谱，左冠状动脉起源于肺动脉时频谱为正向，右冠状动脉起源于肺动脉时频谱为负向。
- 其他表现可有瓣膜反流等。

【声学造影】

- 无特殊意义，主要用于合并心脏其他畸形时心内分流的判断。

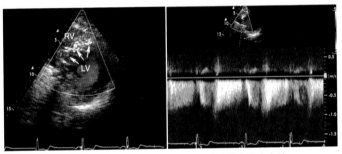

图 10-20-16　右冠状动脉起源于肺动脉心肌内血流

A. 心室短轴切面彩色多普勒显示室间隔心肌内由前向后的负向血流信号；B. 室间隔心肌内血流为负向连续性频谱

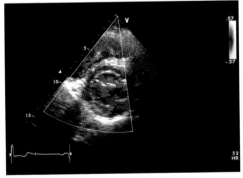

图 10-20-17　右冠状动脉起源于肺动脉心肌内血流

【诊断要点】

- 冠状动脉异常开口于肺动脉，病变冠状动脉和正常起源的冠状动脉均扩张。
- 冠状动脉内血流方向改变。左冠状动脉起源于肺动脉时，血流由右冠状动脉经心肌内侧支循环流向左冠状动脉，再由左冠状动脉逆流入肺动脉。右冠状动脉起源于肺动脉时，血流由左冠状动脉经心肌内侧支循环流向右冠状动脉，再由右冠状动脉逆流入肺动脉。
- 其他表现可有心室腔扩大、室壁运动异常和瓣膜反流等。

【鉴别诊断】

- 冠状动脉瘘
  - 冠状动脉扩张，与心脏的血管和房室间有交通。
  - 冠状动脉起源正常。
- 左冠状动脉主干闭锁
  - 左冠状动脉窦内未见冠状动脉的开口，右冠状动脉扩张。
  - 彩色多普勒可见心肌内侧支循环的异常血流束，其方向是由右冠状动脉的灌注区流向左冠状动脉的灌注区。血流动力学与左冠状动脉起源于肺动脉相近。
  - 肺动脉内亦未发现冠状动脉的开口，彩色多普勒未显示血流进入肺动脉。
- 冠状动脉瘤、川崎病、主动脉-左室隧道、主动脉-肺动脉间隔缺损（鉴别要点见图10-20-1）

【注意事项】

- 冠状动脉于肺动脉内的开口二维超声有时难显示，彩色多普勒显示有血流信号进入肺动脉内时应考虑到此病。
- 彩色多普勒显示室间隔内明显的血流信号对该病的诊断有重要提示，应仔细分析冠状动脉和心肌内的血流方向。

【知识要点】

- 冠状动脉起源异常的定义、病理和血流动力学改变。
- 冠状动脉起源异常的超声表现：病变冠状动脉起源、瘘管和瘘口显著扩张。

■ 冠状动脉起源异常的鉴别诊断。

【新技术应用】

■ 三维超声观察病变冠状动脉的立体结构；由于冠状动脉瘘可导致心肌缺血，对心肌功能的定量分析参考冠心病章节。